CORPVS MEDICORVM GRAECORVM

EDIDERVNT

ACADEMIAE BEROLINENSIS HAVNIENSIS LIPSIENSIS

V 10, 2, 4

GALENS

KOMMENTARE ZU DEN EPIDEMIEN DES HIPPOKRATES

INDIZES
DER AUS DEM ARABISCHEN ÜBERSETZTEN NAMEN UND WÖRTER

VERFASST VON

FRANZ PFAFF †

DIE ALS SOGENANNTE SIMULANTENSCHRIFT
GRIECHISCH ÜBERLIEFERTEN STÜCKE
DES 2. KOMMENTARS ZU EPIDEMIEN II

HERAUSGEGEBEN VON

KARL DEICHGRÄBER UND FRIDOLF KUDLIEN

BEROLINI IN AEDIBVS ACADEMIAE SCIENTIARVM MCMLX

GALENS

KOMMENTARE ZU DEN EPIDEMIEN DES HIPPOKRATES

INDIZES
DER AUS DEM ARABISCHEN ÜBERSETZTEN NAMEN
UND WÖRTER

VERFASST VON

FRANZ PFAFF †

DIE ALS SOGENANNTE SIMULANTENSCHRIFT
GRIECHISCH ÜBERLIEFERTEN STÜCKE
DES 2. KOMMENTARS ZU EPIDEMIEN II

HERAUSGEGEBEN VON

KARL DEICHGRÄBER UND FRIDOLF KUDLIEN

BEROLINI IN AEDIBVS ACADEMIAE SCIENTIARVM MCMLX

Erschienen im Akademie-Verlag GmbH, Berlin W 1, Leipziger Straße 3-4
Lizenz-Nr. 202 · 100/69/60
Satz, Druck und Bindung: IV/2/14 · VEB Werkdruck Gräfenhainichen · 1212
Bestell-Nr. 2028/7
Printed in Germany
ES 7 M

VORWORT

Die Geschichte dieses Index muß berichtet werden, vor allem weil sie zeigt, warum er verschiedenen Anforderungen nicht gerecht wird. Die Bearbeitung hatte Franz Pfaff als der Übersetzer der arabischen Überlieferung übernommen und auch zu einem erheblichen Grade durchgeführt. An der Vollendung seiner Arbeit hat ihn zunächst der Krieg, dann seine sich ständig verschlechternde Gesundheit gehindert, auch mag die Trennung von seinem Freunde und Mitarbeiter Ernst Wenkebach ihm die Arbeit erschwert haben. Ich fürchte, daß ich ihm mit meinen Wünschen, Vorschlägen und Bedenklichkeiten die letzte Zeit seines Lebens schwerer gemacht habe, als ich es diesem pflichtbewußten, liebenswerten und wirklich humanen Menschen gegenüber hätte verantworten können.[1] Jedenfalls war es ihm nicht mehr möglich, außer den griechischen auch die arabischen Entsprechungen in seine Indizes einzuarbeiten; mit seinem Tode mußte dieser Plan natürlich fallengelassen werden, so wichtig er, gerade weil der arabische Text nicht vorgelegt worden war, sein mochte. Die Aufgabe wurde zunächst von Johannes Patek, der Pfaff schon vorher bei der Arbeit unterstützt hatte, übernommen, er führte eine neue Exzerpierung durch und schuf ein Rohmanuskript. Infolge seines unerwarteten Ausscheidens aus der Arbeitsgruppe blieb die Arbeit längere Zeit liegen, um dann schließlich von Dr. Fridolf Kudlien mit Unterstützung von Jutta Kollesch doch noch zu einem Ende geführt zu werden. Die durch diese Entstehungsgeschichte gegebenen Schwierigkeiten wurden wesentlich dadurch vermehrt, daß ein direktes Vorbild eines Index für eine Übersetzung nicht vorlag, so daß die Frage nach den Normen der Gestaltung sich immer wieder neu stellte.

Die Schlußredaktion, die auf den Exzerpten und Manuskriptentwürfen von Pfaff und Patek beruht, war vor allem auf eine Straffung des überreichen Materials ausgerichtet. Dabei ergab sich immer wieder die Frage nach den Prinzipien, die Pfaff bei seiner Übersetzung geleitet haben (Variation im Ausdruck oder Gebrauch fester Korrelate für die arabischen Worte). Ohne diese Frage damit beantworten zu wollen, hat sich für uns vor allem bei dem Versuch, die griechischen Entsprechungen wiederzufinden, die Notwendigkeit ergeben, manche Lemmata zusammenzunehmen, vor allem bei

[1] Vgl. die Worte, die K. Deichgräber CMG V 10,2,2 1956² S. 519² ihm gewidmet hat.

den Verba composita. Trotzdem bietet das Verzeichnis der griechischen Wörter oft eine Mehrzahl deutscher Entsprechungen. Unberücksichtigt blieben in unserem Index so spezifisch arabische Erweiterungen wie C 484, 22ff. (Turbane, Zelte u. ä.); unabhängig von unseren Ergebnissen warnen jetzt vor den arabischen Zusätzen und Umformungen K. Deichgräber[1] und J. Steudel[2].

Die griechischen Korrelate sind unter Berücksichtigung des galenischen Sprachgebrauchs, soweit er durch die vorliegenden Indizes greifbar ist, beigegeben, ohne daß natürlich damit eine Gewähr für den originalen Wortlaut gegeben wäre. Bei der für den Namenindex erforderlichen Überprüfung der Zitate haben sich einige Berichtigungen gegenüber den in den Textbänden enthaltenen Angaben, vor allem für Galen, ergeben.

Die Edition der „Simulantenschrift" als griechischer Fassung eines Kommentarteiles war ursprünglich für den Nachdruck des entsprechenden Textbandes vorgesehen. Bei den Vorarbeiten zeigten sich aber so zahlreiche und schwere Mängel des kritischen Apparates der beiden ersten Bände[3], daß von dem geplanten anastatischen Neudruck Abstand genommen werden mußte. Die Entscheidung, ob eine Neubearbeitung durchgeführt werden soll, ist noch nicht getroffen. So lag es nahe, die „Simulantenschrift" in den vorliegenden Band mit hineinzunehmen. Der Benutzer wird es K. Deichgräber und seinem Helfer F. Kudlien gewiß danken, daß diese vor allem für die Wertung der arabischen Überlieferung wichtige Schrift nun in einer kritischen Edition vorliegt.

Berlin, 13. Februar 1960 Konrad Schubring

[1] Vgl. u. S. 108.
[2] Vgl. S. 54 die Anmerkung zu „Mater".
[3] Auf ähnliche Mängel des 3. Bandes ist B. Einarson, wie er brieflich mitteilte, gelegentlich seiner Rezension des Neudrucks von 1956 gestoßen.

VERZEICHNIS DER ABKÜRZUNGEN UND ZEICHEN

A = CMG V 10,1 Galeni in Hippocratis Epidemiarum librum I et II commentaria III et V

B = CMG V 10,2,1 Galeni in Hippocratis Epidemiarum librum III commentaria III

C = CMG V 10,2,2 Galeni in Hipprocratis Epidemiarum librum VI commentaria VIII

v. l. = varia lectio

f. l. = falsa lectio

→ Verweis auf ein anderes Lemma

* hinter dem Lemma: nur Auswahl der Belegstellen

+ vor dem Lemma: hippokratisches Wort (gilt für den ganzen Artikel)

+ vor einem griechischen Wort: hippokratisches Übersetzungskorrelat neben anderen galenischen (bezieht sich also nicht auf den ganzen Artikel)

I. NAMEN-INDEX

Achilleus A 374,29 (T 209f.)
+Adamantos (Adeimantos) C 480, 30.31
Agamemnon A 341,16 (A 104)
Ägypten A 371,15 381,27
ägyptisch (Bohnen) A 377,19.22.25 (Salpeter) 380,7 (Natron) 404,3
+Ainos A 338,41 339,16.27.37 340,8.17.41 (*vgl.* 15.21) C 219,20
Aiphikianos (Schüler des Quintus) C 287,15
Alexander *der Große* C 399,11
Alexandrien A 377,21 400,5 401,6.7 403,39
die Alten *οἱ παλαιοί* A 158,1 160,26 166, 13.16 187,11 198,10 200,8 201,13 235,22 237,11.28 341,26 345,26 359,35 364,37 C 300,11 324,21 335,10.13 360,10 361,33 373,26 389,1.2.10 406,39 413,38 421,38 438,2 → Arzt, Erklärer
Anatom A 314,42 315,12.42 320,34.40 323,31 327,12.15 331,41 333,38 334,33
Anaxagoras A 193,11 (Diels II^8 S. 27, 14) C 300,11 (*fehlt bei Diels*)
andere (die einen – die anderen, die übrigen) *ἄλλοι, οἱ μέν – οἱ δέ* A 156,18 159,10 160,16.19.20 173,13 213,19 220, 39 225,5.34 (*vgl.* 42) 226,16.17 229,4.17 230,30 231,27 236,24 239,2.3.19.20.35 265,23.26 266,39 277,33 289,33 294,37 295,29 300,11 301,2.4 302,23 333,22 336,35 354,20 374,2.23.24.25 385,3.11 392,21 394,21 395,16 C 262,13 290,19 291,24 297,24 299,22 300,1.12.14 302,23 317,12 326,22 347,1 365,23 369,38ff. (*vgl.* 34) 370,7 (*vgl.* 6) 376,38 400,19 403,16 404,14 405,9 406,40 408,22.25. 31.34.35 409,26 (*vgl.* 21) 412,6.36 413,39 419,37 420,24 421,12 424,8 425,35 428,11.17.25 429,3 438,9 442,6 (*vgl.* 17). 15.22 449,18 453,19.27 459,19 460,1.20 473,5ff. 29ff. 477,37 479,42 480,3.33f. 500,30 502,4.6 → die Alten, Arzt, Erklärer
Andreas *Anatom* A 232,21
+Andronikos A 307,24
Anhänger (Vertreter) *οὕτως γράφειν τὴν λέξιν, αἱρεῖσθαι, προαιρεῖσθαι* (Lesart) A 179,8 220,40 225,36 277,20 295,9.10 (*vgl.* 15) 297,2 302,26.42 C 330, 33 371,14.29.35 372,16 (*vgl.* 21).27.36 375,2.7 403,22 407,26 409,31 410,35 (*vgl.* 39) 427,30 460,41f. 463,29 468,1 → Dogmatiker, Pythagoras, Thessalos
+Antigenes A 288,8
Antimachos *Arzt* (*vgl.* Gal. XIII 1034 K.) A 245,19
Aphrodision A 233,24.43 (*vgl.* 230,36 231,27.28 232,33 233,1.9)
Aphrodite Tempel der A. A 233,23.24 234,1
Apollonios mit dem Namen des A. gezeichnete Bücher, in denen leichtzufindende Heilmittel aufgezählt werden A 194,35
Aratos *Dichter* C 245,2
+Archelaos A 233,21
Archigenes Schule des A. C 428,38
Aristoteles A 329,32 364,1 369,20ff. 232,8 (Hist. anim. z. *B.* II 1, 500 b 15)
Artemidoros (Kapiton) *Hippokrates-editor* A 158,4 175,26 210,30 222,40 231,29 275,12 284,13 306,45 C 249,31 287,1 289,14 305,23 314,19.20 395,28 398,43 399,4 400,34 401,2 407,4.9.13 419,12 433,17 464,13 476,20.31 478,17.28 479,5.18.25 480,14.16.39 483,29 497,36 500,31 501,35 505,4
Artemis Tempel der A. A 233,25
Artemision A 233,25
Arzt (Mediziner) *ἰατρός* A 164,15 190, 41 208,1.5 217,14 230,17 312,17 314,18. 45 315,5 350,26 352,1 355,24 393,2 401, 27.31.39 406,7 C 363,40f. 364,26 373,31

390,25 391,1ff. 418,6ff. 421,15 431,39 437,21 483,16 500,15 die alten Ärzte 399,8 die neueren Ärzte A 272,33 305,29 C 364,10 399,7.10; *vgl.* die Ärzte nach Hippokrates A 305,39 331,37

Asaros *Kranker des Galen* C 461,34

Asien (Kleinasien) A 156,19 339,20 371,27 C 461,36 485,37

Asklepios A 311,39

Athen A 311,25

Athener A 175,28 400,27

Atlas C 487,10

Attika A 401,14

Bakcheios *Hippokratesglossator* A 230,13 232,40

+Charion (Chairion) A 198,25 199,20.22.27 C 365,20.24

Chrysippos *Lehrer des Erasistratos* A 208,17

+Demainetes A 234,34

+Dexippos C 374,8

Dichter ποιητής die D. erzählen C 487,9 → Homer

Diokles *von Karystos* „Über die äußeren Mittel" A 243,8

Dionysion A 233,26

Dionysos Tempel des D. A 233,26

Dioskurides *Hippokrateseditor* A 175,27 197,10.17 210,30 222,40 306,45 C 249,30 262,6 287,1 289,13 305,23 314,20 361,42 376,38 399,2 400,7 401,4.18 407,4.10.15 415,40 416,4 425,31 433,16 436,34 437,2 460,14 464,25 476,15.30.31.32 478,10 480,19.40 483,29 500,35 501,7 504,6 D., der zur Zeit des Königs Hadrianus lebte 415,18

Dogmatiker A 230,16

einige (manche) τινές, ἔνιοι A 159,9 160,12 163,5 167,9 173,12 179,22 189,26 202,4 211,32 214,22 218,22 (*vgl.* 25.29.34) 220,38 223,9.23 224,27 225,29.32 226,6.15 228,4 229,3 230,29 232,1.19 234,2 235,30 236,19 239,34 241,1 242,14 243,20 264,20.26 265,23.25 266,14.34.35.36 270,18 271,23 272,7.12 273,11 277,28 283,34 289,32 291,26 294,36.44 295,7.20.23.28 297,4.7 300,10 301,1.17.38 302,23 307,40.41 310,26 316,40 336,33 351,28 354,17 363,20.27.42 365,26 374,2.5.21 378,3 384,4.41ff. 392,20 393,32.35 394,21 395,15 397,19 399,42 407,12 C 219,19 287,14 290,12.18 297,18 302,20 303,16.18 317,11ff. 326,19 329,9 330,10.37 (*vgl.* 23ff.) 337,19 346,23 348,4 355,9 358,1.7.29 (*vgl.* 21) 361,20 362,21 363,17 364,17.28 365,22.32.35 368,39ff. 382,1.16.30 384,12ff. 388,3 390,12.36 398,34.39 400,17.33ff. 401,23 403,11.21.29.34 404,1ff. 405,23 406,7.38 408,20.24 410,29.35.37 (*vgl.* 39) 411,19.37 412,3 419,36 (*vgl.* 34) 420,2 421,11.45 423,15 425,1 426,17ff. 428,16 429,2.7.43 431,18.22 434,11ff. 438,9 439,16.18 440,16.29 442,11.21 443,27 445,33 449,2.18.23 451,6 453,8.18ff. 458,28.35 459,15.36 461,5 463,11ff. 464,3 472,13 473,10.18ff. 475,27ff. 477,26.33 479,35.40 480,4 481,12 483,7 488,14.42 491,11 492,3.15 493,11 497,3 499,1 500,28.29.33 501,2.6 502,3 503,26 504,38 505,1 → Arzt, Erklärer

+Empedotime A 269,30

Empiriker A 230,15 C 243,21.24 402,30 412,27.36 Vertreter der Erfahrung A 256,4

Ephesus Rufus von E. C 289,11 291,13 413,35.43 414,1 477,22.38 492,17.18 498,3

Epikuros *Empiriker* C 412,26

Erasistratos A 208,16.20 302,12 313,36 im 1. Buche seiner Schrift, die „Allgemeine Aussprüche" heißt (οἱ καθόλου λόγοι, *vgl. z. B.* Gal. II 71. 105 K.) 215,24(*vgl.* 28)

Erklärer (Kommentator, Kommentar, erklären, auslegen, deuten) ἐξηγητής, ἐξηγούμενος A 156,42 158,2 175,25 178,19ff. 188,36 198,19f. 201,23 210,34 220,7ff. 221,19ff. 222,34ff. 233,5.37 237,8ff. 238,24ff. 271,31ff. 276,20 277,16 278,15 284,12.21 (*vgl.* 285,3) 289,6ff. 296,13ff. 297,39 298,2 299,5.19 300,2 307,6 321,24f. (*vgl.* 12f.) 328,9ff. 329,12ff. 330,1ff. 332,11 (*vgl.* 9) 334,21 345,35ff. (*vgl.* 346,4ff.) 347,19 348,22ff. 349,8.12 (*vgl.* 350,2ff.) 355,8f. 356,11ff. 357,20ff. 35f. 362,33ff. 363,38 370,16 376,24.39 (*vgl.* 377,3ff.) 379,1f. 43 382,9ff. 383,1ff. 38 388,22 391,3ff. 396,42ff. 398,7 404,38ff. 408,9f. C 212,25 219,11 243,20 (*vgl.* 9ff.) 244,25 250,2ff. 267,21ff. 268,9ff. 269,1ff. 270,1ff.

279,11ff. 288,6.14.25ff. 289,17ff. 290, 2ff.37 293,6ff. 295,15 299,22 303,6 306, 13 308,25 311,19ff. 313,15.23 314,22 323,29 324,10 (*vgl.* 7).18 328,24ff. 334, 31 335,15.19 347,19 351,4 355,30.33 (*vgl.* 18ff. 356,6ff.) 357,15ff. 359,24 (*vgl.* 6ff.) 367,13ff. 371,7ff. 372,2ff. 373,27 374,1ff. 375,3 377,7ff. 379,13 (*vgl.* 10f.). 27 380,16 381,26 (*vgl.* 16ff.) 382,28 387, 26.29 391,35 395,29f. 399,41 401,6ff. 402,23f. 30 404,29ff. 406,27.34 410,13.31 412,8.17.21ff. 413,1ff. 414,22.25ff. 415, 12 418,18 419,12ff. 420,10 (*vgl.* 8).16 (*vgl.* 9).37 421,28 423,40 424,39 425,15 (*vgl.* 8).24 426,3 428,24 430,5ff.38ff. 431,5f. 437,11 440,19.23 446,14.16.23ff. 452,16ff. 454,4ff.27ff. 458,12 460,26ff. 462,20 463,32ff. 464,39ff. 471,22.24.39 474,33.37 476,9ff. 477,17 478,41 479,18 480,38 481,25ff. 482,8 487,34 489,9f. 490,30 492,40 496,2ff. 497,37 498,35 501,37 (*vgl.* 32f.) die alten E. A 230,12 231,25 235,17 240,43 275,15 C 261,21 262,5 289,4 398,40 451,36 477,30 504,41 die älteren, früheren E. 213,5 (*vgl.* 14) 371,8 435,7 460,30.33 498,42 die neueren, jüngeren E. 261,15 262,4 289,5 371,8 423,3.20 435,6f. → andere, Anhänger, einige, Frühere, Hippokratiker, Neuere, Spätere

Erythrai Herakleides aus E. A 230,15 C 212,23 243,24 306,15 378,13

Fälscher A 400,28 C 355,14 (*vgl.* 27) *vgl.* Leute, die ... eingeschmuggelt haben *u. ä.* A 213,28ff. 400,16f.20f. C 279,19 499,22

Freunde (Genossen) *des Galen* C 323, 25 413,22 494,45

Friedenstempel C 486,21 495,4

die Früheren A 366,21.28

Galen* ich habe oft gesehen ... A 189,9f. 195,39ff. 282,37 349,13 C 292, 35; *vgl.* A 333,27 364,12 398,34 ich kenne einen Mann ... 206,34ff. 271, 10 C 368,11 461,12ff. 486,24ff. 494,10 502,33; *vgl.* 287,10ff. in meiner mündlichen Erklärung dieses Buches (*sc.* der Epidemien) 323,28; *vgl.* schriftliche Abfassung dieser Erklärung 25 ich habe die Kräfte der Speisen in 3 Büchern vollständig dargestellt **De aliment. facult. I–III** (VI 453—748 K. CMG V 4,2 S. 199–386) C 356,11 (*vgl.* 13)
im 3. Buch meiner Schrift **„Über die Anatomie des Hippokrates"** *nicht erhalten, vgl.* Gal. De lib. prop. 1 (XIX 14 K. scr. min. II 95 Müll.: ἔγραψα ... τὰ περὶ τῆς Ἱπποκράτους ἀνατομῆς ἕξ βιβλία) A 337,21
in meiner Schrift „Über die Handhabung des Zergliederns" **De anat. administr.** *allgem.* I–VIII (II 215—731 K.) IX–XV (M. Simon, 7 Bücher der Anatomie des Galen, 2 Bde. arab. u. dtsch., Leipzig 1906) A 186,10 C 378,6f. – I 2 (II 219–222 K.) A 359, 34. II 5 (II 302–305 K.) 340,2. IV 3 (II 430 K.) 359,34. lib. XV (Simon 2, 204ff.) 334,13 – *nicht identifiziert:* ich muß zu diesem Worte („es nimmt seinen Anfang") anführen, was ich in erschöpfender Weise in meinem Buche „Über die Handhabung des Zerschneidens" dargelegt habe 338,11
in dem Buche „Über die Krisis" **De crisibus** *allgem.* (IX 550–768 K.) A 169,3 – I 3–12 (IX 552–607 K.) 169,25. III 5 (IX 724ff. K.) 163,29 (*vgl.* 32)
in meinem Buche der Krisistage **De dieb. decret.** II 2 (IX 847 K.) A 382, 24. II 3 (IX 851f. K.) 204,35. II 4 (IX 860 K.) 382,24. II 12 (IX 888f. K.) 299,34. III 8 (IX 919f. K.) 164,2
in unserem Buch „Über den Beweis" **De demonstrationibus** *nicht erhalten, vgl.* Gal. De ord. lib. suor. (XIX 58. 60 K. scr. min. II 88,4. 89,7 Müll.) C 394,23
in der Abhandlung, wo wir die Elemente nach der Ansicht des Hippokrates auseinandersetzten, nämlich im Anfang unserer Schrift „Über die Kunst des Heilens" **De elem. ex Hipp.** I 8 (I 476ff. K.) A 218,8. I 9 (I 488ff. K.)? 219,20
in meiner Schrift „Über die Kräfte der Natur" **De natural. facult.** II 8 (II 107–125 K.) A 191,18
in meinem Buch „Über die Einteilung der Fieber" **De febr. diff.** I 9 (VII 304ff. K.)? A 406,1. I 14 (VII 330—332 K.) C 482,10 (*vgl.* 43)
in meinem Kommentar zu dem „Buche des Wassers und der Luft und der

Orte“ **In Hipp. de aëre, aquis et locis lib.** *nicht erhalten, vgl.* Gal. De lib. prop. 6 (XIX 36 K. scr. min. II 113, 11f. Müll.)C 300,25

diese beiden Bücher (*sc.* ... und „Aphorismen“) habe ich früher schon erklärt **In Hipp. aphor. lib.** *allgem.* (XVII B 345–XVIII A 195 K.) A 365, 41 – I 2 (XVII B 357ff. K.) 281,31 (*vgl.* 291,30f.). II 1 (XVII B 451 K.) C 440,10. II 11 (XVII B 467f. K.) A 214, 11. II 22 (XVII B 502 K.) C 245,13. IV 43 (XVII B 721 K.) A 165,26. *z. B.* IV 52 (XVII B 731f. K.) C 268,3 (*vgl.* 5.7). V 50 (XVII B 842 K.) A 386,33. V 53 (XVII B 845ff. K.) 172,29. V 65 (XVII B 877ff. K.) 305,25. V 69 (XVII B 884 K.) 292,37. VI 1 (XVIII A 1–9 K.) 234,33. VI 4 (XVIII A 12 K.) C 438,31. VI 5 (XVIII A 13 K.) 435,30. VI 31 (XVIII A 45ff. K.) 334,25. VI 34 (XVIII A 55 K.) A 353,4

in meinen Kommentaren zu dem Buch „Über die Verrenkungen und Brüche“ („Über die Gelenke“) **In Hipp. de articulis lib.** *allgem.* (XVIII A 300 —767 K.) C 289,34f. – *z. B.* III 104 (XVIII A 647 K.) A 326,18

am Anfang des Kommentars zu diesem Buche hier (*sc.* Epidemien) **In Hipp. epid. lib.** I zu Epid. I prooem. (XVII A 7 K. A 6,26ff.) A 172,31; *vgl.* II 58 zu Epid. I (XVII A 156 K. A 80, 3ff.) C 474,33. *z. B.* II 77 zu Epid. I (XVII A 180f. K. A 91,13ff.), III 1 zu Epid. I (XVII A 216 K. A 109,6) 268,4 (*vgl.* 5.7). I zu Epid. II (A 187,11f.) A 371,42. II zu Epid. II (A 228,11) 298,11. III zu Epid. II (A 274f.) C 73,34, (*z. B.* A 289f.) 334,30, (A 293) 441,9. IV zu Epid. II (A 313,3ff.) 380, 40, (A 338,37ff.) 219,23. II 44 zu Epid. VI (XVII A 994 K. C 115,1ff.) 457,6. *z. B.* V 19 zu Epid. VI (XVII B 280 K. C 298,12ff.) 268,4 (*vgl.* 5.7). VI 8 zu Epid. VI (XVII B 341 K. C 349,4ff.) 505,24. *z. B.* VII zu Epid. VI (C 404,42) 334,30

in meinen Kommentaren zu dem Buch „Über die Verrenkungen und Brüche“ **In Hipp. lib. de fract.** *allgem.* (XVIII B 318–628 K.) C 289, 34

in meinem Kommentar zu diesem Buche (*sc.* Über die Säfte) **In Hipp. de humor. lib.** *nicht erhalten* (XVI 1—488 K. *gefälscht*) A 281,30 C 268,2 (*vgl.* 5.7)

(meine) Kommentare, die sich befassen mit der Schrift des Hippokrates „Über Frauenkrankheiten“ **In Hipp. de mulier. aff.** *verloren, sonst nirgends erwähnt* A 297,22

(meine) Kommentare, die sich befassen mit seinem (Hipp.) Buch „Über das mit 8 Monaten Geborene“ **In Hipp. de octom. partu** *verloren, sonst nirgends erwähnt, wahrscheinlich* = Gal. περὶ τῶν ἑπταμήνων βρεφῶν arab., griech. u. dtsch. hrsg. v. Richard Walzer (Riv. stud. Orient. 15, 1935, 323–357; s. S. 330!) A 297,23f. (*vgl.* 301,12.27f. 304,11f.)

in dem Kommentar zu dem Prorrhetikon **In Hipp. praedict. lib.** *z. B.* I 6. II 7 (XVI 529. 604 K. CMG V 9,2 S. 22.58) C 268,1 (*vgl.* 5.7) – *nicht identifiziert:* ich habe über den Fall dieses Kranken (*vgl.* Epid. VI 6,9 = V 328,7-9 L.) schon in meinem Kommentar zu dem Buche des Hippokrates, das „Vorhersage“ heißt, gesprochen 373,10 (*vgl.* 181,15)

in meinen Kommentaren ... zu dem Buch „Über die Prognose“ **In Hipp. prognost.** *allgem.* (XVIII B 1–317 K. CMG V 9,2 S. 197–378) C 290,1 – I 7 (XVIII B 27ff. K. CMG V 9,2 S. 212ff.) A 172,30. *z. B.* I 10 (XVIII B 46 K. CMG V 9,2 S. 221) C 267,35 (*vgl.* 268, 5.7). I 24 (XVIII B 76f. K. CMG V 9,2 S. 238f.) A 274,34 (*vgl.* 275,18ff.) C 73, 35. *z. B.* II 49 (XVIII B 180f. K. CMG V 9,2 S. 299f.) 267,35 (*vgl.* 268, 5.7)

(meine) Kommentare, die sich befassen mit seinem (Hipp.) Buch „Über die Natur des Embryo“ **In Hipp. de nat. pueri lib.** *verloren, sonst nirgends erwähnt (vgl. G. Bergsträsser, Abh. f. d. Kunde d. Morgenl. XVII 2 [1925], S. 35 Nr. 101)* A 297,23

diese beiden Bücher (*sc.* „Über die Behandlung bei akuten Krankheiten“...) habe ich früher schon erklärt **In Hipp. lib. de acut. victu** (XV 418–919 K. CMG V 9, 1 S. 117–366) A 365,41

in meinem Buche „Über die Krankheiten der inneren Organe" („Über die Erkenntnis der inneren Krankheiten") **De loc. aff. sive de interior.** *allgem.* (VIII 1–452 K.) A 212,27 – lib. III (VIII 136–215 K., *s. bes. S.* 173) C 506,7
die ersten Teile von dem Buche des Marinus „Über die Anatomie", welche er in 20 Büchern niedergelegt hat und die ich in 4 Büchern ausgezogen habe **epitome lib. anat. Marini** *nicht erhalten, vgl.* Gal. De lib. prop. 3 (XIX 25 K. scr. min. II 104,12 Müll.) C 377,40f.
in dem Buche „Über die Kunst des Heilens" **De meth. med.** *allgem.* (X 1–1021 K.) A 195,2 220,5 – *nicht identifiziert:* in der Abhandlung, wo wir die Elemente nach der Ansicht des Hippokrates auseinandersetzten, nämlich im Anfang unserer Schrift „Über die Kunst des Heilens" (*Fehler des arab. Übersetzers?* → De elem. ex Hipp.) A 218,9
in meinem Buche „Über die Zusammensetzung der Arzneimittel" **De comp. medic. per genera** III 2 (XIII 572 K.) A 266,4 (*vgl.* 8 267,9)
in unserem Buche „Über die Heilmittel" **De comp. medic. sec. loc.** *allgem.* (XII 378–XIII 361 K.) A 195,3
in meinem Buch „Über die einfachen Heilmittel" **De simpl. med. temp. et fac.** V 9 (XI 730 K.) A 197,41
die Arten der Krankheiten haben wir in einer eigens dafür bestimmten Abhandlung dargelegt **De diff. morb.** (VI 836–880 K.) A 220,3f.
ich habe alles, was ich von den Nerven weiß, soweit es bei der Sektion offen zutage tritt, in anderen Büchern auseinandergesetzt . . . gesondert in der Art, wie es den Studierenden Nutzen bringt **De nerv. diss.** (II 831–856 K.) C 378,3
meine Schrift, die ich unter dem Titel „Über die Knochen" für meine Schüler verfaßt habe **De oss. ad tirones** (II 732–778 K.) C 377,37 381,7
ich habe über die Notwendigkeit sämtlicher Organe 17 Bücher geschrieben **De usu part.** *allgem.* (III 1–IV 366 K. I 1–II 451 Helmr.) A 329,26 – VI 2 (III 411 K. I 300 Helmr.) A 186,33 (*vgl.* 35). VIII 1 (III 610 K. I 442 Helmr.) 186,33 (*vgl.* 35) 358,23. XVI 14 (IV 339ff. K. II 432 Helmr.) 325,3
im 6. Buch meiner Schrift „Über die Ansichten des Hippokrates und Platon" **De plac. Hipp. et Plat.** VI (V 505–585 K. 490–580 Müll.) A 317,8. VII 3 (V 608 K. 604f. Müll.) C 506,6 – *nicht identifiziert:* diese Kräfte (*sc.* die drei vom Gehirn, Herzen und Leber ausgehenden) habe ich ausführlich beschrieben in meinem Buche „Über die Meinungen des Hippokrates und Platon" *viell. aus dem verlorenen Teil des 1. Buches* B 58,22
in einem gesonderten Buche, in dem wir die Prognose behandelt haben **De praenot. ad Epigen.** (XIV 599–673 K.; *vgl. bes.* 626,3 *u.* 631ff.) A 208,28 C 495,2 (*vgl.* 3.9)
ich habe alle Arten der schlechten Atmung in einer anderen Schrift, die ich in 3 Teilen verfaßte, aufgezählt **De diff. resp.** *allgem.* (VII 753–960 K.) A 238,4f. 274,8 – II 7 (VII 849 K.) 238,31. III 2 (VII 891ff. K.) 274,32 (*vgl.* 34 275,18ff.) C 73,32. III 10 (VII 939 K.) A 277,13 (*vgl.* 18)
in meinem Buche „Über die Lebensweise der Gesunden" **De sanit. tuenda** I 4 (VI 9ff. *od.* 34ff. K. CMG V 4,2 S. 7ff. *od.* 16ff.) C 245,12. II 2. 3 (VI 84ff. K. CMG V 4,2 S. 39ff.) 331,24 (*vgl.* 26)
die Ursache aller Symptome habe ich in 3 Büchern niedergelegt **De sympt. causis** *allgem.* (VII 85–272 K.) A 259, 10f. (*vgl.* 261,12) – II 1 (VII 147–149 K.) 393,21
ich habe ein besonderes Buch „Über die Mischung" geschrieben **De temp.** *allgem.* (I 509–694 K. 1–115 Helmr.) A 346,43 – II 2 (I 577ff. K. 43ff. Helmr.) C 501,26. II 4 (I 604–611 K. 60–64 Helmr.) A 184,2 (I 605 K. 60, 22ff. Helmr.) 183,16. II 5 (I 611–621 K. 64–70 Helmr.) 355,32 (I 612 K. 65 Helmr.) 293,18 (*fälschlich περὶ κρίσεων statt περὶ κράσεων* !) (I 616. 618 K. 67f. Helmr.) C 393,16. II 6 (I 635.

638f. K. 79.81 Helmr.) A 347,4 (*vgl.* 17) (I 635 K. 79 Helmr.) 351,11 in den Abhandlungen, in denen ich den Aderlaß auseinandergesetzt habe **De venaesect.** (XIX 522–524 K.) A 187,25 in einer Abhandlung, in der ich über das Präparieren der Venen sprach, in meinem Buch „Über die Handhabung des Präparierens" **De ven. arteriarumque diss.** (II 779–830 K.) A 325,1 wir haben schon in einer anderen Schrift diese Ursachen (*sc.* den dicken Saft) erörtert *viell.* **De prob. prav. alim. succ.** 14 (VI 814 K.) A 288,28 nach der Erklärung in einem meiner anderen Bücher **De sympt. caus.** III 1 (VII 213f. K.) 292,22 wir haben die Untersuchung darüber (*sc.* über Augenfarbe im Verhältnis zur Körpermischung) in anderen Büchern erschöpfend geführt *z. B.* **De sympt. caus.** I 2 (VII 99 K.) **De temp.** II 6 (I 637f. K. 80f. Helmr.) 357,1 ich habe, wie ich an einer anderen Stelle sagte, diesen Mann (*sc.* Lykos) zeit seines Lebens nicht gekannt **De anat. administr.** IV 10 (II 470 K.) C 287,11 in der Einführung in die Praxis der Heilkunde *nicht erhalten* (XIV 674–797 K. *gefälscht*) 334,30 diese Sache (*sc.* Entstehung von Schmerzen) habe ich gründlich in meinen anderen Büchern auseinandergesetzt *z. B.* **In Hipp. de nat. hom. lib.** I 6 (XV 38f. K. CMG V 9,1 S. 22) 335,41 ich habe diese Frage (*sc.* Nutzen der an Geistesverwirrung Leidenden durch Bluterguß) an einem anderen Orte schon gründlich behandelt *viell.* **De crisibus** I 7 (IX 577f. K.) 373,33 indem ich meine Darlegung auf früheren Auseinandersetzungen aufbaue und die Beweise dafür anderen Büchern von mir entnehme *z. B.* **De sem.** I 8 (IV 541f. K.) 379,29 wenn er von Gefäßen spricht, so versteht er darunter die schlagenden und nichtschlagenden Gefäße, wie ich euch schon viele Male gesagt habe *z. B.* **De caus. morb.** 3 (VII 14 K.) 380,20 über diese Art des Hustens (*sc.* den trockenen) habe ich schon an anderen Orten gesprochen (*z. B.* A 32 C 80ff.) 428,37 ich habe auch schon in einer anderen Abhandlung nach ihr (*sc.* der Ursache für die „Erstickung der Gebärmutter") geforscht **De caus. puls.** IV 22 (IX 197 K.) 431,40 alle diese Dinge haben wir an einer anderen Stelle eingehender als hier behandelt **De san. tuenda** II 2ff. (VI 84ff. K. CMG V 4,2 S. 38ff.) 457,42 die Sachlage (*sc.* der Erblichkeit) habe ich schon an einer anderen Stelle auseinandergesetzt **De sem.** II 1ff. (IV 607ff. K.) 467,12

Gelehrte A 235,19 C 412,1

Germanen A 346,31

Glaukias *Hippokratesglossator* A 230,13 C 212,24 411,30 451,36.41 481,1

Grammatiker γραμματικός A 402,41

Griechen A 160,13 165,31 175,21 231,31 233,24 280,28 287,27 324,38.41 327,23 339,3 371,21.22 386,10 391,8 404,25 C 293,31 356,24 387,12 390,33 391,28.29 395,36 401,14 439,19 482,39 483,27 500,26

griechisch (Sprache) A 162,40 164,14 166,10 197,12 210,17.33 216,5 233,31 273,16 362,36 391,5 C 72,23 289,2 293,29 388,38 390,37 402,34 408,27 412,2 488,15 (Schrift) A 186,18 299,30 331,24 (Monate) 301,9

Großeltern zur Zeit meiner (*sc.* Galens) G. A 312,20 *vgl.* zur Zeit meines Vaters und Großvaters C 412,37

Hadrian C 415,19

Hellespont C 485,36

+Heragoras A 180,18

+Herakleia A 223,15

Herakleides *von Erythrai Dogmatiker, Hippokrateskommentator* A 230,15 C 212,23 243,24.25 306,15 378,13

Herakleides *aus Tarent Empiriker, Hippokrateskommentator* A 210,36.44 211,7 220,40 222,40 230,14 231,37 232,18.31.37 233,4.5.26.37.39 258,33.44 347,26 C 212,22 289,5.7 290,5 312,26 313,8.14 der erste Erklärer dieses Buches (*sc.* der Epidemien) A 284,19 „Über die äußeren Mittel" 243,8

+Herakleion A 233,13

Herakleitos A 402,33

Hermogenes A 406,28

+Hermokrates B 57,30 58,13

Herophilos *Anatom* A 312,12.14.19 322,41 330,42 C 243,21.25 im 4. Buch seiner Schrift „Über die Anatomie" A 318,21.22.29

Hesiod C 432,40 (Opera 679–681)

Hippokrates A 156,25 157,9.35 158,3.10.37 160,10 161,27 163,21 164,37.42 165,3 166,16 170,1.28 171,7.41 173,6 175,14.29 176,8.16 177,13 178,27 179,26.37 180,16.36 181,17 182,4.7 186,39 188,29.34 189,17 190,13.32.41 192,37 193,13.19.20.22.28.37 194,27 195,5.23 196,12 197,14.24.33 198,6.7.33 199,1 200,16 201,13 202,4.35.39 205,1.22 208,35 211,11.33 213,20.24.32 214,20 215,8.23.40 216,5.7.35 217,35 219,33 220,8.9.11.22.33 221,8.19.34 223,1.35 225,9.16.21.30 226,7 227,36 228,21 229,32 230,12 231,10 232,2.12.27.32.41.43 233,2.4.8.10 234,4 236,16 237,4.32.41 238,26 239,42 (*vgl.* 29) 241,8 242,14.21 243,1.11 244,30 245,17.18.20 247,7 252,3 257,12 258,7.32.41 261,13.26 262,9.35.41 264,39 266,10 267,9 268,19 270,4.16 271,19 272,12.40 273,24 274,6.37 276,1.3.12 279,29 280,33 281,6.33.38 283,3.8.39 284,14 286,17.38 287,17.20 288,16 290,27 292,3.19.21 295,4 299,1 300,11 301,15.38 305,27.39 306,33 310,24.25.42.45 311,4.9.16.36 312,11.17.19 313,39 314,18.19.34.43 315,8.42 316,21 317,11.16.17.22 318,30f. 319,3.11 320,40 321,18.27.37 322,37 323,6.29 324,5.10.44 325,4.10 326,38 327,4.29.41 328,8.9 329,5.10.19.21.42 330,1.3.21.27.30.34.39 331,5.6.7.11.13.15.37 332,2.20 333,6.44 334,15.18.21.39 335,27 336,43 337,6.40 338,2.8.27.41 339,29 341,2 346,8 348,28 352,10 354,7.10.20.25 357,8.22 360,39.41 362,41 363,19 369,19.36.40 370,27.41 371,42.44 374,8 375,23.24.31.34.38 376,41 377,39 378,3.23 379,9 381,5.7.24 382,2 383,13.33 384,12 387,23 388,39 389,24 391,10.30.35.43.45 392,32 394,22 397,1.16 398,8 400,17.30 402,28 403,7 404,12 408,42 B 55,31 56,32 57,6.23 58,23 C 102,29 103,6.12.16 213,3 243,9.13 244,24.25.29.37 245,5.7 267,29.31 268,8.28 270,2 279,20 287,6.26 288,24 290,3.6.7 291,5.8.33.41 292,33 295,28.34 297,19.20 298,2 300,1 313,4.21 318,1.4.6.29 324,12.16.18 326,2.16 328,28 329,20 330,8 333,5.9.10 334,2.35 336,24 337,12.14.20 347,7 350,18 355,29.31 357,16.20 358,33 360,13 362,9.36 364,38 365,25 366,44 367,2.3 374,31 375,6.32.36 376,33 377,15.17.20 378,29 379,21.24 381,15.22 382,36 384,24.27 386,28 387,25 388,6.37 390,1 391,36 392,43 395,38 399,22 401,29 405,4.6.12 406,4.32 407,34 409,35 410,14 411,20.23.33 412,29.33 413,41 415,16.19 416,2.17.27 420,4.19.41 423,8.34 424,31.32 425,11.27 426,3.40 427,31 432,35.40 433,8.28 434,19 436,10.15 437,13.17.29.31.35.36 438,3 440,5.12.34 442,12 443,3.34 445,31.39 446,12.29 447,10.14 448,5.21.25 449,35 450,4 451,41 452,26 453,20.34 454,9.27 456,23 458,13.30 459,12.21.39 460,8.18.34 462,10.17 465,3.39 466,12 468,33.40 470,8 473,1.22 474,1.18 477,31 478,1.15 479,26 480,18 483,28.39 484,42 489,12 490,32 492,18 493,37 496,10 497,4 499,5.16 500,14.20.38 501,11.37 502,1.11.20 505,6.33 506,30

in der Schrift „Über das Wasser, die Luft und die Orte" **De aër.** (II 12–92 L. I 33–71 Kw. CMG I 1 S. 56–78) A 3,18

in dem Buche „Über die Ernährung" **De alim.** 31 (IX 110 L. CMG I 1 S. 82) A 313,32; *vgl.* 42 (IX 112 L. CMG I 1 S. 83) *und* **Epid.** VI 8,6 (V 344 L.) 295,38. 50 (IX 118 L. CMG I 1 S. 84) 214,14

echte Bücher, wie z. B. das Buch der Aphorismen **Aph.** *allgem.* (IV 458–608 L.) A 275,33 311,12 402,18 – I 2 (IV 458 L.) C 410,8. I 9 (IV 464 L.) A 365,40f. I 12 (IV 464 L.) 169,34. II 1 (IV 470 L.) C 440,6. II 3 (IV 470 L.) 331,21. II 6 (IV 470 L.) 360,5. II 11 (IV 472 L.) A 205,16 214,4 (*vgl.* 8). II 12 (IV 472 L.) 280,1. II 14 (IV 474 L.) 200,3. II 28 (IV 478 L.) 372,14. II 33 (IV 480 L.) B 57,17. II 34 (IV 480 L.) A 348,3 C 439,25f. II 35 (IV 480 L.) A 372,27 (*vgl.* 42). II 38 (IV 480 L.) C 490,1. II 39 (IV 480 L.) 439,22. II 51 (IV 484 L.) A 257,15. III 1 (IV 486 L.) 220,15 C 488,28. III 4 (IV 486 L.) A 5,18 162,3. III 5 (IV 488 L.) 156,36(?) C 386,21. III 8 (IV 488 L.) A 162,24 C 383,7. III 10 (IV 490 L.) 432,13. III 15 (IV 492 L.) 244,15ff. III 19 (IV 494 L.)

A 159,30 C 436,17ff. III 20 (IV 494 L.) 383,23 (*vgl.* 32). III 20–23 (IV 494. 496 L.) 436,1. III 21 (IV 494 L.) A 159,34. IV 6 (IV 504 L.) 267,24. IV 27 (IV 512 L.) 216,41. IV 55 (IV 522 L.) 271,3. V 13 (IV 536 L.) 229,45. V 23 (IV 540 L.) 374, 12. V 42 (IV 546 L.) 387,4. V 69 (IV 560 L.) 293,6. VI 1 (IV 562 L.) 234,17 (*vgl.* 261,1ff.). VI 5 (IV 564 L.) C 435,26. VI 31 (IV 570 L.) 334,1 (*vgl.* 9). VI 34 (IV 570 L.) A 352,45ff. *viell.* VI 47 (IV 574 L.) C 422,32 – *nicht identifiziert:* „die Arten der Anstrengung müssen dem Essen vorangehen" *vgl. Wenkebachs Anmerkung* C 252,1ff. wie in dem Buche der Aph. geschrieben steht, daß ... *vgl.* **Epid.** VI 4,18 (V 312 L.) 331,7 (*vgl.* 18) „man darf nicht zu sehr austrocknen, weil es gefährlich ist" 407,36

echte Bücher, wie z. B. das Buch „Über die Verrenkung von Gliedern" („Über die Gelenke") **De artic.** *allgem.* (IV 78–326 L. II 111–244 Kw.) A 275,32 402,18 – 45 (IV 190 L. II 171 Kw.) 336,26 (IV 194 L. II 173 Kw.) 173,14 315,24. *z. B.* 50 (IV 222 L. II 188 Kw.) 341,37 – *nicht identifiziert:* in seinem Buch „Über die Gelenke", wo er sagt: „Wenn langsamkochende Geschwülste an den Wirbeln auftreten und daraus eine Beule entsteht, dann erfolgt die Heilung dieser Beule oft durch einen Bluterguß" (*müßte in Kap. 41 gestanden haben!*) A 196,25

in diesem Buche (*sc.* Epidemien) beschreibt H. **Epid.** *allgem.* A 3,21 (*vgl.* 8) 311,7 C 383,6 384,25 – H. beschrieb in dem ersten Buch (*sc.* der Epid.) **Epid. I** *allgem.* (II 598–716 L. I 180–214 Kw.) A 155,13 das 1. Buch der Epid. ist von H. verfaßt und zum Lesen veröffentlicht 213,21f. 275,34 310,29 (*vgl.* 32) 311,10 – *z. B.* I 1 (II 598 L. I 180 Kw.) *u.* I 4 (II 614 L. I 184 Kw.) C 382,39. I 12 (II 680 L. I 202 Kw.) A 168,34. I 13 (II 684 L. I 203 Kw.) C 504,37 – in diesem Buche (*sc.* Epid. II) **Epid. II** *allgem.* (V 72–139 L.) A 155,20.31f.34 275,36 289,6 302,38 311,10.14 das 2. Buch der Epid. (von Thessalos verfaßt) sind nur Notizen 205,20f. 213,23 276,2 310, 24 311,1.3 (*vgl.* 213,29 284,18 302,41 304,28 396,17ff. 400,15 402,10) – II 1,2 (V 72 L.) 254,1. II 1,3 (V 72 L.) C 383,37 410,15f. II 1,7 (V 76.78 L.) A 180,8 (V 78 L.) 283,13. II 1,8 (V 80 L.) C 378,35f. II 1,10 (V 82 L.) A 216,15 (*vgl.* 17 217,37) C 471,33 (*vgl.* 472,8). II 2,24 (V 94 L.) 399,27 (V 96 L.) 412,4. II 3,1 (V 100 L.) A 255,33 (V 102 L.) C 410,8. II 3,7 (V 108 L.) 73,26f. 30 *z. B.* 431,24. II 3,17 (V 118 L.) A 179,9 388,20. II 4,2 (V 124 L.) 174,42. II 4,3 (V 126 L.) C 219,12. II 4,4 (V 126 L.) 420,37ff. II 5,1 (V 128 L.) 500,5 – im dritten Buch dieser selben Schrift **Epid. III** *allgem.* (III 24–149 L. I 215–245 Kw.) A 155,14 das 3. Buch der Epid. ist von H. verfaßt und zum Lesen veröffentlicht 213,23 275,34 310,29 (*vgl.* 33ff.) 311,10 – im 4. Buche (*sc.* der Epid.) **Epid. IV** *allgem.* (V 144–196 L.) A 302,40 310,39f. (*vgl.* 44) – IV 37 (V 180 L.) C 385,11. IV 53 (V 192 L.) 434,24 – das Buch, welches das fünfte heißt (*sc.* der Epid.) **Epid. V** *allgem.* (V 204–258 L.) A 310, 41 (*vgl.* 44) – V 9 (V 208 L.) 350,13 – das 6. Buch der Epid. (von Thessalos verfaßt) sind nur Notizen **Epid. VI** *allgem.* (V 266–356 L.) A 213,24 (*vgl.* 29 C 355,14f. 26 388,33ff.) A 302,40 310,39 311,2f.10 C 213,11 – VI 1,2. 3 (V 266 L.) 500,1. VI 2,3 (V 278 L.) A 274,26 275,9 *z. B.* C 431,24. VI 4,20 (V 312 L.) 356,18. VI 6,2 (V 324 L.) 484,39. VI 8,6 (V 344 L.) A 293,33.38

„das Entgegengesetzte ist das Heilmittel des Entgegengesetzten" **De flat.** 1 (VI 92 L. CMG I 1 S. 92) A 376,6 404,13 C 491,21

echte Bücher, wie z. B. das Buch „Über die Knochenbrüche" (Buch der Brüche und Verrenkungen C 493, 29) **De fract.** *allgem.* (III 412–562 L. II 46–110 Kw.) A 275,31 402,17 – *z. B.* 11 (III 452. 458 L. II 63. 65 Kw.) 341,36f. 36 (III 540 L. II 101 Kw.) C 493,29

in seinem Buche „Über die Säfte" **De hum.** 1 (V 476 L.) C 419,39. 6 (V 484 L.) A 281,28. 10 (V 490 L.) C 459, 25. 11 (V 490 L.) A 313,33ff.

in der „Das Buch über die Orte im Körper des Menschen" genannten Schrift **De loc. in hom.** 3 (VI 280 L.) A 311,20
in der „Über die alte Heilkunde" betitelten Schrift **De prisca med.** 15 (I 604f. L. I 17 Kw. CMG I 1 S. 46) A 220,10
die Schrift des H. „Über Frauenkrankheiten" **De mul. aff.** *allgem.* (VIII 10–406 L.) A 297,22 – II 150 (VIII 326 L.) 344,16
in seinem Buch „Über die Natur des Menschen" **De nat. hom.** 1–3 (VI 32 —38 L.) A 220,14f. 11 (VI 58 L.) 311,19
sein Buch „Über das mit 8 Monaten Geborene" **De octom. partu** *allgem.* (VII 452–460 L.) A 297,23 300,9ff. – 13 (VII 458 L.) 300,38 301,10 (*vgl.* 12.28)
im Text der Schrift des H., die Katietreion heißt **De off. med.** 1 (III 272 L. II 30 Kw.) C 474,9
H., der das Buch „Über die Prognose" und die anderen echten Bücher geschrieben hat **Progn.** *allgem.* (II 110 —190 L. I 78–108 Kw.) A 402,19 – 2 (II 112–118 L. I 78–80 Kw.) 172,2 (II 114 L. I 79 Kw.) 346,23 357,12f. 372,9.23f. 381,8 (II 116 L. I 80 Kw.) 381,12. 5 (II 122 L. I 82 Kw.) *z. B.* C 431,23f. (II 122 L. I 83 Kw.) A 252, 10 275,16 277,40 B 57,14. 6 (II 122—124 L. I 83 Kw.) C 449, 8. 7 (II 126 L. I 84 Kw.) A 283,4 (II 126–130 L. I 83—85 Kw.) 172,8. 8 (II 130 L. I 86 Kw.) 350,35 389,40. 11 (II 134–138 L. I 88f. Kw.) C 449,8. 11–14 (II 136–146 L. I 88–92 Kw.) A 172,1 (*vgl.* 5f.).12 (II 138 L. I 89 Kw.) C 374,11 (II 138—142 L. I 89ff. Kw.) 449,8. 13 (II 142 —144 L. I 91 Kw.) 455,21. 14 (II 144 —146 L. I 92 Kw.) 449,8 455,16. 18 (II 158 L. I 97 Kw.) 429,29 (*vgl.* 40 430,24f.). 20 (II 168 L. I 100 Kw.) A 283,6 378,25f. 23 (II 176 L. I 103 Kw.) 241,36 (*vgl.* 242,2.8). *vgl.* 24 (II 182f. L. I 105 Kw.) *wörtlich vielmehr* **Epid.** I 6 (II 636 L.) 169,8
in dem Buche des Vorhersagens **Prorrh.** I 16 (V 514 L.) *vgl.* I 3 (510 L.) A 276,42
sein Buch „Über die Natur des Embryo" („Über die Natur des Kindes" A 222,9) **De nat. pueri** *allgem.* (VII 486–542 L.) A 297,23 (*vgl.* 298,2) – 17 (VII 498 L.) 222,9 295,13 (*vgl.* 16). 18 (VII 500–506 L.) 297,44
der Verfasser der Schrift „Über die Sieben" (*vgl.* **De septimanis** ed. Roscher, Stud. zur Gesch. u. Kultur d. Altertums, Paderborn 1913, Kap. 51) A 386,19f. in der Schrift „Über die Siebenzahl" *vgl.* **De septimanis** 5 (VIII 636 L.) C 464,4
in der „Mochlikon" genannten Schrift *gemeint ist nicht* **Vect.**, *sondern vielmehr τὰ προσκείμενα τῷ μοχλικῷ* = **De nat. oss.** (IX 168–196 L.) A 311,20
echte Bücher, wie z. B. das Buch „Über die Behandlung der akuten Krankheiten" („Über die Ernährung bei akuten Krankheiten" C 408,29) **De acut. victu** *allgem.* (II 224–376 L. I 109–145 Kw.) A 275,32 365,39ff. 402,18 – 4 (II 250 L. I 115 Kw.) 163,23 (*vgl.* 35). *viell.* 5 (II 262 L. I 117 Kw.) C 408,29. 7 (II 270 L. I 119 Kw.) 425,2 (II 274 L. I 120 Kw.)A 286,40. 12 (II 324 L. I 133 Kw.) 257,27 – *nicht identifiziert*: in dem Buche der Behandlung der akuten Krankheiten, wo er sagt: „die Atmung, bei der das Ausstoßen der Luft wechselt" 275,6 — in dem Anhange zu dem Buch des H. „Über die Behandlung bei akuten Krankheiten" **De acut. victu spurium** 1 (II 394 L. I 146 Kw.) C 326,13. 8 (II 434 L. I 157 Kw.) 364,31
De visu *nicht identifiziert*: blaue Augen zeigen eine warme Mischung an, wie das in der „Über das Sehen" verfaßten Schrift, die dem H. zugeschrieben wird, gesagt ist A 350,1
in seiner Schrift „Über die Verletzungen am Kopfe" **De capit. vuln.** 14 (III 238 L. II 20 Kw.) C 422,17. 19 (III 254 L. II 26 Kw.) A 302,14
wie H. gesagt hat **De nat. hom.** 7 (VI 46 L.) A 4,34 wie H. an einem anderen Ort sagt *viell.* **Praen. coac.** 610 (V 726 L.) 190,20 in den anderen echten Schriften *z. B.* **De hum. usu** 6 (VI 130 L. CMG I 1 S. 88f.) 220,16 so hat er an einer Stelle geschrieben **Epid.** I 13 (II 698

L. I 208 Kw.) 233,12 an einer anderen Stelle sagt er **Epid.** III 2 (III 56 L. I 221 Kw.) 233,14 H. sagt **Epid.** I 5 (II 634 L. I 189 Kw.) 240,25 dieselbe Meinung hat H. über das saure Aufstoßen ausgesprochen **Epid.** II 2,21 (V 92 L.) 261,1 an vielen anderen Stellen *z. B.* **Aph.** I 2; III 36.37; IV 7.8 (IV 458. 480. 504 L.) 267,26 weil er ... sagt **Epid.** II 2,24 (V 96 L.) 277,2 denn H. sagt *z. B.* **Aph.** IV 59 (IV 522 L.) **De crisibus** 12 (IX 280 L.) *vgl. aber* **Epid.** I 11 (II 674 L. I 200 Kw.) 285,5 mit seinen Worten **Epid.** II 1,9 (V 80 L.) 286,18 an anderen Stellen *z. B.* **Epid.** VI 8,6 (V 344 L.) *vgl. auch* **De nat. mul.** 45 (VII 390 L.) 296,25 H. nennt diejenigen, die große und starke Halswirbel haben, „starkhalsig" **Epid.** VI 1,2 (V 266 L.) 359,11 an vielen anderen Orten *z. B.* **Epid.** II 5,2ff. (V 128ff. L.) **De acut. victu** II 1 (II 396ff. L. I 146ff. Kw.) 373,23 über sie (*sc.* die Geschwüre im weichen Fleisch) ist folgender Ausspruch getan **Epid.** II 3,5 (V 108 L.) C 73,15 die Nerven, welche H. in einer anderen Schrift behandelte *z. B.* **De oss. nat.** 3 (IX 170 L.) **Epid.** II 4,2 (V 124 L.) 380,27 H. bezeichnet in einer anderen Schrift das Ausströmen des Blutes mit Zischen **Epid.** II 3,14 (V 114 L.) 401,20 H. hat in einem seiner anderen Bücher erwähnt **Aph.** V 50 (IV 550 L.) 403,10 wo er sagte **Prorrh.** I 52 (V 524 L.) 430,43 er hat uns schon viele Male belehrt *z. B.* **Epid.** VI 2,22f. (V 290 L.) 433,39 (*vgl.* 115,2ff.) das Wesen der Tränen ist schon viele Male dargelegt worden *z. B.* **Epid.** VI 1,13 (V 272 L.) **Aph.** IV 52 (IV 522 L.) 454,1 vielmals auch an anderen Stellen *z. B.* **Epid.** I 10 (II 668f. L. I 198f. Kw.) **Aph.** III 18–24 (IV 494f. L.) 470,39f. – *nicht identifiziert*: H. sagt an einer anderen Stelle: Aufschneiden nur bei denjenigen, bei welchen Eiter entstanden ist, ohne daß der Körper selbst plötzlich etwas Reichliches ausstößt 477,34

Hippokratiker A 401,7 403,17ff.39ff. C 243,22

hippokratisch A 241,14 C 378,35 412,17

+Hippothoos C 460,28.42 461,8

Homer C 502,30 *einzelne Stellen*: A 341,16 (A 104) 374,27 (T 209f.) C 244,5 (A 50) in dem Maße von 10 Homerversen 378,27ff.

Jonier A 175,29 400,29

Juden C 413,36

die Jüngeren → Arzt, Erklärer

Kallistos ein Grammatiker namens K. C 486,20

Kappadokien C 487,3

Kerameikos A 311,26

+Kleanaktides A 233,12

+Kleisthenes C 505,7

Koer Sprache der K. C 483,28.30

Kollege A 329,17 403,1 C 212,16 213,26 294,2

Korrektor διορθωτής, μεταγράψας C 414,25 415,16

+Kranon A 156,3.7.32.37 157,5 158,30 162,10

Kumae C 461,41

+Kyniskos C 434,1.7.24.26.34 435,11 436,43

lesbisch (Wein) A 215,30

Libyen C 364,28

Logiker C 417,40 418,4

+Lügenmarkt A 233,15

Lukian A 402,31.39

+Lykie(s) A 235,18.20.24.32.35 239,10.13

+Lykinos C 385,10.11

Lykos *Hippokrateskommentator* C 103,3 212,27 286,29.31f. 287,2.10f.21.27 288,4.17.18.21 289,12.21 291,26.30 308,28 309,2 378,15

Maiandros die Geschichte des Augurs M. C 485,32.34.41

Makedonien C 287,12 378,15

manche → einige

+Manno (Nano, Gano) C 507,6.7.8

Marinos *Anatom und Hippokrateskommentator* A 312,20 327,16 330,40.42 331,3 C 212,27 287,25.27 288,1.2.5.7.8.10.12 das Buch des M. „Über die Anatomie", welche er in 20 Büchern niedergelegt hat 377,40

die meisten C 403,38 404,32 460,17 483,4

Metrodoros *Hippokratiker* A 401,8.15. 43 402,8
†MNSNUS† *Hippokrateskommentator, viell.* = Metrodorus C 212,26
⁺Moschos A 202,1.13
⁺Myriochaune A 197,42
Mysien A 339,20 C 485,35

Nasutus der Rechtsgelehrte N. C 486, 28.43
die Neueren C 262,11 429,1 → Arzt, Erklärer
Numesianus *Anatom* A 347,21 348,19 349,41 350,39 C 212,28 287,17

Palästinenser C 293,28
Patroklos A 374,29 (T 209f.)
Pelops *Dogmatiker, Lehrer des Galen* A 348,18.27 349,42 350,39 C 287,17 291,3 412,33 500,18
Peplion (Peplos) *Arznei* A 286,39.41
Pergamon A 156,18 C 485,37
⁺Perinthos A 162,27 163,1.3.10 249,35 288,17.22 C 433,29 436,36
Philippos Ph., ein Empiriker C 412,36
Philistion der Mediziner Ph. A 403, 2.3.6
Philon *Arzt* C 376,31
Philoneion C 359,10 376,32
Philosoph φιλόσοφος die alten Ph. A 341,14
Platon **Tim.** 65 e A 193,20 (*vgl.* 19) **Tim.** 65 c—e 193,37ff. (*vgl.* 21) 194,4ff. **Tim.** 83b 216,24ff.
Pleiaden Untergang der P. A 250,4.8. 11.14 255,12
⁺Polemarchos A 270,28
Polybos P., ein Schüler des Hippokrates (*viell. Verfasser des Buches* **De octom. partu**) A 300,10
⁺Polychares A 189,31 190, 23
⁺Poseidonia C 411,21 414,14.40 415,1. 23.27
Praxagoras das Buch des P. „Über die notwendig und die zufällig auftretenden Symptome" C 469,13ff.
Propyläen A 311,25
Pythagoras die Anhänger des P. A 382,26

Quintus *Hippokrateskommentator* A 222,41 C 212,28 286,29 287,16 314,18 500,39

Rhetoren ῥήτορες A 356,42 357,9
Rom C 287,21 288,11 293,30 364,23.24.26 461,36 486,19.21
Römer A 371,16
römisch (Gerste) A 405,9
Rufus *aus Ephesus* A 355,33 363,32.37 383,5 408,11 C 212,26 249,30 289,11 291,12 300,9 387,28 405,9.23 411,12.14. 18.39 413,32.34 414,1.3.20 419,24 462, 37.39 463,10 477,22.38 478,13 492,16.17 498,3.5.33 503,12.16.27 wenn ich bei einer Erklärung sage, daß R. sie bringe, so wisset von mir, daß der Vertreter dieser Lesart nur R. von Ephesus ist, wenn ich aber den R. aus Samaria erwähnen will, so füge ich seinem Namen die Erwähnung seiner Vaterstadt bei 413,42ff.
Rufus *aus Samaria* C 213,2 289,11 293, 13.18.27 347,15.17 413,44 (*vgl.* 35) 476, 35.41.42 477,13.28 503,30

Sabinos *Hippokrateskommentator* A 329,12.29.41 333,22 335,29 336,38 351,39 352,9.16 363,9.20 382,8 408,20.40 C 103, 13 212,25 244,27 249,30 287,19 289,5.8 291,38 292,27 300,11 303,12 378,11 412, 25 482,9.12.16.24.28.33.37 483,4 503,28
Samaria Rufus aus S. C 213,2 289,11 293,13.27 347,16 413,44 476,35.41 477, 13.28 503,30
Satyros[1] *Lehrer Galens* C 287,15 412,35
⁺Satyros[2] C 503,40
Schule οἱ περί τινα Artemidoros Capito und Dioskurides und ihre Sch. A 175, 27 C 483,28 Artemidoros und seine Sch. A 275,12 284,13 einige aus der Sch. des Quintus und Numesianus C 212,28 Lykos und seine Sch. 288,2 Sabinos und seine Sch. 378,11 482,9.12 503,28 Sch. des Archigenes 428,38
Schüler μαθητής, οἱ περί τινα A 198,10 276,6 375,28 C 212,13 213,16 474,3 Artemidor und seine Sch. A 158,4 Dioskurides und seine Sch. 197,10.18 Hippokrates . . . oder seine Sch. 198,9 375, 23 Polybos, ein Sch. des Hippokrates 300,11 meine (*sc.* Galens) Sch. 402,44 C 377,38 495,7 Sch. des Metrodoros A 401,7 Lykos, ein Sch. des Quintus C 286,29 Satyros und Aiphikianos, Sch. des Quintus 287,16 Pelops, ein Sch. des Numesianus 287,17 Sch. des

Sabinos 482,20.29 Stratonikos, ein Sch. des Sabinus 287,18 303,12 Sch. des Herophilus 243,21 Herakleides, ein Sch. des Herophilus 243,25
Serapion *Empiriker* C 411,22
+Skopas A 286,1.5.16.23 287,9
Skythen A 346,30
Sophist σοφιστής A 276,5 399,1 400,5 402,29 404,19 C 212,12 430,27 470,26 474,2.28 483,38
sophistisch C 335,19 370,24
die Späteren A 237,28ff. 241,1
Stratonikos *Lehrer des Galen* C 287,17 303,13 412,25
+Stymargos A 201,26

Tarent Herakleides aus T. A 210,36 220,41 230,14 243,9 258,34 284,19 C 212,22 290,5
+Temenos A 177,35
Thessalien A 156,37
Thessalos *Sohn des Hippokrates* A 155, 32.35 213,24.27 255,38 276,1 292,20 310, 24.27 354,26 *vgl.* seine (*sc.* des Hipp.) Söhne 324,15 331,16
Thrazien A 340,18
Thukydides Th. erzählt von der Pest ... (**De bello Peloponn.** II 50) C 244,8

Verfasser (Urheber) (dieser Erklärung *u. ä.*) A 220,19 276,10.14 305,14 329,34 379,34 381,24.41 398,39 399,23.40 400,30 406,14.21 409,6 C 355,15 364,43 402,32 412,20 413,12 V. dieses Buches (*sc.* Epid. II) A 155,31 220,11 300,10 V. dieser beiden Bücher (*sc.* Epid. II *u.* VI) 213,38 V. der Schrift „Über die Sieben“ 386,19 V. von physiognomischen Schriften C 426,37
Vorgänger (dieser Erklärer *u. ä.*) C 250,2 412,23

+Xenarchos C 423,36 424,17.21.39

Zeitgenossen C 415,13 einer unserer Zeitgenossen namens Lukianos A 402,31
Zeuxis *Hippokrateskommentator* A 230, 14 C 212,22 219,12.19 243,23.24 289,9 290,4 347,17 373,25 387,27 401,12 451, 37.41 452,16.17 481,1 503,4
+Zoilos A 268,38 269,4.31.33

II. WORT-INDEX

abbiegen (abgehen) *intr.* κατασχίζεσθαι (Vene) A 173,33 314,26.31 318,33.44 320,9.13.14

Abbiegung (der Gefäße) C 405,23

abbinden C 366,25 (Gefäße, Ader) A 289,38 C 403,15

abbrechen (Zäpfchen) A 247,34 – *übertr. trans.* παύειν (das Stillen) A 224,7.9 228,30 (den Satz) 272,8 (die Erklärung) C 365,13 389,14 (mitten in der Rede) 447,42 *intr.* παύεσθαι, λήγειν (Monatliches) A 227,20 295,2 (Eiter) 270,18 (Fieber) 284,29.34 (Wachstum) 298,38 303,24 (Schweiß) C 448,30.40 449,41

Abbruch (des Monatlichen) A 227,22 (des Schweißes) C 448,32 zum A. bringen (Fieber) A 407,7

Abend ἑσπέρα A 161,10 am A. 161,12 162,2 405,14 C 383,40

Abfall (des Fiebers) C 469,33 → Abnahme, nachlassen

abfallen C 366,26 (Blüten) A 266,42

abfassen → verfassen

Abfassung (schriftliche) C 323,25 (neue) 495,9.10

abfließen ῥεῖν A 239,5 (Abszesse) C 503,17 (Blut) A 344,14 (Überschüsse) 280,16

Abfluß A 281,18 C 421,10 (des Monatlichen) A 289,17 303,34 366,19

abführen ἐκκρίνειν, ὑπάγειν (Phlegma, Galle, Überschuß) A 266,20 391,1 C 438,12.19 das A., die Abführung A 391,3.10.15.17.27.29 392,7 405,30 C 400,6 422,31 490,43 (von Speisen und Getränken) κένωσις C 443,5 -nd (Arznei) A 286,37 287,5.6 C 399,36

Abführmittel ἐλατήριον A 287,9.13 390,33.39 391,6.12.19.20.22.25

Abgang = das Abgehende ἔκκρισις A 172,5 288,4 C 429,36 = das Abgehen A 261,28 287,5.8 289,15.21 (des Monatlichen) 262,10.18 263,5ff. 297,9 (der Nachgeburt) 225,12 (von Blut nach der Entbindung) 344,19; *vgl.* 366,9 (des Harnes) 225,45 → Entbindungsreinigung, ausscheiden, Abort

abgehen* ἀποχωρεῖν, ἐκκρίνεσθαι (Auswurf) C 429,35.41 (Blut) A 344,1.5.15 (Exkremente) 270,8 288,2 (Kot) C 496,33 (zäher Kot und Ausfluß) A 287,34; *vgl.* 38ff. (Monatliches) 204,18 227,18ff. 228,2 (Übelriechendes) 223,17.19 (schlechter Überschuß) 223,41 (Urin) 280,9.19 C 291,7 → austreten

abgerissen σύντομος (Worte) A 345,32 C 355,5 493,21

abgezehrt φθινώδης, ἄτροφος (Kinder) C 411,28 (Bauch) 414,13

Abgezehrtheit C 410,34 → Abzehrung

abgrenzen (be-) ὁρίζειν, διορίζειν A 303,26 *zeitlich* 164,18 378,38

Abgrenzung (der Lebensalter) C 465,17

abhalten κωλύειν C 391,1 402,42 → hindern

Abhandlung πραγματεία A 168,34 177,13 178,10 187,25 202,38 205,22 220,21 221,19 261,12 324,45 C 364,30 431,40

abhäuten → abschälen

abkühlen (kühlen) ψύχειν A 210,7 397,13.16 (den Körper) 258,16.17 (Winde den Kopf) C 386,31 -nd (Wirkung) A 397,3; *vgl.* 278,29 (Dinge) C 418,41 (Heilmittel) A 210,11 (Trank) 397,1.5 (Umschläge) C 417,17

Abkühlung (Kühlung) A 258,23 397,11 C 417,20 (wässerige) ἐξαιθριάζειν 417,23; *vgl.* 211 *Anm.* (*zu* 210,28) Lehre, welche man A. nennt

abkürzen C 331,32

Abkürzung C 419,21

Ablagerung C 73,5

ablassen ἀναιρεῖν (Blut) A 237,19

Ablauf natürlicher A. der Monate A 378,39 C 383,13 → Verlauf

ablaufen (Blut) A 280,17 (Dickes) C 376,1 – (Erregung, Zorn) A 361,29.30 (Umläufe) C 469,30 (Vorgänge) 329,44 ableiten παρονομάζειν (Name) A 190,25 251,7 (Spitzname) 402,4; *vgl.* 243,21 (Wort) 166,11 C 365,37 387,14

ablenken (abdrängen, -treiben) ἀποτρέπειν, ἀντισπᾶν (Säfte) C 337,27 418,43 (Überschuß) A 281,24 282,30ff. C 388,2 417,17 (Gedanken) 494,20

Ablenkung C 494,24

abliegen A 294,13 295,10 404,18 C 360,28 weit -nd (Erklärung) A 232,30 (Sinn) 368,14 (Ursache) 226,19; *vgl.* 17 abseitsliegend C 419,22

ablösen (Haut sich) C 422,3 →abschälen

abmagern ἰσχνοῦσθαι (Körper) A 340,40 341,23 342,34 349,30 372,30 373,20 (Körper und Gesicht) 372,20.22→mager

Abmagerung A 172,17 372,34.35 C 415,33 (des Körpers und Gesichtes) A 172,9 (durch Schlaflosigkeit) 357,11

abmessen A 358,21

Abmessung (der Stellung des Gliedes) A 290,43

Abnahme μείωσις (des Fiebers) A 165,9.10 (der Krankheit) 168,3ff. 376,3 C 470,15 (der Zeitspanne) A 279,18 A. erfahren (Fett) 372,8

abnehmen ἐκλείπειν, μειοῦσθαι A 162,30 163,2.11 C 351,23 466,5.13 (Atemdauer) A 279,17 (Geschwulst) 279,16; *vgl.* C 502,12 (Körper) A 372,16 373,5 C 466,10 (Körperteile) A 185,27 (Kraft) C 445,1 (Krankheit) A 167,42 (Ursache) 271,31

Abort (Abgang) ἄμβλωσις, ἔκτρωσις βρεφῶν A 198,37 221,2

abortieren ἐκτιτρώσκειν A 201,29 221,18.39 222,1.3 223,4 229,4 261,30 262,20ff. 263,3.11

absägen πρίειν (Kopfknochen) C 422,18.21.22

Absatz = lemma Hippocrateum ῥῆσις A 275,10 329,10 351,6 354,18ff. 355,8ff. 357,35 362,33 369,39 376,37 378,43 379,41 380,1 397,28ff. C 362,24 478,11 – harter A. in den Eingeweiden ἀπόπατος A 287,4.8.12

abschälen (Organe) A 192,30 322,42 (Schichten, Häute des Zwerchfells) 327,9ff. (Knochen) C 422,21 (Geschwüre, Oberhaut sich) 438,34.36 439,4

Abschälung μάδησις A 192,6

Abschluß τελευτή (der Brust) A 319,4 (des Gedankens) C 415,27 (der Krankheit) A 167,9 176,42 234,22.24 365,15ff. 370,19.20 373,35 378,17 C 397,2 437,27 452,14 (der Krisis) A 170,21ff. (des reifen Alters) C 466,16

Abschnitt* = lemma Hippocrateum A 156,1 161,39 162,24 C 288,13 324,11 (der Lebensalter) 463,35 Linien von gleichen -en 364,13f.

abschnüren (Gefäße) C 403,25

abschreiben C 413,5 451,41 471,26 495,8 (Notizen) A 299,27 C 388,35

Abschreiber (Schreiber) βιβλιογράφος A 230,25 299,25 379,12 C 350,20 355,28 431,10 464,34 (erste) A 297,6 C 347,12 350,19 360,12.15 402,1 448,8 474,16.26 (spätere) 474,27

Abschrift C 495,6

abschuppend λεπρώδης, ψωρώδης (Grind) A 181,9.10

absetzen sich a. ὑφίστασθαι A 251,9 C 336,33 374,6.10

Absetzung A. der Glieder σκέλεα ἀρθροῦται, διΐσταται A 298,16

Absicht* (haben) A 365,42 C 213,19 jds. A. sein A 217,35 mit A. C 213,14; *vgl.* A 213,39

Absinth ἀψίνθιον A 215,13

absolut ἁπλῶς A 380,17 (Urteil) C 312,3 a. gebrauchter Ausdruck 502,30

abspalten sich a. (Zweige eines Gefäßes) A 314,25 C 405,35

absperren sich a. (Blut) A 231,12 (Kot) C 496,32

abstammen C 466,26

Abstammung γένος (stolze) A 400,19

Abstand διάστημα (der Atmung) A 274,19ff. 277,40 278,11ff. 279,9.11 286,29f. in -en folgen 370,30

abstehen ἀφίστασθαι C 459,2

absterben C 366,26 (Embryo) A 172,37 (Glieder) C 475,14 (Lebenskraft) 363,3 438,10.15

Abstinenz ἐγκράτεια, ἀπέχεσθαι C 399,8.17.20

abstoßen ἀπωθεῖν A 174,30 281,18 282,7 C 243,18 351,22 (dicke Luft) A 259,26 (Krankheitsstoff) 177,36 (Säfte) 177,44 268,34 (Überschuß) 191,39 199,9 223,37 280,6 281,15

Abstoßung A 281,22 388,12 (der Mischungen) 373,25 (der Säfte) 177,28 (der Überschüsse) 373,28 C 371,23
absurd ἄτοπος (Behauptung) A 378,37
Abszeß ἀπόστημα A 174,32 176,10f. 200,34 201,3 203,40 388,12 C 427,23.25 428,5 429,28.30.40 430,21.23 (an den Keimdrüsen) A 179,43; *vgl.* 180,2 (in der Nähe der Weiche) 201,1 (am rechten Bein unten) 233,19 (in der Leber) C 503,17
abteilen (Nahrung) A 366,38 (Organe des Embryo) διαρθροῦν 386,38; *vgl.* 337,12 (Worte, Lesart) C 313,17 404,35 411,14 415,11.21 430,40 435,2 464,39 476,9; *vgl.* 313,15
abtrennen (absondern)* (Ausspruch, Satz, Worte) A 166,34 222,10 239,20.35 264,21 265,26 (Knochen) C 422,15f. (Zweig sich) A 325,13
Abtrennung (*sc.* des Lemmas) C 331,6 374,3f. 411,10 412,9 415,11ff. 435,20 471,21 476,11 489,11 492,41
abwandern (schlechter Saft) A 261,1
Abwanderung A 396,14.16 (der Säfte) 373,29
abwärts κάτω A 313,37 314,23 333,2
abweichen διαφωνεῖν (Darstellung) A 245,9 (vom natürlichen Gang) 156,27 C 366,21.43.44; *vgl.* 13.17 παραχωρεῖν (von der Natur) A 166,12 (nach dem Gegenteil) 404,21 – Durchfall, d. h. vieles A. A 377,5
Abweichung (von der Mischung der Jahreszeiten) A 5,31 (von der natürlichen Beschaffenheit) 155,17
abwenden C 453,19 (Ausscheidung) A 282,9
abwerfen (Früchte) A 266,43
abzapfen ἀφαιρεῖν (Blut) A 342,21
Abzapfung (des Wassers) A 399,41
Abzehrung C 414,18 (durch Abführmittel) A 391,19
abziehen (Schmerz) A 394,4 (Feuchtigkeit vom Kopf) C 314,24
abzweigen (Abzweigung)* sich a. (Nerven) A 322,32 333,15 336,35 C 379,31 (Venen) A 173,34 313,3 (*vgl.* 6.9) 387,36f. abgezw. und gegliederte Organe 222,6 → abteilen
Achselhöhle μασχάλη C 405,16 Drüsen in den A. A 195,15
achten* a. auf, Obacht geben A 181,30 212,32 261,37 267,17ff. C 435,34 440,40 nicht außer Acht lassen 395,13
Achtmonatskind ὀκτάμηνον A 223,5; *vgl.* 178,16ff.
ächzen Pressen, Kreischen und Ä. zur Zeit der Geburt A 179,27
Ader φλέψ A 187,10ff. 226,43 231,18 236,13ff. 237,6ff. 249,23 268,36 290,30 291,17.20 320,38 325,19ff. 326,16 337,4 345,10.11 366,15ff. 373,19 404,9 C 292,25 293,3 300,20.22 324,17ff. 326,3.12 330,16 334,12 335,33 336,19 337,3.43 338,1 397,14 400,36 401,15ff. 402,1ff. 403,14.31 406,45 457,2 503,20.22 sog. Adern der Betäubung A 331,38.43 332,39.41.44 gemeinsame Adern zwischen den Brüsten und Geburtsorganen *u. ä.* 229,39 304,19.21 C 504,2 (an den Augen) 401,28 (in der linken Ellenbeuge) A 237,6 (am After) 281,16 (unter der Zunge) C 399,24 (hinter den Ohren) 300,18
+Aderknoten κιρσός A 351,37 352,43 353,2f.
Aderlaß (zur Ader lassen) φλεβοτομία, -εῖν A 187,19ff. 342,21 344,20ff. 345,9ff. 374,37 375,5.41 376,1ff. 382,39 383,2ff. 388,32 389,12 C 72,12 300,16ff. 334,12 337,6ff. 417,1 421,13.15.19 422,31 444,43 490,41
Admündung (am After) C 302,26 303,4ff.; *vgl.* A 281,16
Adler ἀετός C 485,45
adstringierend στύφων (Heilmittel) A 399,12 C 398,26
Affe πίθηκος A 232,9 312,22 358,29.41 359,38
Affektion πάθος A 341,14 344,7 (am Magenmund) 227,1 (schmerzhafte) 395,36
affizieren A 226,33
After ἕδρα A 160,6 217,11 219,4 223,21 281,16 325,39 344,29 350,30 C 302,26 303,4ff. 366,28 421,17
ähnlich* ὅμοιος A 156,21 160,7.9 303,11 gleich und ä. C 243,16; *vgl.* A 215,40 ähneln 173,32 C 466,35
Ähnlichkeit ὁμοιότης C 466,37 (der Kinder mit den Eltern) 467,7.32 (der Krankheit) 467,39 (der Krankheiten untereinander) 492,30 495,16.38 496,20.

24 497,5.31 499,19 (der Symptome) 497,12.25
akut ὀξύς (Fieber) A 165,36.38 261,32 262,45 268,32 269,37 (Krankheiten) 268,26 271,40 272,5.10 283,41 284,2 350,34.36 389,41 B 57,16 C 351,21 (Lungenkrankheit) A 262,16 (Schwellung) 273,33
Alaunwasser στυπτηριῶδες ὕδωρ A 215,2
allein* μόνος für sich a. A 167,24 C 369,14 (nehmen, abtrennen *u. ä.*) A 266,36 294,37 393,41 C 250,11 289,16 303,8.18 (lesen) A 355,39 C 472,42 (schreiben) 373,21 449,19; *vgl.* 22
allgemein (generell)* κοινός, καθόλου (*neben* speziell) C 484,8 (*neben* individuell) A 390,30 (Arten) 267,6.42 C 409,9 (Bezeichnung) A 241,42 (Krankheiten) 4,10ff. 288,16 311,8 406,2 (Merkmale) C 433,5 (Ursache) A 4,12 (Worte, Angaben) 168,11 330,26 340,36 C 454,20 (gelten) A 300,32 C 279,21 (gültig) 466,22
Allgemeinheit A 215,39 244,29f. C 72,21 360,20
allmählich κατὰ βραχύ, κατ' ὀλίγον A 198,32 203,29 221,40 226,1 257,19 258,26 270,8 286,26 291,14.15 366,38 C 399,19 434,27 486,11 (Wechsel) A 258,31; *vgl.* C 446,8
Alraune μανδραγόρας A 219,3
alt* παλαιός (Handschriften) A 167,16 175,25 332,10 C 440,19.23 (Lesarten) 286,32 314,18 395,32 399,2 503,4 (Aussprüche) 413,16 (chronische Krankheiten) 436,39 (Frauen) A 264,13 die -en (*neben* die Jungen) C 439,22 → Namenindex
Alter ἡλικία A 225,27 267,21 408,16 C 439,27 462,40.42 463,2ff. 464,1ff. 490,28 (Änderung) 306,5f. (Fortschreiten) 465,27ff. (kalt, warm) 333,12 439,30.32 (reif) 466,11.16 (nicht 4, sondern 7) 464,3 (der Erwachsenen) 465,9 (der Greise) 465,10f.
altern γηρᾶν A 222,21.22.25.29 C 465,20
analog ἀνάλογος A 185,39 369,7 C 427,10 465,44 490,25
Analogismus C 391,29 → Schluß²
Anatom → Namenindex
Anatomie ἀνατομή A 304,18 312,20 315,9.11 328,10ff. 333,33 349,19 C 377,16 (der Tiere) A 186,10 (der Gefäße und Muskeln) C 378,8f. (der Venen) A 310,22 311,15ff. 312,16 → Zergliederung, Zerschneidung
anatomisch (Zergliederung) A 315,3 (Angaben) 338,15 349,5
Anblick (freudiger) C 420,36 (plötzlicher) A 341,6f.
Anbruch ὄρθρος (des Tages) C 395,20
andauern, -nd → dauern, -nd
ändern (ab-, ver-)* μεταγράφειν (Buchstaben) A 230,22; *vgl.* 26 (Sinn) C 268,32 288,30 (Wortlaut, Lesart) A 158,5 188,36 197,14.18 198,20 230,18 231,31 C 261,16 262,7ff. 314,18 358,31 388,4 μεταβάλλειν, ἀλλοιοῦν (Atem) A 277,38 (Farbe) 356,28 (Lage) 392,35 (Luft) 5,18 C 383,1
Änderung (Veränderung)* μεταγραφή (des Wortes) C 474,24 μεταβολή, ἀλλοίωσις (im Körper) A 219,1 258,7 (der Mischung der Körper) 4,32f. (der Mischung der Säfte) 5,13 (der Luft) 5,18 155,17 162,35 C 382,40 (der Natur der Jahreszeiten) 468,34 488,29 (der Stimme) A 174,22 (der Winde) C 446,4ff.
anerkannt ὁμολογούμενος allgemein -e Lesart C 453,16
Anfall εἰσβολή (= Fieberanfall) A 164,16ff. 165,4 166,31ff. 167,14 406,10 C 469,38.40 481,43 490,22 Krisis in 5 bis 7 -en A 284,27ff. 285,6; *vgl.* 4 (= epileptischer A.) 364,39ff. 365,13ff. 368,4
Anfang (Ausgangspunkt, Beginn)* (des Abschnittes, Satzes *u. ä.*) A 156,1 158,28 159,11 162,9 163,18 334,24 C 330,34 (der Krankheit) A 159,16 169,31.36 171,22 203,18 378,34 395,24 (eines Nervs) 331,14.22.36.37 (des Rückenmarks) 248,28 (der Speiseröhre) 331,36 (des Wirbels) 330,37
Anfangsstadium A 389,17 C 398,24
Anfangsursache πρώτη ἀρχή C 504,29.32 (sogenannte) A 158,12
Anfeuchtung ὑγραίνειν A 219,33 366,32 → Befeuchtung
anfressen ἀναβιβρώσκειν A 195,12 (Organ) C 336,11 (Zahnfleisch) 414,31 (Zähne) 376,2
anfügen (anschließen)* προστιθέναι, ἔχεσθαι A 211,37 302,19 348,33 C 365,25 421,34 442,14 472,6 476,32f.

anfüllen πληροῦν A 213,15 C 336,15 421,27 443,18 445,32ff. (Adern) 326,4 (Kommentar mit Gefasel) 378,14 (Kopf) 386,22

Anfüllung πλήρωσις, πληθώρα A 200,41 204,32 209,35 282,23.26 388,31C 357,29 418,45 (mit Speise, Trank) A 214,6f. (übermäßige) 350,32 (der Brust, Brustdrüsen mit Blut) 408,12.15 (der Lunge mit Säften) 396,11 (mit Säften) C 488,35 (der Venen) A 179,18 244,13

angeblich προσποιεῖσθαι ein a. Kranker A 206,12 (Schmerz) 210,22.29 212,43

angebracht ἐπιτήδειος A 195,8 263,32 291,40 374,7 C 306,4 458,21 464, 16.29 (Maß) A 369,35 (Zeit) 170,30 180,20 197,29 200,38 201,6.28

angemessen ἐπιτήδειος, οἰκεῖος A 275,24 381,33 (Lage) 290,4 (Maß) 290,8 (Sinn) 266,40 (Zeit) 258,17 C 376,14

angleichen (Text) A 362,37

Angst φόβος A 343,7 C 487,8 (vor dem Tode) 485,33 in A. versetzen A 207,11 A. haben 212,42 C 490,8 491,6 494,2.22

Ängstlichkeit C 490,35ff.

Angstzustand (im Herzen) καρδιωγμός A 169,18

anhalten (aufhalten)* ἐπέχειν (Atem) A 276,22 (Blut, Bluterguß) 231,18 291, 11 C 406,44 (Durchfall) A 201,7 256,6 (Menstruation) 204,21 386,30 (Stuhlgang) 197,30 201,10.28 → dauern

Anhaltung ἐπίσχεσις (des Urins) C 497,11

Anhänger → Namenindex

animalisch ζωτικός (Kraft) B 57,11 58,3.7 C 409,17

ankommen ἐπιδημεῖν „die -den“ (= Epidemien) A 3,11

anlegen (sich) A 312,4 C 435,15 A. des Verbandes A 289,39 C 403,36

anlehnen κλίνειν (sich) A 312,5 324,1 C 419,37f. 420,2

anliegen (Ader innen am Knie) A 345,10

annähernd A 221,10 370,8

annehmbar* C 433,30 470,7 (Erklärung) A 231,41 C 357,19 (Grund) A 229, 31 (Sinn) C 452,22 (Ursache) 405,41

annehmen* *trs.* (Farbe) A 341,43 (Lesart, Text) 271,32 277,21 299,31 C 382,28 433,16 (Natur des Mannes) 507,12 – *intr.* A 209,17 215,7 220,29 221,34 278,4; *vgl.* C 417,8.23.35

anordnen κελεύειν A 212,32 383,14 398, 39 403,9 C 421,34.43 425,12 451,18 – (Glieder) A 338,26

Anordnung (*sc.* ärztliche) πρόσταγμα A 391,24 C 421,10 494,14 – τάξις A 266,27 369,19 C 73,28 410,2 (der Ernährung) A 163,37 164,1 (des Textes) 382,39

anpassen A 360,20 C 364,36.40 402,32

anregen ἐρεθίζειν C 370,31

anreizen ἐρεθίζειν A 226,5 234,37 281,11

ansammeln* ἀθροίζειν (Blut) A 226,44 344,33 (Eiter) 269,5 (Galle) 377,7 C 384, 29.32 (heißes Gas) 457,29 (Phlegma) 398,20 457,2 (Säfte) A 198,32.44 C 384,34 (Urin) A 226,4ff. (Würmer) C 414,17

Anschauung → Ansicht, Meinung

anschließen → anfügen

anschwellen → schwellen

Anschwellung → Schwellung

ansetzen* προσβάλλειν (Schröpfkopf) A 386,29 388,15 C 403,5.7; *vgl.* A 387, 24 395,12 – sich ansetzen (Haut des Eies) A 403,15.21 (Rippen) 323,33 (Venen) 174,14 320,10ff.

Ansicht (Anschauung)* γνώμη A 206,31 235,25 299,6 340,11 346,37 397,12 C 359,38 374,30 377,12 408,23 seltsame und sonderbare -en 430,28 → Meinung

Anspannung τείνειν (der Muskeln) A 259,25

anspießen (Hirnhaut) C 422,5.11.27; *vgl.* 31

anstauen (stauen)* παραμένειν, ἐπέχεσθαι A 174,31 176,37 180,24 (Blut) 228,8 341,42 344,15 345,1 (heißes Gas) C 457,29 (Monatliches) A 227,3 (Saft) 198,42 (Überschuß) 203,4 223,42 (Winde) 272,28

Anstauung (Stauung) ἐπίσχεσις A 280,34 (von Blut des Monatlichen) 344, 28.30 345,4 350,29 Stauung des Blutes C 421,16 Absonderung durch A. A 176,40 178,31

anstechen (Bauch, Bauchfell) C 421,21 423,9

ansteigen C 72,7 (Atem) 397,25

Anstieg ἀνάβασις (der Krankheit) C 451,16

Anstrengung πόνος A 4,24 210,42 366,7 406,22 C 252,2.4 279, 13.17 318,22.25

330, 21ff. 331,5.10.15 358,6 420,21 456, 24.29.43 457,14.16 458,7.15 472,30 484, 5.24.40
anvertrauen (jmdm. die Behandlung) A 402,7
Anweisung (für die Ärzte) C 270,3
anwenden* χρῆσθαι (Behandlungsarten) A 289,42 C 398,23ff. (Heilmittel) A 197,23ff. 266,1 267,15ff. (Lebensweise) 297,18 C 491,23 (Worte) A 164, 14 168,11 171,8
Anwendung* (von Arzneimitteln) A 206,15 258,2 391,6ff. C 376,33 403,8 (von Behandlungsweisen) A 389,14 394,23
Anzeichen* σημεῖον A 158,40f. 165,40 166,32 169,20ff. 171,25ff. B 57,2ff. C 250,3ff. 268,14.31 A. aus der Schönheit der A. 103,9 → Kennzeichen
anzeigen* σημαίνειν A 157,42 158,4ff. 165,40 166,44 167,24ff. Tage des -s 283,40
anziehen (Wirbel) A 242,42 das A. des Eisens 236,34
anzünden ἅπτεσθαι (Feuer) A 401,21
Apfel μῆλον C 489,42
Aphasie C 506,9
Appetit ὄρεξις B 57,19.20 (auf faulende Dinge) C 410,25 (Schwinden) A 304,6 B 57,30.33 58,8 C 438,3ff. 444,32.36.42 457,33
Appetitlosigkeit ἀνορεξία, ἀποσιτία C 410,28 438,2
Äquinoktium → Tag- und Nachtgleiche
Arbeit A 371,36 C 379,13 416,9 433,4 484,13
arbeiten (kräftig) A 339,36
Arbeitsunlust C 447,36
Arbeitsweise C 287,27
Arena C 461,44
arm πένης A 211,5
Arm βραχίων A 236,15 248,39 323,20 367,32 C 380,10 422,29 434,30 484,23
Art* γένος, εἶδος A 4,2 164,26 232,9 C 452,26ff. (*neben* Gattung) A 341,40 382,32 C 417,7ff. 473,5 τρόπος auf eine (einzige) A. A 187,31 390,41 auf jegliche A. C 474,4 A. und Weise A 253,17 262,21
Arterie ἀρτηρία A 342,3 C 406,1ff.
Artikel ἄρθρον C 279,16 409,26 427,29
Artikulation διάρθρωσις A 368,24
artikulieren διαρθροῦν A 368,29
Arznei φάρμακον A 194,32f. 195,1 199, 33.36 207,13 210,4.6 211,6 213,3 215,14 255,32 258,3 260,35 266,12ff. 267,17ff. 286,39ff. 289,36 290,32 375,2ff. 380,2 C 334,3f. 336,35 337,32.35 399,34.35.42 400,4ff. 417,1ff. 444,32 491,2 501,16 (allgemeine) 398,29 (einfache) A 266,16 (zusammengesetzte) 194,39 267,14 (abführende) 286,38 287,5f. (brennende, erhitzende) 289,43 C 425,21 (feuchte, trocknende und stärkende) A 199,3 (heiße) 262,7 (kalte) 219,3 (scharfe, starke) 211,20 C 400,1 (schwache) A 290,3 (zusammenziehende) 374,37.40 (*vgl.* 39) C 398,23 Maß der A. A 267,15; *vgl.* 287,2 +„Trinken von A." φαρμακοποσίη C 334,1 → Heilmittel, Medikament, Medizin, Mittel
Arzneimittel A 199,32 200,2 266,21 267,11 (lösende) 306,6
Arzneipflanze A 266,41
Arzneiwirkung A 215,16
Arzneizweck A 215,10
Arzt ἰατρός A 180,19f. 181,29 206,10ff. 211,15ff. 258,40 282,13 291,4 365,9 375,11.17 380,27ff. 392,5 398,23 400,40 403,6 407,19 C 72,20 244,14 268,31.34 269,2 270,3 329,15 331,12 347,10 356,7 374,34ff. 381,29 382,3 402,21 416,44 417,12.27 (*vgl.* 30) 420,13.20 440,39 442,24 443,16 448,14.19 461,37ff. 463, 16.19 468,22 469,9 470,21ff. 471,3 473, 8.32 475,6.9 477,20 483,9.39 484,32.34 487,18 489,27.29 490,37 491,2ff. 492, 32.34 493,22.28.37 494,6.13 495,28 497, 5.29.31.33 (gewiegt) 492,30 495,17 496,21 499,20 (vorzüglich) 495,31.41 496,23 → Namenindex
ärztlich (Behandlung) A 207,6
aschfarben τεφρώδης (Kruste) A 156,11
Ast A 313,6ff. 314,4 C 380,42 (eines Nervs) A 337,31ff. (einer Vene, Schlagader) 173,34 314,10ff. 321,4 325,8. 10 → Zweig
Asthma ἆσθμα A 229,38 C 351,13
Atem ἀναπνοή A 237,45 238,2ff. 242,11 244,40 245,34 276,11ff. 277,23.38 278, 10.36.43 279,9 C 292,26 313,6 397,24 425,4 431,22ff. 432,3 435,16 (hoher) A 245,8.25 (kalter) C 250,8 (schlechter) A 249,20 (schwerer) 249,24 (starker) 238,25ff. (vermehrter) 286,30 der A.

wird geraubt C 443,17 Auflösung des -s 482,40 den A. Wind nennen A 272, 12; *vgl.* 11
Atembeklemmung πνιγμός A 396,9. 11.16
Atemnot δύσπνοια A 241,39 242,12 245, 41 246,1ff. C 432,7
Atemschwund C 432,7
Atemzug A 278,23 (machen) 275,4.14
atmen ἀναπνεῖν A 169,27 244,24 246,26 275,27 278,4ff. 279,17 C 431,26f. in großen (langen) Abständen a. A 277,40 279,11f. (in kurzen Abständen) 286, 29 (leicht) B 58,14 (nach innen und außen) C 443,36 (schnell) 408,30 (schwer) 459,7 (stoßweise) 408,29
Atmung A 244,27 275,7ff. 279,14 342,36 C 313,4 329,35 431,25ff. 445,38 Arten der (schlechten) A. A 238,4.6 274,7 275,11 276,13 C 73,31; *vgl.* A 278,16 C 73,27 (gute) B 57,15.21 (schlechte) A 274,8 275,39 B 57,14 58,10 C 430,20.22 (große, kleine, in großen, kleinen Abständen) A 245,26 274,16ff. 276,15 278,1.17 279,21 (starke) 252,4ff. (hohe, starke, schwache) 245,30.32 252,3ff. (aus zwei Teilen zusammengesetzte) 274,11; *vgl.* 278,39
Atmungsluft A 278,28
Atmungsorgan (-werkzeug) ἀναπνευστικὸν ὄργανον A 206,23 238,27 245, 27.35 259,15 276,20 278,10.13 279,19.24 341,9 C 386,31 428,35 432,25 455,9 Krankheiten der -e A 388,11 C 363,44
Attribut C 368,40 369,17.19
ätzen καυστικός -d wirken A 289,43 -der Saft C 497,23
Ätzkraft C 384,41
Ätzung A 399,22 407,24 (der Blase) 226, 35.39 227,29
Ätzwirkung A 392,3
Aufbau (der Knochen) C 380,37; *vgl.* 14
aufblasen (die Knochensubstanz) A 303,31; *vgl.* 28 Drüsen blasen sich auf C 398,20 aufgeblasene Geschwulst A 305,37
aufbrausend μανιώδης A 384,25
aufbrechen *intr.* ῥῆξις C 375,1f. 400, 17ff. 477,1.17 (Abszesse) 429,31 503,17 (Adermündungen am After) 302,26 303,3ff. (Blutgeschwüre) 375,4.10 (Pusteln) 436,2 (Schwellungen) 476,13ff.; *vgl.* 477,19 → aufgehen
Aufenthalt A 181,8 C 485,37
Aufenthaltsort C 364,25
auffangen (-sammeln) (Schweiß) C 450,9ff.
auffressen ἀναβιβρώσκειν A 157,27
Aufgang ἐπιτολή Auf- und Untergang der Sterne C 382,35ff. 433,9 → Sonnenaufgang
aufgedunsen (-geschwemmt, -getrieben) ἐξωγκωμένος, μετ' ὄγκου, εἰς ὄγκον ἐξαιρόμενος A 243,34 305,31; *vgl.* 37 (Drüsen) C 398,18 (Gesicht) A 372,10f. C 102,16 (Muskeln) 423,18 (Schlund) A 243,33
Aufgedunsenheit (-schwellung, -treibung) ὄγκος A 172,8.13 243,34f. 246,2 294,25 → Schwellung
aufgehen (Geschwüre) A 268,44 289,3 → aufbrechen – ἀπαρτίζεσθαι (in der Zahl) A 379,24.27
Aufhänger κρεμαστήρ A 316,4
aufhören* λήγειν, παύεσθαι das A. A 209,4 C 396,37 (ohne Vorankündigung) 431,2 (Fieber) A 203,15 (Monatliches) 227,26 (Schmerz) 210,5
auflegen ἐπιτιθέναι C 381,6 404,2ff. 421,39 (Arzneimittel) A 306,6 (Binde) C 404,12 (Kupferblüte) A 391,30 (Pflaster) 289,38
Auflegung A 392,12
aufliegen (-sitzen) ἐπικεῖσθαι (Vene, Nerven *u. ä.*) A 316,1ff. 317,37 318,1 320,28 321,8 332,43 333,4 336,9
auflösen δια-, ἐκλύειν (Feuchtigkeit) C 456,43 (fleischige Teile) A 349,31 (Körper) C 486,12 (Organe und Kräfte) 466,17 (Schwellungen) A 273,28
Auflösung διάλυσις C 292,4 (des Atems) 482,40
Aufnahme (des Samens) A 296,27.31
aufnehmen* δέχεσθαι (Lesart) A 181,16 (in den Text) 311,7 C 399,1 (Samen) A 221,40 296,33ff. (Speisen) 218,29.31 339,24 (Überschuß, Säfte) 244,12 351, 31ff. C 388,10
aufrecht ὄρθιος C 391,23 502,39
aufregen (sich) A 343,8 C 485,20 unruhig und aufgeregt A 210,25 C 486,15 aufregendes Heilmittel A 194,41 (Symptome) C 479,43
aufsägen ἀνα-, ἀποπρίειν (Köpfe) C 421,42f.
aufsaugen A 226,41

aufschreiben A 213,34 C 433,42 → niederschreiben
aufspringen (Lippen) A 191,41 192, 20.21 (*vgl.* 2) C 471,36 472,8ff. (Lippen, Zunge, Haut, Füße) A 192,4.6.7 C 471,35
aufstoßen ἐρευγμός A 259,9.18 260,14 (sauer) ὀξυρεγμία 234,18.22 261,2f. 291, 26.31 292,2.8.16
auftreten* (Krankheiten) A 3,14 4,18ff. 157,34 162,5 392,6 C 335,34 393,5 436,3 488,31 (Regen) A 156,26 das erste A. der Stimme 368,10 370,7
aufwachen C 486,38
aufwecken ἐγείρειν C 420,20.29
Aufweckung C 420,18.41
aufzehren (Feuchtigkeit) A 159,2
Aufzeichnung A 381,5 C 473,44 499,11 →Notiz
Aufzucht C 466,42
Auge ὀφθαλμός A 169,15 176,38 246,30.32 282,36 322,17 341,17.41 346,34 347,8 349,24 356,39 381,10.13 385,23.31 C 335,4 337,28 364,1 387,9 392,3.16.42 393,2 394,11.12.15 401,29 477,20 (Farbe) A 349,40.45 350,6 356,17ff. C 391,20 393,9ff. 458,42 (Größe) A 346,19.36 347,7.22.39 349,26 356,16 C 394,17ff.; *vgl.* 391,21 (eingesunken, tiefliegend) A 346,26 357,14 372,26 (scharfe, starke, schwache) C 391,41 392,1ff. (der Ziege) A 356,32 (der Löwen und Tiger) 357, 37 (der Menschen) C 393,42 Natur der -en A 356,26 (Behandlung) C 334,10ff. (Trockenheit) A 357,27 Schmerzen in den -en 262,28 B 56,22 C 361,16; *vgl.* A 388,31 Zwinkern der -en C 268,35 269,8; *vgl.* A 355,35 schielend, d. h. die -en verdrehend 384,40; *vgl.* 385,4
Augenentzündung ὀφθαλμία A 250,43 C 400,36 401,26 476,14ff. 477,8
Augenkrankheit C 390,29 391,41 400, 30 401,28 402,9 436,5
Augenlid βλέφαρον A 202,2 C 375,34 475,23.30.37 (geschlossen) 459,1 (oberes) 474,14.21.29 475,5.10.27
Augenschein αὐτοψία A 187,5ff. C 503,18
Augur C 485,32
Augurium C 485,31.38
ausatmen ἐκπνεῖν, -πνοή A 274,39.42 275,6 C 445,42 446,11
ausbleiben → aussetzen
ausbreiten A 189,4.6.11.14 286,17 311, 41 324,37 327,22 328,5 (sich) 212,17 C 361,9 die sich -nde Geschwulst A 273,6
Ausbruch C 488,40 (der Krankheit) A 378,23.36 379,34 389,18
Ausdauer C 487,24
ausdehnen (dehnen) (Brust) C 329,37 (Knochensubstanz) A 298,36 303,30; *vgl.* 225,22 (Venen) 180,24 237,6.10 (Monatliches) 404,10 sich a. 341,13 (Blasen) 157,25 (Häute) 318,3 (Körperteile, Organe) 174,23f. 218,27 238,16ff. 272,29 298,27 C 397,28 (Lippen) A 192,18; *vgl.* 21 (Venen) 175,21 179,15 (Luft) 276,26 (Wärme) 341,21 ausgedehnte, sich -de Atmung 274,42 275,1 276,17
Ausdehnung (Dehnung) A 188,31 192,23 238,20.24 247,42 303,27 C 432,33
Ausdruck* λέξις A 161,41 162,40 167,32 179,32 196,36 197,34
ausdrücken A 157,42 231,11 245,2 276, 40 277,5 278,15 305,15 313,37 C 424,32 456,15
Ausdrucksweise ἑρμηνεία A 177,16 276,9 310,32 315,15 378,11.16 390,12 C 318,1 401,14 (schlechte) A 275,29.41 276,41 396,17 C 395,36 Häßlichkeit der A. 493,6; *vgl.* 8 Anschauung und A. des Hippokrates 318,3.6 Geist und A. des Hipp. 381,22 A. der Alten 360,10
Ausfall μάδησις (der Haare) C 374,15ff. 438,36
ausfallen (*sc.* im Text) A 250,6 274,26.28 321,18 363,43 382,36 C 360,13 434,13 464,14 498,41 501,6 → auslassen — (Haare) C 374,19; *vgl.* 438,33
ausfließen (ἐκ)ῥεῖν (Blut) A 290,6 C 404,17
Ausfluß A 231,22ff. 234,5 (gallenartiger, zäher) 287,34
ausführlich (darlegen *u. ä.*) A 257,28 B 58,21 C 291,27 298,1 377,31 378,5
Ausführlichkeit C 419,22
Ausgabe ἔκδοσις (des Kapiton) C 419,12
ausgleichen A 255,17 393,31 405,29 C 318,19 444,40 ausgeglichen A 347,41 354,31
aushalten ὑπομένειν A 192,24 391,18
auslassen A 379,16.18 C 212,25 289,7
Auslassung A 293,35 297,5
auslaufen κενοῦσθαι C 496,44 504,9ff.

Ausläufer (der Venen) A 318,40 319, 10.21
Auslegung → Erklärung
Ausnahme A 261,41 (ohne) 242,35 380, 44 ausgenommen 314,11 ausnahmslos 170,20 ausnahmsweise 344,27
ausprobieren πειρᾶσθαι A 192,43 397,19
ausrotten A 392,8 C 366,9
Aussaat A 216,12
Aussatz ἐλέφας, λέπρα A 160,13ff. C 383,27
ausscheiden (absondern, aussondern) ἐκκρίνειν A 176,20 178,41 199, 33.36 219,19 230,33.40 231,8.22 259,33 260,44 264,12 280,35f. 281,10.37 288,31 289,15.17 352,18 390,43 400,39 B 56,20 C 384,44 407,36 421,12 438,21 (Blut) A 230,1f. 366,17.27.30 (Galle) 264,35 (Monatliches) 263,41 264,3.14.19 (Phlegma) C 505,37 (Schweiß) A 270,7 (Überschüsse) 191,22 259,16
Ausscheidung (Absonderung) ἔκκρισις A 174,29 175,8ff. 176,8ff. 177,23 178,26ff. 179,21ff. 180,9.11 199,32ff. 200,17ff. 204,31 219,18 230,42 264,9.12 270,6 281,9ff. 282,4ff. 289,8ff. 350,33 352,11ff. C 400,38 448,42 454,22 (der Galle) A 217,25ff. 264,25.30 (= das Monatliche) 366,21; *vgl.* 18 (des Saftes, der Feuchtigkeit *u. ä.*) 356,39 377,8 C 385,2 (des Schweißes) A 237,36 (äußere) 273,27 zur A. bringen 265,5 266,19 281,19
Ausschlag ἐξάνθημα A 224,3 350,14 C 383,16 ff. (bösartige) 351,19 (verschwärende) 383,28 (während der Schwangerschaft) A 228,26
+ausschweifend A 303,6
+Ausschweifung ἀκρησία A 303,7
Aussehen A 267,23 380,9 C 426,30ff. (äußeres) A 345,24 C 103,8 (der Augen) A 349,24
außen* ἔξω(θεν) A 174,6.9 242,31 243,3ff. 391,37 C 73,13 404,11 480,41 von a. A 4,17 258,14 C 291,11 374,36.40 nach a. A 174,30 237,33 246,38 C 398,31
Außenseite A 293,13 (des Bauches) 174,1 324,1 (des Körpers) 320,44 C 417,34 (der Muskeln) A 174,6
äußerer* das Ä. A 196,5 324,39 343,21 C 103,18 (Behandlung) 364,6 (Ursache) A 261,40 270,39 (Verwundung) 270,41 – äußerst (Grenze) C 422,9
(Poren) A 343,14 bis zum -en 248,17 auf das -e sich beschränken C 212,21
äußerlich* A 181,42 258,37 C 376,29 (auffassen) A 221,44 266,36
aussetzen (ausbleiben) *trs.* A 193,33 (der Krankheit) C 391,20 393,9 (dem Luftwechsel) 395,1 — *intr.* διαλείπειν (Atem) A 238,2.30 (Epilepsie) 365,13 (Fieber) 165,28.33 284,28 ff. 287,32 C 469,34 (Monatliches) 262,2.11 263,4 301,3 350,31 C 421,14
Aussprache bei der A. des „S" A 384,32; *vgl.* 392,25
Ausspruch* A 213,42 215,23f. 221,9 222,10 (vermischte oder zweifelhafte) 311,5
ausspucken (-speien) πτύειν, ἀνεμεῖν A 401,37 C 471,17 (Blut) A 206,28
ausstopfen (Loch im Zahn) C 376,18
ausstoßen (-treiben) (etwas Reichliches) C 477,37 (Überschuß, Saft *u. ä.*) A 159,8 171,34 174,38 179,4f. 191,34 196,17 223,38.40 224,40 226,5.21.32 259,14.39.41 266,21 270,21 389,4 C 336,32 444,39 496,42 (schädigende Substanz) A 270,1; *vgl.* C 366,18 (Winde) A 259,18 260,15 276,30 die -de Kraft C 496,38.45 das Auszustoßende A 281,41 das Einholen und A. des Atems 238 2f. 274,13ff. 275,8
ausstrecken ἐκτείνειν (Arm) A 367,32 (Glieder) 259,8.13
ausströmen (Blut) A 216,42 217,10 C 401,20 405,1 (Luft) A 276,26 (Wind) C 401,22
Austilgung (der Empfindung) C 376,20
austreten (Kot, Urin) A 396,33 C 291, 11 292,1.14 496,32.41 (blähender Wind) A 383,36 394,17 (Wind aus der Wunde) 383,31 → abgehen
austrocknen ξηραίνειν A 377,28.33 C 313,20ff. 407,37 409,15 456,31 457,30.34 465,21 -de Heilmittel A 194,43 392,8.28 399,30
Austrocknung A 172,20 192,19 C 456,34
auswählen A 299,8 C 474,36 496,16 498,33
auswerfen A 229,43f. 241,5 C 373,12 429,22 430,22 455,10.14 (Blut) A 230,2 (Eiter) 229,41 (gekochte Säfte) 249,5.7 (Salziges, Gekochtes) C 434,28.33
Auswuchs ἔκφυμα C 72,32

Auswurf πτύελον, πτύσμα A 169,35 203, 44 260,6 268,22 C 326,8 387,22 429, 35. 41 454,30 455,6.13 481,18 505,37 (eitriger) A 268,32 (gefärbter) 269,39 (reifer) 268,19 (schmerzhafter) 166,1 (aus der Lunge) C 449,9 455,9
auszehrend φθινώδης (Krankheit) A 357,12

Bad λουτρόν A 192,41.44 207,20 211,29 398,7.38 405,8.13 406,8ff. C 335,6 420, 15 450,11 489,36.38 490,13ff.
baden λούειν A 207,20 211,29 219,15 375,13 376,4.17 397,43 398,7.42 405,14 406,10ff. 407,20 C 401,35 487,23 490,16 494,14.19 die verschiedenen Arten des -s A 260,35
Band A 236,38 331,39 C 403,2 – (*sc.* im Körper) δεσμός, ἴς, τένων A 186,22 242, 38.41 316,4.20 C 335,27 381,11
Bär ἄρκτος A 358,43 359,13.40
Bart πώγων, γένειον A 185,19 C 465,45
Basis (des Zwerchfells) A 327,22.24
Bau A 322,11 (der Brust) 360,30 (des Körpers, der Glieder) C 379,35 467,18 473,25 (der Wirbel) A 360,19.21 (eines Schiffes) 360,18 (eines Hauses) οἰκοδομία C 381,2f.
Bauch γαστήρ, κοιλία A 160,5 174,1.7 175,41 188,27.33 189,4ff. 200,39 214,27 226,11 230,41 231,20 232,23 236,8 260, 12f. 286,12.17.22.37 311,41 314,30 323,8 324,1.34ff. 327,22 328,5 377,15 383,34f. 396,28.30 400,4 C 399,18.21 400,12 408, 34 410,3.15ff. 411,2.17.24 414,6.13.17 415,22.23.31 421,11.21 Bäuche, d. h. Hohlräume A 184,6 Magen und B. 214,28 Gegend des Bauches 303,3 329,7 372,43 der ganze Raum des -es 272,29f. der obere Teil des -es 377,7 alle Stellen des -es 394,13 Größe des -es 387,2 auf dem -e liegen C 459,4.21
Bauchfell περιτόναιον C 421,23ff. 422, 36ff. 423,5ff. → Fell, Haut, Hülle, Schutzdecke
Bauchhöhle κοιλία C 422,36
Bauchmuskel ὁ κατ' ἐπιγάστριον μῦς (*vgl.* B 85,1) A 336,17.22
Bauer γεωργός A 181,7
Baum δένδρον A 313,4ff. C 72,27 380,42
Baumwolle βύσσος A 207,8
beängstigen A 208,42 210,27 C 458,33
Beängstigung +ἀλύκη A 208,38 392,32 393,5.15
Becken λεκάνη A 208,3 – ὀσφύς A 313,2 314,23f. 315,17.34.40 316,1 318,38ff. 319,1 321,2 389,42
bedecken σκέπειν A 183,24.26 238,43 239,3 258,22.30 318,4 324,40 328,4f. 407,27.29 C 414,37 484,23
bedeuten* σημαίνειν A 162,41 167,22 170,33 176,8
Bedeutung* A 3,10 160,23 161,16 162,41 nach Maßgabe ihrer B. (*sc.* der Körperteile) 240,7 ein Mann von B. C 414,2
bedrücken C 487,20 (Kummer) 486,7 (Liebeskummer) 494,25 (Mutlosigkeit) 420,11
bedürfen* δεῖσθαι A 214,15f. 261,10 (einer Untersuchung) 217,5 222,20 241,12
beeilen σπεύδειν sich b. A 201,27 C 421, 21ff. 422,25.32 423,26 425,29
beengen A 395,43 399,15.18
beerdigen C 243,28
beerenähnlich (Hülle im Auge) ῥαγώδης C 392,22f.
befestigen A 316,20
Befeuchtung C 456,35 → Anfeuchtung
befreien ἀπαλλάττειν, ἐλευθεροῦν C 213, 33 (von der Krankheit) A 268,26 C 351, 21 397,3 (von dem Wahn) A 208,4.8
Befreiung A 173,2 227,25 365,8 C 213, 34 374,7.12 396,27 416,39
befriedigen* ἀρέσκειν, ἱκανός (*neben* genügen) C 268,15 269,40 329,8.11 476, 31 (Gründe) 391,26 (Sinn) A 324,17 (Ursachen) C 474,37 in -der Weise A 385,2 C 402,31
Begattung μίξις A 232,4ff. C 467,4
begegnen A 332,13 C 425,4 486,4 sich b. A 330,19 333,7
Begegnungsstelle (der beiden Schlüsselbeine) A 312,40 (zweier Wirbel) 336,24
Begehrungskraft ὀρεκτικὴ δύναμις A 361,43
Begierde ἐπιθυμία C 489,26
Beginn → Anfang
begleiten (Erscheinung) A 155,27 (Symptome) C 480,1
begnügen* sich b. A 262,42 274,35 283, 16 300,1
Begrenzung +keiner B. folgende Fieber ἀκατάστατοι C 364,32.35

Begriff A 273,16 C 244,35 454,15.21
behaart übermäßig, stark b. A 384,25.39 (Brust) 384,21
behandeln* θεραπεύειν A 163,25 194,37 196,39.42 211,3ff. -der Arzt 392,5 398,22 C 347,10 Kunst des -s A 404,2
Behandlung* θεραπεία A 211,15 212,31f. 220,18.31 258,33 C 491,2 (äußere) 364,7 (chirurgische) 366,8 ff. (gründliche, richtige) A 163,42 C 492,29 (belästigende, schmerzhafte) A 211, 13ff. 213,4 (schädliche, böse) C 334,21ff. (örtliche) 417,11 Arten der B. A 289, 35.42 290,13.27 392,11 C 334,33 335,8 337,18 367,16 Wesen der B. 492,19ff. 498,7
Beharrung A 375,1
beherrschen* (Farbe die Haut des ganzen Körpers) C 369,6 (Fieber den ganzen Körper) 250,6 (Wärme, Mischung den Körper) 318,19 396,33
beherrscht sich wenig b. zeigen ἀκρατής C 490,36
Behinderung (in der Bluterzeugung) A 191,23 (des Monatsflusses) 198,36 (der Stimme) 352,28.30 (der Verdauung) 191,24 (der Wissenschaft) C 389,12
beiderseitig ἔνθεν καὶ ἔνθεν A 314,26 319,14.35 323,41 325,26 326,3ff.
Beigeschmack (des Wassers) A 214, 40f.
beimischen (Wasser dem Wein) A 405,5
Bein πούς A 173,38 186,3 210,2 233,19 312,38 315,28.31 339,36.43 344,17 358,22 386,3.4.6 C 379,44 380,9 422,30 (dünne) 498,17 500,8.11 Länge der -e A 358, 36.38 359,6 Tiere mit langen -en 187,7 Schwäche in den -en 339,2ff. C 434,31 Schmerzen in den -en A 397,20.23 Schlagfluß in den -en C 388,11 Beinknochen A 225,22
Beiname ἐπωνυμία C 434,2 503,39
Beischlaf ἀφροδίσια A 231,29 303,8 C 305,22.26 306,2ff. 308,28 309,5 467,5
Beispiel* παράδειγμα A 162,26 172,14 176,11 194,28 195,5 388,5 C 415,17 416, 42 451,26 490,10 501,14.24 → wie
beißen δάκνειν, δακνώδης A 211,25 C 358,16.21 (Flüssigkeiten) A 389,10 (Galle) C 384,39 (Säfte) A 160,29 198, 31.40 351,2 C 336,21.37 (Überschüsse) A 406,38 (Urin) 406,34f.
bekannt* b. als A 270,38 398,31 allgemein b. 404,7 die vier -en Elemente C 418,35
belästigen ἀνιᾶν, λυπεῖν C 440,31 (Behandlung) A 211,13 (Brennen) C 292, 22 (Gerüche) 443,15 (Schmerz) A 212, 15 C 458,16
Belästigung C 420,5
beleben A 279,25 400,2
belehren* διδάσκειν A 257,27 366,4 381, 12 Belehrung geben 158,38
beleibt (Frauen) A 264,13
Belieben εἰκῇ C 261,22.24 nach B. A 237,29 C 261,25.28 262,9 290,9 373,27 nach eigenem B. 261,18
bemühen* sich b. A 197,22 198,20 289,7 295,11 das B. C 483,40f.
Bemühung A 329,35 402,8
benachbart πλησίον C 336,26 411,36 420,1
beobachten* σκέπτεσθαι A 164,28.38 166,41 167,13 181,21.22.29 190,33
Beobachtung A 190,42 261,27.35.37 262,41 C 449,36 451,3 470,42 473,35 (unsere eigene) 507,14 (des Vogelfluges) 485,44 in B. und Erkenntnis A 182,7 -en und Erfahrungen C 309,8 Untersuchung und B. 473,20ff.
Beobachtungsgabe A 208,32
berechnen ἀριθμεῖν (Beginn der Krankheit) A 378,36 (Monate, Tage) 370,8ff. 378,39
Berechnung (der Stunden, Krisistage *u. ä.*) A 165,5 370,18.30.38 371,34 378, 29f. B 55,27
berichtigen ἐπανορθοῦν C 501,35
Beruf A 406,28 C 374,38 Broterwerb und B. 485,39
beruhigend (Heilmittel) A 194,42
Beruhigung A 290,25 366,34
berühren (anfassen, betasten, befühlen) ἅπτεσθαι A 156,13 189,8.16 194,19 236,36.39 243,16 272,31f. 398,13 C 421,31 422,40f. 423,6.9 451,4 482,27. 32 486,40 durch Betasten A 286,27 296,21 C 408,37 beim ersten Berühren 482,6
Berührung A 395,41 C 482,2
Beschädigung κάκωσις A 218,31
Beschaffenheit φύσις (des Halses *u. ä.*) A 360,44 361,10 363,1 C 377,22 392,40 (des Körpers) A 282,40 ποιότης (des Dampfes) C 369,33 (der Heilmittel)

A 265,33 (der Säfte) 183,41 246,5 253,2 natürliche B. 155,18 187,32
Beschränkung (Einschränkung)* (im Essen oder Trinken) A 199,10 210,40 376,2 C 410,41 411,2 Einschränkung machen A 214,9 343,28 347,9 ohne E. C 309,8 384,31
beschreiben* A 3,21 155,13.24 157,36
Beschreibung A 155,16 194,4 255,33 318,36 347,42 C 103,8 412,5 458,14
Beschwerden A 242,13 268,39 338,40
beschweren βαρύνειν A 224,19 C 492,8 (Feuchtigkeit den Körper) A 219,17 -t sein, *d. h.* schwanger sein 226,11
beschwerlich A 211,18ff. 213,4 344,10
besonder → eigen
Besonderheit C 439,29 (der Gestalt) A 358,34
Besorgnis A 366,39 391,11 C 465,1
bessern A 203,17 207,14 377,18 C 492,8
Besserung C 437,37
beständig (Kraft der Vernunft) A 361,29
Beständigkeit A 361,23
Bestie θηρίον A 160,15 C 410,14.32 411,14.17 414,15 415,29
bestienartig θηριώδης A 160,11ff. C 410,17
bestimmt* βέβαιος (Ausdrucksweise) A 315,14 (Empfindung) C 455,1 (Tag) A 365,15 370,15 379,30 (Zeiten) προθεσμία 164,17 293,39 294,4.6 295,21
Bestimmung* (nähere) C 377,28 (des Geschlechts) A 295,14 (der Zeiten) C 433,7 – gesetzliche -en A 378,40
bestreut (mit Schwefel) C 504,35
besuchen (Kranke) A 198,9.11 C 461,37
Beta β A 299,15
Betäubung κάρος, νάρκωσις A 251,25ff. 263,16 406,26 C 361,12ff. 376,30 410,28 B. herbeiführen 376,29 in B. fallen A 331,40; *vgl.* 44 C 420,18.23 die „Adern der B." A 331,38.43 332,39.41.45
Betäubungsmittel ναρκωτικός C 361,15 376,22f.
betrunken b. sein μεθύσκειν C 467,5
Bett κλίνη C 420,3ff. 459,14ff. sich zu -e legen A 207,28 C 486,10.33
beugen κάμπτειν (Hals) A 182,2
Beule ὄγκος A 196,27f. C 366,22
beurteilen κρίνειν A 352,35.39 B 57,4 C 293,38 485,16f.
Beurteilung A 221,31 261,34 C 462,14
bewegen* κινεῖν A 161,20 189,41 244,8 343,20 383,34 C 364,11 388,22 408,37 502,13
beweglich (Natur) A 355,4
Beweglichkeit C 427,27
Bewegung* κίνησις A 218,23.38 234,29 C 457,3.41 458,19 484,12 B. und Empfindung A 262,34.36 337,18 in B. versetzen, bringen 257,17 342,40 391,15 C 302,22 303,2ff. in B. geraten, kommen A 287,16 352,18 361,38 C 330,21 → unwillkürlich, willkürlich
Bewegungsfähigkeit (einbüßen) C 388,20 420,26
Bewegungsmöglichkeit C 388,18
Beweis* ἀπόδειξις (starker, klarer *u. ä.*) A 173,26 200,24 218,7.42 310,31 385,33 C 245,14 437,36 B. erbringen *u. ä.* A 317,11.13 346,39f. C 290,21 331,29 Beweisgrund A 219,38 Beweiskraft 388,4
beweisen* ἀποδεικνύναι A 193,25 203,44 205,18.20 211,35 219,6.41 221,39
bezeugen μαρτυρεῖν A 329,30 C 485,39 die Erfahrung -t als richtig A 404,20
+bezweifelbar ἐνδοιαστός (Nerven) A 333,13 334,40
Bild ὄψις (verschwommenes) C 392,9 vergleichsweise -er gebrauchen κατὰ μεταφοράν A 388,40; *vgl.* 389,1
Bildung παιδεία C 413,28f. (geringe) A 230,25 C 244,17 (wahre) 413,27 Mangel an B. 213,17 418,7
Bilsenkraut ὑοσκύαμος C 376,27
Bimsstein κίσσηρις C 398,29
Binde ὀθόνιον A 291,15 C 404,12
binden δεῖν, σφίγγειν (Glieder *u. ä.*) A 290,2.33 291,13.19 C 335,29 401,39 402,15.40 403,1.4.20.33 404,20 (Stimme) A 367,42 368,4.7
Bissen A 246,27 401,34.37
bitter πικρός A 193,2ff. 194,4ff. (Galle) 265,7 (Geschmack) C 454,40 (Schmutz der Ohren) 269,30 (Schweiß und Auswurf) 454,31 (Speichel) A 249,30
Bitterkeit πικρότης A 193,15 194,12 214,42 390,28
Bitterwasser A 215,2
blähen (auf-) φυσᾶν, φῦσα, φυσώδης A 179,15 189,29 226,10 302,25ff. 341,13 C 418,30 -der Wind A 259,19 272,28 383,35 394,14 C 336,40 497,22 (Nahrung) A 377,16 aufgebläht 189,39

Blähung (Auf-) A 226,12 272,16.31.32 303,3 372,41 396,31 398,14.31.34
Bläschen φλύκταινα A 157,44 C 269,31
Blase (Harn-) κύστις A 173,16 202,6 226,2ff. 227,12ff. 315,29 335,25 406,36 C 292,21 336,30 337,29 381,40 497,16.20 – φλύκταινα A 157,21ff. 158,24 C 479,38 480,15
blasenähnlich (Pusteln) C 480,8
Blasengang C 497,17
Blasenhals Schwellung am B. C 497,15
Blatt φύλλον (der Feige) C 432,37 433,15 (des Feigenbaums) 433,1
blau πελιδνός C 392,38 (Augen) A 349,40.45 350,6 356,19ff. C 393,28 (Flecke) 476,14ff. 477,9
+blauäugig γλαυκός A 348,21.34 364,1.16.20
bläulich C 392,38 bläulichrot A 306,40
Blei μόλυβδος (Farbe) A 217,14.25 (Härte) 303,16
bleiben* μένειν (im natürlichen Zustand) A 246,34; *vgl.* C 366,11 (wie es ursprünglich war) 292,21 der Fehler (*sc.* des ersten Abschreibers) ist bis heute geblieben 347,13
blind τυφλός C 393,38 → nachtblind
Blitzstrahl κεραυνός C 485,30
blühen A 266,42 -de jugendliche Körper C 466,13
+Blume λά(μ)πη (des Weines) A 287,36
Blut αἷμα A 4,34 5,7 179,14ff. 180,20.22 191,5ff. 204,3 206,24ff. 216,15ff. 217,10ff. 218,1ff. 220,30 224,17ff. 226,16ff. 227,4ff. 228,6ff. 229,34.38 230,1 231,12.17 237,19 243,40 261,33 262,1ff. 263,14 268,35 280,17 282,20f. 283,20.23 287,29 289,32ff. 290,5ff. 291,20.39 304,22 306,26 307,2ff. 314,17 327,17 341,10ff. 342,2ff. 343,14 344,1ff. 345,1ff. 350,30 366,14ff. 383,18 386,16.18 387,14.16 389,37 390,25f. 404,30 408,12ff. 409,2 C 72,12 292,11 326,4 336,18 337,2ff. 347,8.15 355,8 367,22ff. 368,12.41 369,11ff. 370,33 381,24 384,15ff. 394,7 400,36.41 401,16ff. 402,1ff. 403,2ff. 404,5ff. 405,1ff. 420,40 421,17 467,16 497,18 503,44 504,2 505,30
Blutabgang A 223,10
blutartig αἱματώδης A 199,39.44 316,30
Blutauswurf A 294,20
Blutdurchfall (-diarrhoe) A 223,8ff. 306,16ff. 307,2 397,29ff. C 385,3
Blüte ἄνθος A 266,42 – *übertr.* (der Jugendzeit) C 465,7 zur B. und Kraft kommen 466,9
bluten das B. A 287,24
Blutentleerung A 291,16
Bluterguß αἱμορραγία A 196,28 219,37 283,21.25 289,32.34 290,28ff. 291,10 C 351,18 367,24.35 368,4ff. 369,7 373,30 400,32 401,22 402,27 403,3.24 404,17ff. 406,5.43 407,27ff. allgemeine Behandlungsart bei B. A 289,36
Bluterzeugung A 191,24
Blutfluß A 206,22 C 383,27 438,23f. (lang anhaltender) 438,4.17 (hämorrhagischer) A 223,8ff.
Blutfülle A 261,31 263,14 304,3 408,17
Blutgeschwür C 375,4
+Bluthohlraum αἵματος κοιλίη C 334,11
Bluthusten A 282,28ff.
blutig C 401,24.27 402,4ff. (Geschwülste) 73,8
Blutlauf A 366,31.34
Blutmangel A 191,2.31 192,28 C 368,17.19
blutreich ἔναιμος A 291,38 292,1ff.
Blutspucken αἱμοπτυϊκός zu B. neigen A 260,7 363,18
Blutung B. bei der Geburt A 227,13; *vgl.* 231,12.15
Blutverlust A 217,39.42 218,25 373,21 C 402,17 407,41f. 408,4ff. 411,22
Bockshorn τῆλις A 339,15
Bodensatz ὑπόστασις C 384,36 (des reinen, guten Blutes) A 390,26 (im Urin) 240,22.25 287,19.35 B 55,26.32 C 292,9 374,6.9 429,37 Wasser mit B. A 214,40
Bohne κύαμος A 339,13 377,6ff.
bohren (Organe) C 335,37
bös* κακός (Krankheiten) C 396,18 (Zeichen) A 171,16 271,29 C 438,4 (Zustand) A 261,6 C 437,39 → schlecht, schlimm
bösartig* κακώδης (Ausschlag) C 351,19 (Durchfall) 410,7 (Fieber) A 250,42 C 482,8.38 (schwarze Galle) 384,40 (Geschwüre) A 191,7 392,10 C 439,4f. 477,11 (Schweiß) A 254,7
Bösartigkeit κακία A 160,20 201,5 237,40 270,31 380,30 393,9 C 493,33 Gut- und B. A 160,43
boxen C 484,27

Brand[1] (des Friedenstempels) C 486,20 495,4
Brand[2] σφάκελος A 251,1 269,38 C 288,34f. 384,34 417,25
Bratspieß ὀβελός A 401,21 402,5
braun A 216,24 356,19 C 501,10 die „Braune" genannte Geschwulst A 306,38
Bräune κυνάγχη A 240,41 241,4ff. 242,1ff. 243,1 245,7.23ff. 246,22.29 247,24.27 262,18ff. 263,18 277,2ff. 278,38f. 279,12 382,38 383,2ff. C 383,27 386,26 387,22f. 388,4.5.7 395, 31.34 396,6 399, 26.28.31 412,5 436,2.8
bräunlich φαιός C 507,17
Brechdurchfall A 215,31
brechen[1] ῥηγνύναι (Glieder, Knochen) C 336,17.19 422,5.14.30 (Organe) 335,37 336,13 (Riemen) A 192,21 (Stimme) C 390,7 396,30 das S, das R br. (*sc.* beim Sprechen) A 391,5.7
brechen[2] → erbrechen
Brechmittel ἐμετήριον A 208,2 407,39
breit πλατύς A 160,8 C 405,2 (Brust) A 186,1 362,42 (Brustbein) 357,39.41 (Knochen zwischen den Hüften) 313, 43 314,6.8 315,23.27 320,24 337,2 C 379, 39 380,6 (Wirbel) A 360,13
Breite πλάτος A 331,19 359,21 362,19ff. C 427,27
Brenneisen καυστήρ C 421,38
brennen (aus-) καίειν *trans.* A 211,24 391,33 399,14 C 334,13 335,28 336,10 366,32 421,34.37.41 423,9 *intr.* -des Feuer A 341,17 (im Körper) 157,25. 28 158,1.27 159,35.37 169,13 233,41 258,37 262,45 266,25 269,36.37.38 289, 37.43 339,21 377,32 C 250,7 269,32f. 292,20ff. 480,12 481,39 482,3.27.32
Brennkorn C 376,17
Brot ἄρτος A 339,1 366,31 376,19 400, 25ff. (grobes) C 410,26; *vgl.* A 210,41 (warmes) 405,26 C 443,20
Brotbacken A 339,4f.
Brotbereitung A 339,7
Bruch ῥῆξις A 225,22 C 422,1 (an Armen und Beinen) 422,29 (der über den Bauch ausgebreiteten Hülle) A 188,29 189,4ff.
Brunnen φρέαρ A 402,13
Brust στέρνον A 166,1 173,6.27 174,4ff. 179,19 204,22 229,40 238,16ff. 245,30 252,5 260,6 274,18 276,25 282,20.43 286,21ff. 306,21 312,9.40 314,5.16 317, 6ff. 318,9ff. 319, 8ff. 320,15ff. 322,23ff. 323,32ff. 324,24ff. 325,16 326,29ff. 327,19ff. 328,4 329,7 331,4 332,42 333, 43 334,30 335,45 336,3 355,21 360,23ff. 361,6 362,42 363,8ff. 383, 34ff. 384,17ff. 387,32ff. 388,7 C 311,24 329,37 330,14 336,30 337,32 359,5.37 364,3 381,37 390,7 395,4 397,27 408,15ff. 421,39 435, 14.28 437,1 455,15 502,38 503,42f. 504, 1.4 (Größe, Weite) A 185,16ff. 186,1
Brustbein στῆθος A 323,28ff. 324,7.28 360,41 383,37.39 387,36 C 380,8 (breites, großes) A 357,39.42 360,38 (dünnes) 362,34 363,30 Knorpel am Ende des -s 173,32 mittelster Knochen des -s 387,34
Brustdrüse τιτθός A 173,34 174,17.23 178,23 179,13 304,23 385,31 386,1 387, 11ff. 388,15 408,12ff.
Brüste μαζοί A 179,20.22 185,23 294, 20.25 304,19 317,23 323,41f. 324,31 386, 29.31 387,39 408,21f. (milchstrotzende) 389,2
Brustfell διάφραγμα A 323,8.29
Brustfellentzündung A 166,1 169,34 235,44 236,3 260,5 261,32 365,4
Buch → Namenindex Galen, Hippokrates
Buchstabe γράμμα A 230,22 231,31 233,30ff. 234,2 299,10ff. 362,35 384,32 C 102,32 103,4 249,32 358,24.30 360,12
bücken ἐπικύπτειν A 182,1.6

ch χ C 365,39
Charakter ἦθος A 345,37 346,11 347,41 348,38f. 349,15.36.43 351,16 356,4.10 361,25.36 362,35 363,30f. C 382,1ff. 426,29 487,29
Charpie μοτόν A 290,1.33 C 401,38 402, 15ff. 403,20.33 404,1ff. 407,2
chirurgisch χειρουργικός (Behandlung) C 366,7.15
chronisch χρόνιος (Durchfall) A 391,9 (Husten) C 429,27 (Krankheiten) A 283,43 372,3.13 373,5 C 351,21 435,9 436,39f. 438,14 439,23 451,42 (Quartanfieber) 437,22 (Schwellungen) 474,30 → langwierig
copulativ σύνδεσμος (Partikel) A 389,28
Cypresse κυπάρισσος A 314,11

Dampf ἀτμός A 404,33.41 406,33 C 250,4 369,33 425,4f. (kalter) A 393,24 (heißer) C 250,1 374,19
dampfig ἀτμώδης (Blut) A 404,30 (Gas) C 457,29; *vgl.* 24 (Speisen) A 291,34 292,24
Darlegung* A 161,14.29 162, 31.37 171,7 176,10
Darm (Gedärme) ἔντερον, κῶλον A 160, 27.30 196,29 216,36.38 223,22 261,3 266, 25 287,8 288,3 302,30 312,1ff. 313,29.39 321,34.40 325,28.37 326,27 335,9 377,36 383,36 397,33 C 383,40 414,10 421,27 438,26 496,36 497,24 503,18.21 Sprung (Springen) eines -es A 188,41f. der gerade D. 325,39 336,36 → Eingeweide
Darmkatarrh C 496,34
Darmkrankheit A 396,39
Dativ δοτικὴ πτῶσις C 395,30
Dauer* (der Krankheiten, Krisis) A 159, 21 169,26 170,19 von langer, längerer D. 166,33 242,6.9 von kurzer D. C 466,16
Dauerfieber συνεχὴς πυρετός A 165, 31ff. 286,8
dauern (an-, währen, anhalten)* A 164,23 166,26f. 271,9 305,13 C 244,36 336,9.12 389,23 429,27.34 451,28.32 488,10
dauernd (an-, anhaltend, unablässig, ohne Unterlaß, unaufhörlich)* ἄπαυστος, συνεχής A 4,29ff. 158,2 203,42 207,5 C 314,19 (Gähnen) A 277, 31 (Blutfluß) C 438,4; *vgl.* 17 (Nasenbluten) 370,9.19 (Samenfluß) 504,5.7 (Verdauungsstörung) 410,25
Decke C 404,18 459,23.40 (der Augen) 394,15
definieren διορίζειν C 418,14
Definition διορισμός C 418,5
dehnen, Dehnung → ausdehnen, Ausdehnung
Dekade A 295,40
Delta A 299,15
denken* νοεῖν A 173,3 207,3 405,21 C 392,44 400,38 424,38 fühlen und d. A 369,17 -der Mensch C 447,4 bei vernünftigem D. 323,32
deutlich* σαφής klar und d. A 192,40 231,24 307,32 389,33 (Erklärung) 175, 35 C 287,22 (erkennbar) A 272,31 (sehen) 157,8 217,39 C 392,7 (zeigen) A 193,29 316,35
Deutung → Erklärung
Diagnose διάγνωσις D. und Prognose C 445,43 455,20 470,20
dialektisch logische und -e Reden A 357,3
Diät δίαιτα A 183,40 224,14.15.26 258,3 260,36 (beschwerliche) 213,4 (scharfe) 211,23 → Lebensweise
dicht πυκνός (Haut) A 223,43 (Körperoberfläche) 239,6 (Luft) C 445,22 den Körper zusammenziehen und ganz d. machen A 260,27
Dichte A 157,20 394,16 395,41 C 333,13
Dichter → Namenindex
dick* παχύς, πυκνός (Blut) A 390,25 (Galle) C 384,39 (Hals) A 359,8ff. (Körper) 184,9; *vgl.* 264,13 (Lippen) 355,34 (Luft) 259,26 C 445,13ff. (Nase) A 357,18 (Säfte) 252,27 288,19.29 352, 31 (Urin) 287,17 (Vene) 318,24 (Winde) 194,44
Dickdärme A 160,9 C 381,39
Dicke* πάχος (des Blutes) A 226,16 (des Körpers) 183,29 184,8 (der Lippen) 355,26.32 (des Samens) C 372,8ff. (der Venen) A 183,28.30
Dickicht C 445,20
Dickleibigkeit A 200,41 201,31.34
Diener θεράπων C 486,34.35.38
diffus (Sehen) C 393,25
disjunktiv διαζευκτικός (Partikel) A 389,27
disponiert d. sein διατίθεσθαι C 388,4f. 426,28 427,8
Disposition διάθεσις C 427,6
doppelt (zweifach) διττός, διπλοῦς A 175,5 238,21 363,11 369,4 C 288,28 402,2 (Gefäß) A 266,7 (Zeit) C 213,21 in -er Weise A 184,40 191,24 383,32 397,42 in -em Sinn C 359,24 484,8; *vgl.* A 285,42
doppelteilig διμερής (Glieder) A 219,42
Drang ὁρμή (des Blutes nach dem Herzen) A 408,26
drängen *trs.* τρέπειν (nach oben) A 408,31ff. (nach der Außenseite des Körpers) C 417,34 *intr.* ὁρμᾶν A 188,43 (Säfte) 388,41 389,3
Dreieck τριγωνοειδής dem D. ähnlich (*sc.* Öffnung des Zwerchfells) A 325,23
dreitägig τριταῖος (Fieber) C 469,24 481,29 482,25.30 490,11

dritthalbtägig ἡμιτριταῖος (wiederkehrendes Fieber) C 482,34.36
Druck πίεσις A 245,36 (der Muskeln) 244,21
drücken πιέζειν A 188,42 238,9 245,29 248,2 395,45 C 398,43 418,42 419,14 (Zunge nach unten) A 242,29
Drüse ἀδήν, βουβών A 195,14f. 243,38 244,3.6 316,14.16 337,15 C 381,12 398, 16ff. 405,10ff. Krankheiten der -n A 195,20 Natur der -n C 405,32 Schwellung der -n A 270,40 271,1ff. C 351,15 401,3 403,41 404,43 405,13
dumpf (Kopf) C 369,33 (Winde) A 260, 33
dunkel* ἀσαφής (Worte, Textgestalt *u. ä.*, *neben* rätselhaft, schwer-, unverständlich, unklar, versteckt, zweifelhaft) A 160,22 178,19 213,31 221,5.29 223,28 275,37 284,17 296,11 C 293,34 317,26 326,26 366,5 406,33 (Luft, *neben* trüb, unklar) A 356,35 C 392,35
dunkelgrün πρασοειδής A 251,7
dünn* λεπτός, ἰσχνός (Brust) A 363,19 (Hals) 359,24.27 360, 42 (Luft) C 445, 13.17f. (Nabel) 411,25 (Nase) A 346,26 347,7.22 349,30.32 (Rückgrat, Wirbel) 360,13f. (Säfte) 260,30 (Stuhlgang) 255,35 288,5 (Urin) 252,16 B 55,13 C 290,22 → fein
Dünndarm λεπτὸν ἔντερον A 160,8 C 381,39
Dunst (erdiger) C 445,27
durchbohren τιτρᾶν (Schädel) A 331,24
durchdringen *trs.* A 157,18 C 392,16 506,2 *intr.* A 157,22 174,30 394,17 C 405,41 446,27
Durchfall (Diarrhoe) διάρροια, ταραχὴ κοιλίας A 166,24 169,21.27 199,39 200,36 201,6.27 212,24 216,40 217,1 223,39 226, 25 253,24 255,31 256,6 261,3 270,10ff. 307,1 357,17 377,5.18.37 380,5 389,30 390,5.8 391,9 397,4 C 313,19 326,9 334,4 400,14 410,3ff. 411,17 415,22ff. 434,31 452,33 480,4ff.
Durchmesser A 359,21
durchtränken πλαδαρός (Fleisch um die Gelenke herum) C 483,13.19; *vgl.* 423,19
dürr σκληρός (Haut) C 359,22 (Körper) 410,38
Durst δίψος, διψοῦν B 57,31 C 267,30 268,6 329,34.38 (leiden, haben) A 219, 13 B 55,12 58,9 C 490,18
Dysenterie C 478,6

E η A 235,20
echt γνήσιος (Schriften, Aussprüche *u. ä.*) A 220,16 241,7 275,31 299,8 310,42 354, 10 382,2 402,20.27 C 279,21 290,2 (Handschriften) 73,29 — -e heiße Fieber A 253,25 -e und sichere Krisis 283,30
Eckzahn κυνόδους A 243,20
edel +ἐσθλός A 345,31 347,36.41 348, 38f. κύριος (Glieder) 177,38 (Organe) 271,15 384,7 der -ste und der Darstellung würdigste Teil der Medizin C 335,16
Ei (Haut) A 403,15.21 — der „Ei“ genannte Kopfkrampf C 363,44
Eifer σπουδή A 190,41 C 413,41
Eigelb λέκιθος C 356,14
eigen (besonder, eigentümlich)* ἴδιος (Antrieb) C 269,12ff. (Arzneien) A 195,1 (Belieben) C 261,18 290,11 (Bewegung) 72,30 330,17 (Gattung) A 343,17 (Namen) 242,15 339,5 356,31 (Natur) 337,14 (Veranlagung) 287,1
Eigenschaft (Eigenheit, Eigentümlichkeit)* A 215,8f. 361,33 C 369,32 415,32 443,9 450,27ff. (haben) A 210,7 234,35 296,1 C 398,14 es ist E. jmds. A 157,2 165,34 171,14 268,43 296,3 361,22f. 397,8 399,29 C 383,19
Eigenschaftswort ἐπίθετον A 211,37
einatmen εἰσπνεῖν, -πνοή A 4,31 258,6ff. 274,39.41 276,25 C 432,26 445,40 446,10 (kurz) A 278,45 (schnell) 277,43 (stoßweise) C 424,4ff. 425,13
einbilden* A 208,6 C 458,40 487,13 494,39
Einbildung C 383,26
eindringen* A 179,15 238,21 242,11 278,27.29 280,25 296,34 (in die Wissenschaft) 300,20; *vgl.* 381,39
einfach ἁπλοῦς C 424,33 467,1 (Gefäß, *neben* doppelt) A 266,7 (Farbe, *neben* vermischt) 190,24 217,30 (Arzneien, *neben* zusammengesetzt) 194,39 265, 32 266,16
einfügen* A 188,38 C 403,30 430,13.16
Einfügung C 376,5
einfüllen πλήρωσις E. und Abführen von Speisen C 443,5

eingesunken (einfallen) συμπεπτωκός, οὐ καθίστασθαι A 189,30.39 272,30 (Augen) 346,27 (Schläfen) 372,26 (Schlund) 243,32.44 → zusammenfallen

Eingeweide ὑποχόνδρια, ἔντερα, κῶλα A 187,15 195,20 201,32 269,38 287,3 306, 22.26 312,1 350,17.43 383,36.41 384,1.3 397,24 398,36 C 311,21f. 336,29 337,30 361,16 423,11 438,23 Volumen der E. A 189,15 Krankheiten der E. 396,36 C 73,11f. E. des Opfertieres 485,31

einheitlich C 403,19

Einklang ὁμολογεῖν im E. A 349,16 (stehen) 289,10 C 318,30 326,2 424,29 429,42 433,33 498,29 mit sich im E. stehen 448,15 in E. bringen A 231,25 333,34 338,3 C 368,7 373,28 → übereinstimmen

einkochen (Hirsemehl) A 197,32

einladen καλεῖν A 206,36

Einladung C 486,30

einmal auf einmal A 199,13 (*neben* wechselnd, unzusammenhängend) 177, 24 (*neben* zwei- oder dreimal) ἅπαξ 391,26

Einnahme (von Nahrung) A 199,12 C 484,10

einnehmen προσαγωγή (Arznei) A 199, 33 211,19 262,6 287,5

einprägen von Natur -gt C 269,15 (dem Gedächtnis) A 364,9

einreiben (Arznei) A 210,4f. C 398,14

einschlafen C 486,35

Einschnitt ἐντομή A 160,8

+einschrumpfen περισχναίνειν (Haut) C 414,5.18 (Schwellungen) 474,15.22

eintägig ἐφήμερος (Fieber) A 270,38 406,4 C 73,17 (Geschwulst an den Drüsen) A 270,39

einteilen A 265,38 267,11 (Worte) C 313,14 331,2 482,13

einträufeln ἐνστάζειν (in die Nase) C 336,35 337,35 (ins Ohr) A 394,1.3

einwickeln A 207,8 C 459,15.24 460,1

einwirken A 221,41 288,19 C 421,11 → wirken

Einwirkung A 258,14 C 472,29 → Wirkung

Einwohner → Namenindex Ainos, Perinthos

Einzelart A 267,6.8 C 409,9

einzeln* (Tatsache, *neben* allgemeine Erfahrung) A 270,26 (Gefäße, Nerven) 328,44 329,1 (Körperteil) 172,11 (Vene) 319,25 im -en 197,27 257,15 267,23

einziehen (-holen) ἕλκειν (Arzneien) C 400,4 (Atem) 313,5f. (Feuchtigkeit) 314,23 (Luft) A 238,1.3 274,12ff. C 313,7 314,22 397,26 445,12

eisähnlich κρυσταλλώδης (Feuchtigkeit) C 392,18 394,3

Eisen σίδηρος A 236,34ff. (Härte) 303,16

eisig (Winde) C 386,30

Eiter πῦον A 157,11.39 158,7ff. 174,35.37 176,14 216,26 229,42 260,5 268,19.38 269,5.32 270,18.21 398,15 C 421,44 477, 36 483,17 497,17 503,20.23 505,38

Eiterbeule C 477,10

Eitergrind A 224,1

eitern A 272,39 273,32 308,9 406,3 C 375,16ff. 429,31 483,6.11

Eiterung A 273,34.36 C 422,6 436,6 476, 8ff. 478,2.14

+Ekel ἄση A 262,27

Element στοιχεῖον A 369,30 (die vier) 218,16 219,39 C 418,35

Elephant ἐλέφας A 160,14 C 465,15

Elephantiasis ἐλεφαντίασις A 191,36

Ellenbeuge (-bogen) ἀγκών A 235, 38ff. 236,1.12.13 237,6 345,9.13 367,33

Eltern C 466,24ff. 467,8ff. 468,15

Embryo ἔμβρυον A 172,38 178,37f. 179, 17 221,28f. 304,21 367,5ff. 386,37 387, 12 403,13 C 72,28f. 488,24ff. 489,2 (der mit 8 Monaten geborene) A 179,3 304, 38 (männlicher) 222,1 385,34 (männlicher oder weiblicher) 386,40 387,4 (Bildung und Formung) 222,8 (Stärke, Schwäche) 387,9ff. 388,16 → Leibesfrucht

empfangen κυεῖν A 222,18 300,39 401,13 (nicht) ἄφορος 221,24 222,16 231,36 297,18 401,12 403,8 C 431,32.36

Empfängnis κύησις, σύλληψις A 296,3 300,36 301,5

empfinden → fühlen

empfindlich (Nerven) A 395,37

Empfindung → Gefühl

emporsteigen A 160,28 (Ader) 315,42 318,39 320,33ff.

Ende* τελευτή (der Darlegung, des Satzes) A 176,17 224,27 227,15 235,25 239, 11.15 330,25 378,42 (des Knochens) C 379,39 (der Krankheit) A 378,14 379,

14.20 (der Venen) 319,3.15 C 366,28 zu E. sein A 179,37 zu E. gehen 378,22 zu E. kommen C 441,14

enden* A 337,24f. den Ausspruch (Satz) e. lassen C 317,12 415,34

eng στενός (Brust) A 282,43 363,19 C 503,42 (Körper) A 184,3 eng machen 184,7 verengern 183,21 (Verbindung) 322,3 (verbunden sein) 322,6; *vgl.* 211, 36

Enge στενότης (der Brust) A 363,16 (des Kehlkopfes) C 397,25 (zwischen zwei Meeren) A 242,27

Entbindung τόκος A 225,1.25 228,27 229,30.38 230,3 231,3ff. 235,24ff. 239,17 294,41 344,2ff. 366,5.8

Entbindungsreinigung λόχιος κάθαρσις A 366,9

entfachen (Hitze) C 457,30 (natürliche Wärme) A 278,28 279,24

entfernen* (rechte Hode) A 185,19.21 386,21 (Knochen) C 422,28 (Säfte) A 282,32 C 417,31 (Überschuß) A 282,25 (mit den Fingerspitzen) C 366,34f. (durch Ausschneiden) 367,2; *vgl.* A 288,31 390,43 (durch den Auswurf) C 387,22 455,13 – sich e. (weit voneinander) A 192,19 (von dem natürlichen Zustand) C 454,39

entfernt* (Stellen, Ort) C 405,14 406,11 (Organe) A 389,18 weit e. sein (von den Gedanken des Hippokrates) 392,1 (von der Kochung) 197,4 (von der Wahrheit) 177,13

Entfernung (weite) A 395,38 C 392,3

entgegengesetzt* (Behandlung) A 376,5 (Eigenschaften) 278,17 C 450,34 (Geschmacksempfindungen) A 193,41 194,3 (Gestalt) 273,1 (Lebensweise) C 491,17ff. (Symptome) 372,31 (Temperatur) A 258,24 (Wirkungen) C 416,21

entgegentreten A 375,29 C 416,27 (der Erkrankung) 376,12

Enthaltung (-samkeit) ἀπέχεσθαι (von Speisen) A 183,40 211,19 C 331,8 399,8f.

entkleiden A 258,28

+entkräftend κοπιώδης (Fieber, Husten) C 427,14ff. 428,9ff.

Entkräftung C 427,15ff. 428,2ff.

entleeren* κενοῦν (Blut) A 345,2ff. (Kopf) C 386,19.24 (Körper, Leib) A 257,17 266,18 395,28 C 417,6 (Phlegma) 398,31 (Säfte) 417,7 (Winde, durch Gähnen und Recken) A 276,35 leer machen (Bauch) C 399,21

Entleerung κένωσις A 176,9.10.19 178, 31 227,24 240,35.37 256,1 267,27 373, 27 377,10f. 389,16.18 C 72,2 384,17ff. 399,18.24 420,1 424,19.24 425,15ff.

entscheiden κρίνειν A 197,33 229,28 278,15 349,1 C 303,17 404,35

Entscheidung κρίσις, κρίσιμος A 205,25 262,7 263,18 Tag (Monat, Jahr) der E. 369,41 370,2.4 378,9ff. 379,3ff.

entsprechen* A 5,8ff. 162,36 225,7 240,9 -d 177,32 260,17 265,32 (Ausscheidung) 282,5 (Beurteilung) 221,30 (Grad) 222,6 (Krankheit) C 439,30 (Zeit) A 367,24

entstehen* γίγνεσθαι erst entstanden sein, nicht vorher schon sein A 396,10 was im E. begriffen ist C 465,25

Entstehung* γένεσις (von Blasen) A 157,33 158,24 (des heißen Fiebers) 250, 24 C 326,11 (der Hungersnot) A 340,17 (der Krankheiten) 280,26 346,12 C 466,22 (der Milch) A 388,18 (des Schweißes) 158,39 (des Wahnsinns) 409,3

entwickeln (Körperteile) C 380,9 (Lebewesen) 465,13.16 (Organe) A 312,28

Entwicklung (der Knochen) A 303,24

Entzündung φλεγμονή A 166,3ff. 169, 11 195,12.18 C 438,26 Geschwür mit E. ringsherum A 158,31

Epidemie ἐπιδημία A 3,10 311,9.14

epidemisch ἐπιδήμιος (Anschwellung) C 375,21 (Krankheiten) 243,27 471,4

Epilepsie ἐπιληψία A 364,37 365,3ff. 378,4ff. 380,4 C 306,3 363,43 383,27 467,24 505,24.39 506,1ff.

Epileptiker A 282,31

epileptisch ἐπίληπτος A 365,6.22.31 368,3

erblich (Krankheiten) C 467,10

erbrechen (brechen) ἐμεῖν A 169,21 172,6 198,26 199,19ff. 200,1 208,3 212, 23f. 223,38 226,25 249,20 267,25 389, 7ff. 397,4 401,37 407,35.39 C 334,4 337, 31 399,36.40 400,7 434,28 444,38 455,18 471,13f. 490,43 498,21 500,31ff. (Galle) A 169,12.18 251,2 (Blut) 282,21 (Kot) 396,34 (Schwarzes) C 481,7ff.; *vgl.* A 171,27

Erbse ὄσπριον A 339,13 C 219,22
Erde (-boden) γῆ A 192,9 216,9 232,22 266,39 313,4ff. 358,37 C 72,24f. 243, 28 244,10 381,1 (*eins der 4 Elemente*) 418,36 (*neben* Himmel) 487,11
erdig γεώδης (Dunst) C 445,27 (Geschmacksempfindungen) A 194,2 (Säfte) 192,14
ererbt συγγενής, -ικός (Krankheit) C 467,28.30 468,8; *vgl.* 5f. (Ursache) 468,16
Erfahrung* ἐμπειρία (allgemeine) A 270,27 (in den Dingen der Heilkunde) 207,36 208,25ff. 209,2ff. 210,13 212,5.28 (haben) 375,27 C 337,41
erforderlich δεῖν C 416,31 497,10 (Lebensweise) A 203,10 (Maß) 218,12 C 370,41 (Zeit) 489,37 Erfordernis der Krankheit 492,28
erforschen* A 181,33 197,22 205,26 213, 32 227,37 untersuchen und e. 213,17.20 279,3 C 311,31
Erforschung (Ergründung) A 205,26 C 391,37 501,13 (der Wahrheit) A 292, 12
ergießen χεῖν A 176,34 200,40 (Blut) 289,33 290, 16 306,26 C 347,9ff. 368, 41 369,22.43 401,16 404,22.24 405,4 406, 44 (Eiter) 503,21 (Galle) A 286,12 (Licht) C 392,37 (Phlegma) 336,34 (Säfte) A 201,5 271,15; *vgl.* 280,39 (Speichel) 249,21.29
Erguß A 204,29 C 400,37
Erhaltung (der Gesundheit) C 331,12 (der Lebenskraft) A 240,5
erheben sich e. αἴρεσθαι (Geschwulst) A 272,41 (Vene) 316,26
erhitzen θερμαίνειν A 193,29 393,30 397, 8.10 404,6.29 C 318,21 376,16.18 425,7. 19.20.22 457,23 (Eiter) A 157,11.39 158,8.17.44 (Galle) C 384,33 (Körper, Säfte) A 157,17 342,44 343,4.8.14 C 370,37 (Wasser) A 193,7.10 288,21 e. und trocknen 380,3.8 -de Arzneien 289,43 C 318,17 370,31 425,20
Erhitzung θέρμανσις A 406,4f. C 456,33
erinnern (sich entsinnen)* μιμνήσκειν *trans.* A 180,1 sich e. 254,13 364, 23 365,39
Erinnerung* ἀνάμνησις A 283,10 321,19 324,11 331,16 334,2 374,15 381,6 C 502,1
Erinnerungsaufzeichnung (-buch) ὑπόμνημα A 177,15 178,11 202,40
Erinnerungsnotiz A 239,29.42 257, 25 293,37 C 385,9
erkalten ψύχεσθαι A 278,30
erkältet (Atmungsorgan) A 278,10 (Magen) 261,6 (Organ) 218,19
Erkältung ψῦξις A 207,23 219,2 374,20 C 456,34 (heftige) A 195,13 289,10 (starke) C 432,6
Erkältungskrankheit C 457,14
erkennen* γιγνώσκειν (durch den gemeinen Verstand) A 208,26 (durch Schließen) 276,29 intuitives E. 349,11 einsehen und e. 244,39 finden und e. C 497,10 herausbekommen und e. A 208,34
Erkenntnis (Erkennung)* γνῶσις (*neben* Prognose, Vorhererkenntnis) C 270,4 348,2 367,18 369,24.36 (*neben* Beobachtung) A 182,8 Erfahrung in der Heilkunde, Findigkeit und E. durch den Intellekt 209,1 (aller wahrnehmbaren Dinge) C 461,15 (der Ursachen) 497,32
erklären (deuten, erläutern, kommentieren)* ἐξηγεῖσθαι A 156,43 175, 18 177,21 178,20.22 183,16 193,37 194,5 233,9 238,25 240,43 241,8 C 446,17 der Zweck beim Kommentieren ist . . . die Klarstellung dessen, was der Verfasser geschrieben hat, und dessen Auslegung A 329,32ff.
Erklärer → Namenindex
Erklärung (Auslegung, Deutung, Erläuterung)* ἐξήγησις A 166,40 175,25 178,21ff. 221,27ff. 222,14 231,45 233,27 280,3 295,12 299,19 356,8 360,42 C 270,16 291,4 ff. 293,6ff. 361,26 365,14 378,19ff. 412,23 413,8ff. 479,6.25
erkranken A 218,18 222,21 246,23.27 254, 14 262,39 376,10 C 439,23 (an einem Bluterguß) 403,3 (an Bräune) A 240, 41 245,33 246,22.30 277,5 C 399,28 (an heißen Fiebern) A 251,3 (an Lungenentzündung) C 429,24
Erkrankung → Krankheit
erleichtern A 286,41 391,2 C 414,14.17
Erleichterung A 266,23 287,1 291,6 344, 19 389,14 C 400,12 441,1 491,30 492,7 505,10
erlöschen (Appetit) C 444,32.36 (Geschmacksempfindung) 444,29 (Kraft) B 58,1.15 (natürliche Wärme) A 279, 24 344,34 348,16

ermatten (ermüden) (Glieder, Knie) A 339,44 C 388,2 → erschöpfen
Ermattung (Ermüdung) A 339,43 406,24 407,12 C 388,14 420,26 → Erschöpfung
ernähren τρέφειν A 200,16 314,30 318, 32ff. 319,3 336,17 342,10 366,31 367, 4ff. 387,12 400,2 407,18 → nähren
Ernährung τρέφειν, τροφή A 163,38 164,1 365,42 366,32 C 410,22 452,35 (des Fötus) A 227,5 366,24 387,17 (des Fleisches) C 380,33 381,23 (richtige) 365,11 (schlechte) A 408,21 E. auf verschiedene Art C 452,36 Ernährungsorgan 381,37 → Nahrung
+Ernte ἀμητός Zeit der E. C 476,26.29 478,22ff. 479,6
Erregung A 211,12 392,34 C 420,39 494, 35 (seelische) A 361,29 (der Nerven) 408,31
Erscheinung* A 155,26 157,30ff. 158,22 160,25 166,22 (seltsame) C 485,29 in E. treten A 166,20 C 482,5f.
Erschlaffung χαλᾶν A 156,35 352, 11ff. (der Muskeln) 393,16
erschöpfen (Körper) C 432,20
Erschöpfung A 203,5 407,22 C 428,28
erstarren A 212,22
Erstarrung A 259,29
ersticken C 397,25
Erstickung πνίξ C 397,15 432,8 (der Gebärmutter) 431,37 443,17
ertragen (auf sich nehmen)* (Behandlung) A 211,15 213,4; *vgl.* 210,42 211,20 (Hunger) 184,10 210,43 (Krankheit) C 102,20f. 465,33.37 491,31 (Schmerz) A 290,20
erwachen A 251,37.41 C 486,16
Erwachsene C 464,2 465,9
erwärmen (auf-) θερμαίνειν A 226,27 258,29 260,29 276,26 278,31 393,24 397,30 404,7 C 334,15 335,38 479,11
Erwärmung A 209,5 219,28 273,27.38 397,2.26
erweitern ἀνευρύνειν A 179,7 183,21
Erweiterung (der Gefäße, Venen) A 183,17.22 351,29 C 406,6 (der Lippen) A 192,23
erzeugen* γεννᾶν (Blut) A 191,4.6 (Galle) C 355,8ff. 356,6 (Wärme) A 218,34 (Würmer) C 410,21.26 (Krankheiten) A 4,14 191,35 196,2ff. 198,41 351,2 390,22 C 427,25 488,14.29.34
Erzeugung (des Embryo) C 488,42 (von Fieber) 326,6 (der Milch) A 224,17 (der Säfte) 342,11.30 (von Winden) C 336, 40
Erzieher A 374,31
eßbar ἐδώδιμος C 244,3
essen ἐσθίειν A 211,27 214,26.29 405,14f. C 252,3.5 300, 3.5 317,13ff. 364,42 414, 16 444,37 484,15 e. und trinken A 181, 26.33 C 329,39 330,30ff. 331,5ff. 484, 10.20 (Gerstensuppe, Brot, Oliven, Kapern *u. a.*) A 210,41 338,42 339,17ff. 340,23ff. 377,6ff. 406,42 407,4ff. C 478,32f. 479,2ff. 480,35 481,8ff. (Brot) A 339,1 366,31 376,20 405,26 (Erbsen) C 219,22 (Fleisch) 297,21ff. (Obst) 489, 43 (Polypen) A 401,24ff. 403,9.20 404,1 (Vögel) C 356,4ff.
Essig ὄξος A 287,26
Essigwürmer ἀσκαρίδες A 160,6
Eta η A 299,15
Euter οὖθαρ A 394,2
Exkremente A 237,27 270,8
Exkretion Krankheiten der E. A 256,2
Extremitäten ἄκρα A 358,28 359,42 360,1 (kalt sein, werden) 212,7 C 440,15

Fachkundiger (-mann) ἰατρός (*neben* Laie) A 245,10.13
Fackel C 393,35.37
Faden A 322,44f. Nähen mit einem F. 290,1.32 (welcher die Ader umschlingt) C 403,14
fähig A 298,38 336,37 349,20 381,37
Fähigkeit A 383,17 (haben) 251,14 C 413,37
fahl ὠχρός A 212,8
falsch A 206,11 (*vgl.* 20) 211,22 241,10 311,22 C 323,31 (Kranker) A 212,3 (Angaben, Behauptungen) 375,25 C 391,32 → angeblich
fälschen νόθος (Bücher) A 213,37 (Text) 276,4 284,18 302,41 304,28 402,11
Fälscher → Namenindex
Farbe χροιά, χρῶμα A 171,43 172,2.7 189,30ff. 190,14ff. 191,29ff. 212,8 216, 7ff. 217,4ff. 218,32 219,36 248,20 251, 6f. 263,32f. 340,39 341,22ff. 342,33 343,23.27 346,16ff. 347,37 348,18 349,40 350,3 355,20.29 356,17ff. 357,36f. 372, 3ff. 380,9 384,18.20 404,4f. C 289,20 290,15ff. 291,8ff. 292,2ff. 293,20f. 295, 22ff. 367,21.32 368,13ff. 369,5ff. 370,10ff.

384,14f. 392,25ff. 393,10.14 420,39 449, 18ff. 450,2.6 459,9 486,3 500,20ff. 501, 12.18 507,17 (der körperlichen Abgänge) A 172,5 204,2 (des Blutes) 191, 5.16 204,3 C 292,11 367,32 (des Erbrochenen) A 171,27 (der Geschwüre) 203,7 306,39.43 C 475,24 (des Urins) 289,19 290,18.19.27 291,8.21.31 292,28 295,9ff. 449,37
färben gefärbter Auswurf A 269,39.41
Färberwaid ἰσατώδης etwas dem F. Ähnliches A 251,5; *vgl.* 7
faseln ληρεῖν C 378,15 391,10 418,18 445,41
Faselei (Gefasel) λῆρος, φλυαρία A 399,1 C 293,11 378,14 460,26
fassen (auffassen)* = verstehen A 162,40 179,33 182,5 266,36 287,44 C 318,26 412,19
fasten ἀσιτεῖν A 209,39 C 410,35.41 452,36
faulen σήπεσθαι A 157,8ff. 171,28 200, 14.26 255,18 390,26 406,11 408,38 C 244,3 336,20 410,25
Fäulnis σηπεδών A 156,37 158,20 199, 41.43 200,21.24 225,11 C 366,22 395,17 439,11 445,26
Fäulnisgeruch A 223,7
Faustgelenk C 380,13
fechten das F. ὁπλομαχία A 342,43
Fechter A 342,43
Federschopf A 185,10ff.
fehlen[1]* λείπειν A 177,40 211,17 240,21f. C 420,13 (Worte) A 176,30 C 300,5 433,18
fehlen[2] ἁμαρτάνειν A 210,38 352,27 363, 11.21 408,44
Fehler* ἁμάρτημα (des Arztes) A 380,31 C 374,34.39 (im Ausdruck) A 161,41 (in der Lebensweise) 237,38 253,30 C 363,29 395,8 (in der Urschrift) A 230,21 293,36 (im Urteilen) C 447,37 461,17
feig δειλός C 382,14 426,32
Feige σῦκον Blatt der F. C 432,38 433,15
Feigenbaum C 433,1
Feigheit δειλία A 211,11ff. C 487,26 490, 34f.
Feigling übergroßer F. und Hasenfuß φοβερώτατος A 207,10
fein λεπτός (Nerven) A 333,14 336,30 337,45 (Venen) 314,10.28 319,43 327,37 336,15 (Organ) C 336,13 reine und -e Speisen A 401,31 das -e, Wässerige (in Säften) 288,30
feingemahlen (*neben* grobzerstoßen) A 265,44
Feinheit λεπτότης (der Nerven) A 334,31 (der Venen) 317,28
Fell (= Brustfell) A 327,19 (= Peritonaion, περιτόναιον) 327,22 (= Haut, ῥινός)+ C 372,35.37
feminin θηλυκός (Wort) C 388,38
fest* πυκνός (Körper) A 180,35.37 C 326,16.23 (Oberfläche des Körpers) A 239,6 (Substanz des Körpers) 184,15; *vgl.* C 446,26 πηγνύναι fest werden lassen A 288,20.32 f. werden 251,13 (Überschüsse) C 457,4
festigen A 185,20 186,19
Festigkeit A 303,13 361,32
festsetzen* (auf 30 Tage) A 301,5 das F. des Schröpfkopfes 395,19 sich f. (Eiter) 157,14 (Krankheit) 389,15.20 C 72,6 (Nierenstein) 497,21 (Säfte) 357,40 475,42
+Festsetzung κατάληψις A 280,10ff.
festsitzen (Augen) A 246,33.37 (Gefäße) 315,44 331,26 332,1 (Geschwülste) C 366,27 (Kopf des Oberschenkelknochens) 379,44 (Kot) 496,32; *vgl.* A 287,4.8 (Phlegma) 234,40
Festung ἔρυμα die Brust ist für die Lunge gleichsam eine F. A 360,26
+festzornig εὐάρμοστος A 361,11ff.
Fett πιμελή A 183,25f. 184,10 372,6.8 C 335,27 355,8 381,12 394,8
fett (Körper) A 184,9 264,13 372,29ff. C 245,6 (Flüssigkeit) 394,8
Fettansatz (-leibigkeit) A 172,11.17
fettig πιμελώδης (Urin) C 292,17
Fettsucht (weiße) A 216,19
feucht ὑγρός, ὑγραίνειν A 184,12 192,5 194,42 199,3 214,15 218,20f. 219,23ff. 220,13ff. 267,34 297,11 298,13ff. 302,29 340,10 346,31 347,38 348,9ff. 350,3 356, 20 357,19 366,13.31 391, 18.24 393,20 406,39 C 289,12ff. 291,22 293,24f. 314, 21 362,29.41 363,5f. 371,22f. 372,35 382,23 383,3 393,3.7 394,2ff. 401,36 419,1 445,23ff. 456,31.41 457,22 505,32 das Weib ist schwächer und -er als der Mann A 340,13 (Krankheit) 348,1 C 393,5 456,44 457,15.18 (Krätze) 351, 18 (Luftzustand) A 156,23 157,7 159,2 (Nasen) C 371,11ff. 372,17

Feuchtigkeit* ὑγρότης (*neben* Wärme, Kälte, Trockenheit) A 4,25 218,12 C 455,31 456,28.35 458,6 -en A 172,39 259,32ff. C 326,25 358,9 Frau, die wegen der F. nicht empfängt A 297,17 (der Frauenkörper) 254,31 (um die Gelenke) C 483,9; *vgl.* 423,16 (der Nase) 267,29 268,5 371,15 (jedes Sterbenden) 363,4 407,33 (der Säuglinge, der Halbwüchsigen, der Jünglinge, der Mannbaren) 463,41ff.

Feuchtigkeitsgrad C 364,24

Feuer πῦρ A 158,25 192,12 193,6.33.34 265,40 266,7 341,17 346,29 380,10 401, 21f. C 393,40 (*neben* Wasser, Luft und Erde) 418,35

Feuerbrand C 504,34

Fieber πυρετός A 159,4 165,2ff. 169,10.14 195,37.40 196,2ff. 200,2 203,1ff. 208,8 216,40 233,14 235,37 237,35 246,12 247, 29 249,19 254,2ff. 255,4.11 256,8 262, 12.26 264,26ff. 265,6 268,27ff. 271,1ff. 287,32 294,20 366,6 372,14 373,3 392, 37f. 393,28 396,29f. 397,29ff. 405,22 B 56,34 57,16 C 73,15 250,5f. 311,14ff. 312,1.3 359,19 360,23ff. 365,1 397,30 398,3ff. 410,29 427,6ff. 428,17ff. 429, 23ff. 430,8.15 438,25 457,30 469,33ff. 471,37f. 472,3ff. 477,21 482,1ff. 486, 8ff. 488,9f. 490,17ff. 494,12 505,28.30 drei Arten der wichtigsten allgemeinen Fieber A 406,3ff. 407,7ff. (eintägig) 270,38 (dreitägig) C 469,24 482,31; *vgl.* 481,29 (viertägig) 374,36 (*vgl.* 23ff. 41) 469,23 (jeden Tag wiederkehrend) 469, 25 (jeden 2. Tag wiederk.) A 164,26ff. 284,24ff. (jeden 3. Tag wiederk.) 284,43 (dritthalbtägig wiederk.) C 482,35ff. (welche aussetzen, intermittierend) A 165,27 C 469,34 481,27ff. 482,21 (unregelmäßige, keiner Begrenzung folgende) 364,29ff. (akut) A 165,36.38 261,32 262,45 268,32 269,37 (brennend) 159,37 169,13 C 269,33 (mit starker Hitze verbunden) A 180,21 (heiße) 192,3 250,24ff. 251,2ff. 252,21ff. 253, 13ff. C 326,6ff. 373,30 → Dauerfieber, hektisch, Tagefieber, Tertianfieber, Wechselfieber

Fieberanfall A 164,24 165,12

fieberfrei A 203,1ff. 268,31 284,42 C 437,24 490,14; *vgl.* A 165,28.33

fiebern C 396,30 437,26 487,1

finden (auf-)* εὑρίσκειν A 155,31 166, 41 167,14 168,21f. 355,31 C 268,34 391,37 406,10 478,37 499,17.24

+Findigkeit εὐπορία A 208,31 209,1.6 210,17.32 211,8

Finger δάκτυλος A 177,36 192,44 229, 11ff. 244,39 359,42 360,1 C 380,11 398, 13.22 399,15 404,15f. 405,15.17

Fingerspitze C 366,34

Finsternis σκότος F. vor den Augen A 212,25

Fisch ἰχθύς A 358,8

Fistel σῦριγξ C 429,32 502,3ff.

Fixstern A 381,31

Flamme (des Feuers) A 192,12

Flechte A 191,38 C 351,19 383,27

Fleck A 191,17.37.40 192,27 (blaue) πελίωμα C 476,14ff. 477,9 (rote) A 191, 9.14 (weiße) C 383,28

fleckig C 472,20

Fleisch σάρξ A 183,25f. 264,15 337,14 342,31 347,13 349,35.38 358,39 359,1ff. 360,5 391,21 395,20 C 243,29 244,9 279, 17 297,19ff. 377,24 380,26ff. 381,12ff. 394,13 das Wachsen der Knochen und des -es gleicht dem Bau eines Hauses 381,2 das lockere (schlaffe) F., das man Drüsen nennt 398,16 405,29 das schlaffe F. der Brüste A 179,19 (weiches) C 73,1ff. (weiches und zartes) 472,36 507,18 (wildes) A 395,44 399,14ff. (um die Gelenke herum) C 483,13.19 (der Leber) A 316,7 etwas von der Farbe des -es C 292,12.15

Fleischbrühe A 193,35

fleischig σαρκώδης (Ödem) A 306,41 (Organe) C 335,32; *vgl.* A 349,31 (Wassersucht) C 423,13 Flüssigkeit -er Art 423,17

fließen* ῥεῖν A 191,34 270,18.21 286,2ff. zum Fl. bringen 281,17 Krisis durch etwas -des 176,9; *vgl.* 13 -des Glas C 392,17

Flötenspiel αὐλεῖν C 494,32f.

Flug C 358,28

Flügel πτέρυξ Schulterblätter ragen wie zwei F. empor A 282,44

Fluß ῥεῦμα, ἔκρους A 176,40 C 400,38 Flüsse vom Kopf herab 386,27 im -e sein A 281,35; *vgl.* C 400,42 in F. bringen A 341,36 342,11.28

flüssig (Überschüsse) A 259,14

Flüssigkeit* ὑγρότης A 388,40 C 292, 20.24 (in den Augen) 392,21.42 393,1 394,3ff.; *vgl.* 392,17f.
Form* A 369,30 C 485,45 (des Embryo) 489,2 (der Fieber und anderer Krankheiten) 488,6.8.11 (eines Organs) A 347,11 349,29 *gramm.* (der Gegenwart) C 360,11
Formung Bildung der Körperteile und Formung der Gelenke A 297,42 (des Embryo) 222,8
forschen* ζητεῖν A 181,31 186,39 187,2 195,7.24.25 215,42 225,42
Fortsatz gerade aufragender F. am zweiten Halswirbel A 243,20
fortschreiten A 157,18 (Alter) C 465, 27ff. (Jugendzeit) 465,42
Fötus ἔμβρυον A 226,7.42 227,5f. 229,36 263,11 366,24
Frau* γυνή (*neben* Mann) A 174,15ff. 235,21.25 239,14 292,39.41 293,2.3.21 388,14 C 494,10 507,11ff. (hochbetagte) 395,11 (kinderreiche) 506,31 Körper der F. A 226,40 254,16ff. C 507,19f. Unwohlsein, Erkrankung der F. (= Monatliches) A 296,19 300,33
fressen βιβρώσκειν A 339,20 358,39 359, 1ff. 360,5 401,29 C 243,29 244,10.12 466,44 — -nd (Geschwüre) C 73,9 (Saft) 438,30 472,37 497,23
Freude χαρά, χαίρειν, ἡδονή A 343,15.22 C 420,41f. 460,11 494,36
freudig C 420,34.36
Friedhof (Kirchhof) A 208,12 C 487,15
frisch (Blut) A 307,3 (Schosse des Weinstocks) C 480,44
Frische F. und Kraft eines Organs A 338,39
frottieren C 425,20
Frucht καρπός A 160,3f. 203,7 265,35 266,43 267,1f. 338,42 339,16.18.41
fruchtbar (Land) A 340,18
früh* (altern) A 222,21.22.29 -er πρότερον 164,21.39 165,12 222,25
Frühabend δείλη A 161,7
Frühjahrserkrankung C 383,30
Frühling (Frühjahr) ἔαρ A 4,34.36 161,9 162,32.34 163,4.7.11 250,7.29. 33.36 251,29 267,35 291,30 C 382,43 383,19ff. 416,42 432,27ff. 433,14.32.38 436,2.36
Frühlingsanfang C 432,34
Fuchstrauben Umschlag aus F. C 417,12
fühlen (empfinden, spüren, verspüren)* αἰσθάνεσθαι (*neben* denken) A 369,17 (Ermüdung) 339,42 (Hitze) 156,13 (Jucken) 209,43 (Kälte) 239,3 (Schmerzen) 161,18 206,20 209,40 (Spannung) 209,41.44 210,1f. 212,23 Organe des Fühlens C 329,28
Fülle πλῆθος C 296,6 (des Blutes) A 226,45 (der Feuchtigkeit) C 393,12 (des Phlegmas) 369,9 (der Säfte) 337,9 369, 31 (des Samens) 371,16 372,12 (des Überschusses) A 177,33
füllen* πληροῦν (mit Blut) A 179,14 261, 33 404,30 408,15 (klebrige Flüssigkeit die Drüsen) C 398,28 (mit wässeriger Flüssigkeit) 392,21
Füllsel (welches den Hohlraum zwischen den Gefäßen ausfüllt) C 405,34
Fundament θεμέλιον A 322,11 C 381,4
funkelnd (Licht) C 393,33
Funktion ἐνέργεια A 218,13.15 219,42 C 471,41 (spezielle) A 338,38; *vgl.* 39f.
Furcht φόβος A 211,12ff. 212,5 290,20 343,3.12 C 376,39 460,11 (vor dem Tode) 485,25ff.
fürchten* (für) A 180,19 282,29 C489,43
furchtsam C 426,32
+Furunkel δοθιήν A 229,42 C 383,28
Fuß πούς A 175,39 192,7 204,23 240,7 249,27 312,39 313,2 314,17 C 379,45 380,2 (heiße) 434,32 (warm werden) 440,27 (viel schwitzen) A 406,43 407,1 (kalte) 249,24 C 459,7f. (*neben* Hand) A 229,14 293,17 C 330,13 387,25 403,3 405,16.37 459,7f. Affen, die auf ihren -en gehen können A 359,38 (der Krähe) C 432,38.42 433,15 (der Polypen) A 403,10.15
Fußtritt A 188,33

Gähnen χάσμη, χάσκειν A 259,8ff. 260, 23.33 276,23.35 277,32 393,15ff.
Galle χολή A 169,18 216,26ff. 217,26ff. 251,3ff. 253,6 255,35 264,25ff. 265,1.5 285,42 286,7ff. 377,7 384,13f. C 288,32 290,23 355,6ff. 356,6ff. 374,20 384,15ff. 417,2.8.9 429,36 479,8 498,23 500,17 501,6 505,28 G. schlechthin, *d. h.* gelbe G. A 265,7.9 C 384,30 500,15 501,4 (gelbe) A 5,3.7 193,2 217,25 251,11 266, 19 269,40 291,39 342,25 355,6f. 390,

24.27 C 355,8 368,24.26 369,9 384,29ff. 498,21.23 500,16ff. (schwarze) A 5,5 199,39 217,23 265,8 291,39 292,2ff. 342, 25 355,7.27.28 390,44 408,38 409,2 C 302,21.23 303,3ff. 355,8 368,23 384,32ff. 481,6 501,3.5 505,31 die bittere G., welche gelb und rötlich ist A 265,7 (reine) 355,14 376,41 (rostfarbene) 169, 12 das Eigelb ist nur süße G. C 356,15 beide -en, die schwarze und gelbe A 191,21

Gallapfel κηκίς A 399,8ff.

gallenartig χολώδης A 286,2 287,34

Gallenblase A 321,9

gallig χολώδης (Durchfall) A 397,4 (Säfte) 251,20.33 die grüne Zunge ist g. C 288,33

Gang πόρος (durch den der Atem eindringt) A 242,11 (durch den das Blut einer Vene läuft) 316,31ff. 327,16.25 in der linken Herzgrube, nämlich in dem G. der Luft 385,39 (Speiseröhre) 242,30 374,22.26 (zwischen den Nieren und der Harnblase) C 497,20 (der Nieren) A 385,21 (der Organe *allgemein*) C 358, 7ff.; *vgl.* 6

gangähnlich (Hohlraum) A 374,25

ganz* das Ganze C 355,11 415,9 458,29 (selbständiges) A 265,27 den Teil nennen, das -e meinen 382,31 383,40

gar πεσσόμενος A 259,40 401,28

Gas (heißes, dampfiges) C 457,29

Gattung γένος A 185,2ff. 191,38 200,26 341,40 343,17 359,37.40 382,33 C 329,31 417,5.16.38.43 473,5.9

Gattungswort (allgemeines) C 505,33

Gaumen ὑπερῴα C 398,12 455,11 500,4

gebären τίκτειν A 178,16ff. 179,2.37 221, 25ff. 227,39 229,3.5 230,32 231,2.6 233, 22 293,41 294,2.41 295,23 301,34 304,39 344,8 346,32 367,5ff. 384,41 Verhinderung des -ns ἐπισχέσεις τόκων 221,3.20 222,11 (Frauen) die nicht g. αἱ ἄτοκοι C 429,13 431,5ff.

Gebärmutter μήτρα A 172,39 173,13.20 178,15ff. 179,8ff. 221,40 225,1 226,9.12 229,39 232,33.35 262,39 295,15 296,20ff. 297,10 304,19 336,34 344,12ff. 345,3.12 366,6f. 381,28.30 385,35 386,32 387,35 403,12ff. C 336,30 381,41 403,6 478,11ff. (warme und trockene) A 404,12.15; *vgl.* 403,33 Adern der G. 345,7ff. 404,9 Erstickung der G. C 431,37 443,18

Gebilde βλάστημα A 186,17 C 72,21ff. 73,3.6

Geburt τόκος A 179,14ff. 221,14 227, 12.15 229,7.26.41 231,2 294,3.5 297,33. 41 298,5.24 299,41 307,39.44 349,32 366, 27 367,18.23.30 370,45 378,33.35 381,33 C 489,3 Blutung bei der G. A 227,13 Verhinderung der G. 221,12

Geburtsorgan A 294,19 304,19

Geburtstag C 485,41 486,11

Gedächtnis μνήμη A 364,9 C 328,26 329,17.23 330,2.26 (*neben* Verstand, Phantasie) B 57,7 ins G. zurückrufen A 213,33 C 381,9 im G. behalten A 300,22 311,34 358,18 365,21 C 462,13

Gedanke* -en des Hippokrates (*neben* Denkart des Hesiod) C 432,39 (guter) A 377,12 (schlechte) C 460,15ff. Gedankengang 436,33

Gedärme → Darm

gedeihen A 293,40f. 294,2.4.42 C 243,30 245,5 356,20

Geduld C 487,24.31

geduldig C 370,23

geeignet ἐπιτήδειος A 204,34 281,13 329, 29 339,7 374,39 C 330,12

Gefahr κίνδυνος A 240,9 282,6 348,5.8 386,21 C 292,37 334,22 457,2.6 478,10 487,11

gefährdet C 375,8 439,7f.

gefährlich κινδυνώδης A 281,24 305,41 372,30 380,38 391,21 392,37 C 396,27 407,37 439,28

Gefährlichkeit A 240,10

gefallen ἀρέσκειν (Lesart, Erklärung) A 363,37 C 293,6 384,26 476,20 497,3

Gefäß[1] = Behälter A 266,8 C 450,12 461,25.29

Gefäß[2] = Ader ἀγγεῖον A 187,34ff. 206, 25.28 289,39 311,28 325,28.35 326,3 ff. 330,14 331,38.43 342,5.9.31 366,25 372,1 386,9 C 300,10 377,23 380,18.34.41 381, 20 403,25 404,10.18.44 405,5ff. 406,6 421,17 (schlagende) A 173,42 174,2 187,27 318,8 319,34ff. 320,28ff. 321,3.22 325,27ff. 326,2ff. 331,33 333,3 337,3 371,44 C 366,24 379,20 406,41.44 (nichtschlagende) A 173,41 237,10 317,1ff. 318,8 319,32.38.40 320,25ff. 321,39 C 380,30 405,5 (schlagende und nichtschlagende) A 325,31 328,43 336,4 337, 15 C 380,19ff. (Anatomie) 378,8f.

Gefieder C 244,32

gefräßig (Bestie) A 160,14

Gefühl (Empfindung)* αἴσθησις (der Betäubung) C 361,17 (der Hitze) A 158,25 (von Lust oder Unlust) C 460,13 (des Schüttelfrostes) A 293,5 (beißendes) C 358,16; *vgl.* 20 (schönes, häßliches) 444,20 (Austilgung) 376,21

Gegendruck A 189,9.15.41

Gegensatz* ἐναντίος (*neben* Widerspruch) A 335,27 (zum natürlichen Vorgang) 375,29 (zu dem, was nötig) 379,44 (zu dem, wie es sein soll) C 477,2.8

gegensätzlich A 222,38 345,27 C 430,5

Gegenteil* ἐναντίος A 165,15 183,21 184,7.39 189,35 257,14ff. C 370,43 400,9 (der Wirklichkeit) A 244,32 das Heilmittel für jede Krankheit ist das Gegenteil+ 404,14; *vgl.* 376,6 C 243,20 445,5 491,21f.

gegenteilig A 164,36 172,10 357,19 359,18 → entgegengesetzt

Gegenwart παρεῖναι C 469,1 *gramm.* ὁ ἐνεστὼς χρόνος A 157,38 C 360,11 408,9

gegenwärtig παρών C 347,4 348,2 369,24.37 447,24 451,11 453,43 489,32

geheim (Laster = Homosexualität) C 467,2.7

geheimhalten C 494,5

gehen βαδίζειν A 339,31.42 (*neben* bleiben) C 430,19

Gehilfe (des Arztes) ὑπηρέτης C 374,34.39

Gehirn ἐγκέφαλος A 169,11 243,26 322,16ff. 331,35 B 57,22 C 311,25.27 337,33 359,5.26.27 361,36f. 371,23 379,34 382,10 392,15 422,13 439,19 457,17 (Ausgangspunkt der Nerven) A 174,42 175,1.3 322,16.32 326,20 329,2ff. 330,35ff. 331,2.20 332,24 C 379,20.30 380,28 (Sitz der Denkkraft) A 361,41 (Größe) 185,30 C 379,33 (Hohlräume) 336,36 381,33 (Kraft) B 57,7.12 58,19 (Mater) C 421,44 (Mischung) A 349,36.38 C 506,5 Luft, die sich innen im G. befindet 506,5 Schmelzen des -s (eine der bösartigsten und tödlichsten Krankheiten) 292,9.31.34 293,1 Augen empfangen vom G. Lebensgeist A 356,26

Gehirnhaut μῆνιγξ A 302,13 322,21 C 422,4.26

Gehirnkrankheit A 260,9 C 360,35f.

Gehirnorgan B 57,19

gehorchen C 489,18

Gehorsam C 489,21ff.

Gehörsempfindung ἀκοή C 444,15

Geist νοῦς C 440,27 462,8 473,33 487,20f. 506,4 (ist krank) 360,7 (verwirrt sich *u. ä.*) 359,3 360,2ff. 440,15.36 479,41 486,9.17 (schwere Erkrankung) 447,32 (Unruhe) 480,23 schlimmer Zustand des -es und Überlegens 485,24; *vgl.* 486,26

Geistesgestörter (-kranker, -verwirrter) A 276,42f. 277,5.37.39 278,35 279,7 C 359,13 461,8ff.

Geistesstörung (-verwirrung) A 252,9 263,16 B 58,11 C 359,13ff. 360,3.24 373,13.16.29 374,7ff. 383,26 410,28 427,6 447,19.29 461,2.4 462,16 480,2 486,17 505,13

Geistestätigkeit C 484,7.38 485,2.10.15.18 487,24.33 506,12

Geisteszustand C 447,18

geistig (*neben* seelisch) A 160,19 (verwirrt) C 461,8 (Beurteilung) 462,14 — -es Getränk A 211,27

Gekröse A 325,37 326,1.26 334,20ff. 335,5ff.

+gekrümmt ἰθύκυφος, ἰθύλορδος (Wirbelsäule) A 315,26.28.30

gelb ξανθός A 190,20.24.28 191,29f. 220,30 263,33 C 290,26 486,3 ins -e und Weiße stechen A 190,21 217,33 399,11; *vgl.* 190,24 191,1.7 ins -e und Schwarze stechen 217,33 ins Grüne, -e und Weiße stechen 216,16 Farbe, die das -e und Grüne zusammen bezeichnet χλωρός C 500,26 → Galle

Gelbheit A 217,15 263,33 C 500,19f.

gelbrot πυρρός A 306,40 346,30

Gelbsucht ἴκτερος A 190,37.39 216,18

gelbsüchtig ἰκτερικός A 193,1 C 290,24

Geld A 401,16 402,21 C 486,13 494,22

Gelehrter (*neben* Studierender) C 378,6 → Namenindex

Gelenk ἄρθρον A 209,42 339,43 C 279,13ff. 300,13 427,24 428,11.14 429,6 430,14 483,6ff. Abstoßen, Hinziehen der Überschüsse nach den -en A 280,6ff. 281,14 C 427,27 430,8 (Formung, Entstehung) A 297,38.42 298,14.17.18 Verbindung der Adern mit den -en C 300,22 Krankheiten der Gelenke 363,44 Schwellungen an den -en 483,11

Steine in den -en bei den an den -en Leidenden A 288,24
Gelenkerkrankung ἀρθρῖτις C 383,29 436,3 468,13
Gelüste (der Schwangeren) A 227,1.9 294,24 299,39
gemeinsam* κοινός die Stellung eines Wortes, die man die „gemeinsame" nennt C 269,28 (Adern zwischen den Brüsten und Geburtsorganen) A 304, 18.21; *vgl.* 387,41 g. allen Tieren 185,8 312,29 (allen Menschen) 207,42 (Frauen und Männern) 293,3
Gemeinschaft* κοινωνία (der Venen zwischen Brust und Zeugungsorganen) A 387,12 388,17ff. (zwischen Keimdrüsen und Gebärmutter) 172,38 die Stimme steht in G. mit Laut und Sprache C 446,41
gemeinschaftlich A 179,14 C 504,1
Gemisch (aus Farben) A 171,27
Gemüse λάχανον C 500,28 501,9
genesen σῴζεσθαι A 171,29 199,9f. 201, 30 216,40 224,8 234,35 237,37 253,20 348,15 373,10 380,28.38 B 56,3.21 C 420,35
Genesung* σωτηρία A 168,37 180,15 215,14 217,2 (von der Krankheit) 240, 20 350,41 Gesundung und G. 252,18; *vgl.* 254,36
Genetivverhältnis γενικὴ πτῶσις A 166,5
Genie μέγεθος (des Hippokrates) A 182,4
genügen* ἱκανόν ἐστιν, ἀρκεῖ (zu wissen) A 157,6 175,24; *vgl.* C 409,11 das soll (mag) -en (über) A 356,41 C 394,20; *vgl.* A 404,16.37 C 286,28 -nd A 172,29 212,27 315,34 351,35 → hinreichend
gerade* εὐθύς A 173,31 243,19 315,41 (schlagendes Gefäß) 320,32 (Haar, *neben* kraus)+ C 393,18 – (Tage) ἄρτιος A 203,14 283,43 284,7 304,7.9 381, 42 382,22ff.
Geratewohl εἰκῇ aufs G. C 72,4.12
gering (-fügig)* ὀλίγος A 211, 7.17 337, 27 C 290,35.37 318,10 (Krankheit) A 170,37 C 428,29 (Stimme) 448,5 (Ursache) 485,20
gerinnen πήγνυσθαι, στερεοῦν A 202,7 289,36 290,3 385,18 C 335,4 404,17 419,8 497,19
gerötet ὑπέρυθρος (Gesicht) C 475,2
Gerste κριθή A 339,9 (römische, die Chondros heißt) 405,10
Gerstenabkochung χόνδρος A 366,12. 33 (aus römischer Gerste) 405,9
+Gerstenkorn κριθή (im Auge) A 202, 2.9
Gerstenmehl ἄλφιτον A 199,2 Umschlag aus G. C 417,37
+Gerstenschrot κρίμνον (im Urin) B 56,31 C 292,10
Gerstenwasser (-suppe) πτισάνη A 210,41 366,35f. 376,18 C 365,10
Geruch ὀδμή C 328,27 329,4ff. 330,3.26 443,13ff. (übler) A 200,23 223,6
Geruchssinn ὄσφρησις C 329,1.25
Gesang ᾠδή C 494,32
Gesäß ἕδρα A 175,39 186,2 C 385,1 494,4
Geschichte (*sc.* der Kranken) διήγησις A 202,30 203,24 208,16 227,36 228,33ff. 229,6.19 233,19 235,24 240,17 269,30f. C 408,5 485,34 486,27f. 487,13ff. 504, 27 507,10
Geschlecht γένος C 467,11 (vornehmes) A 400,19 Bestimmung des -es (*sc.* des Embryo) 295,14 beide -er 261,38 *gramm.* C 388,43
Geschlechtsgenuß ἀφροδίσια A 211,30 232,14.28 233,42 234,2
Geschlechtsreife A 298,24 376,27
Geschlechtsteile αἰδοῖα A 222,5 232, 11.12.35 C 73,16 448,24
Geschlechtsverkehr ἀφροδίσια A 231, 32.35 C 330,36.40 331,22f. 484,6.32.41
Geschmack γεῦσις A 193,12ff. 214,41f. 393,30 C 454,33.40 455,1f. (des Schweißes) 450,12.15 (der Tränen) 454,28ff.
Geschmacksempfindung γεῦσις A 193,38.41 194,2 C 444,29 454,32ff.
Geschmacksgefühl Ort, an dem das G. sitzt C 329,26
Geschmacksorgan γευστικὸν ὄργανον C 444,34
geschmeidig (Haut) C 362,30
Geschwulst ἕλκος, ὄγκος, φλεγμονή A 166,1ff. 196,13ff. 200,34 201,3 202,10 224,1 231,16 271,5.18 272,41.43 273,2ff. 279,16 289,41 305,28ff. 306,5.34 307, 4ff. 395,23f. C 405,27f. die Alten verstanden unter dem Wort, das zu unserer Zeit G., „Phlegmone" heißt, nur Entzündung A 166,13 (heiße, welche Phlegmone heißt) 156,15 (sticht allein ins intensiv Rote) 306,23ff. (blu-

tige, sog. Rose) C 73,8; *vgl.* A 307,25ff. (die man Karbunkel nennt) C 416,43 (weiche, die „Dickleibigkeit" heißt) A 201,31 (hitzige, heiße) 306,19 388,32 393,28 C 337,2 (innere) A 271,3 (tiefe innerliche) 395,26 (Versetzung von außen nach innen) 306,18 (pulsierende) 290,7 (hängende und festsitzende warzenähnliche) C 366,27 (im Bauche) A 396,30f. (der Drüsen) 270,40.42 (im weichen, schlaffen Fleisch) C 72,32 73,4ff. 405,28 (in der Gebärmutter) A 345,3.12 366,11 (in der Nähe eines bedeutenden Gefäßes) C 405,36; *vgl.* 337,3 (in der Hülle um die Rippen) A 395,40 (in der Kehle, Speiseröhre, Schlund *u. ä.*) 242,35f. 244,22 246,25 247,30.40 286,15 374,36 375,13.17.45 C 398,31 399,39 (am Knie) A 209,24 (in der Milz) 235,40 (am Ohr) 203,22f. C 434,33 (an den Wirbeln) A 196,26 → Schwellung

Geschwür ἕλκος A 156,14 158,26 166,6 195,18ff. 196,3ff. 236,25 239,22 281,20 305,32.35 306,30 308,14 392,18 C 300, 14f. 337,45 366,14.22 436,7 (schorfähnliches, *d. h.* Karbunkel) A 158,29.31 Karbunkel sind -e mit einer schwarzen Kruste 156,10 (kleine, *d. h.* Pusteln, die Terebinthen heißen) 203,7 (fressende, bekannt als Umlauf) C 73,9 (die Krebs heißen) 73,9 Krebs kann mit einem G. verbunden sein, aber auch ohne ein solches sein A 391,38ff. Krebs mit G. 392,6 (welche sich abschälen) C 438,30.33.35 439,3 (bösartige) A 191,7.11 392,10 (trockene) 192,26 (in den Eingeweiden) 306,27 397,33 (an den Fingern, Zehen) C 405, 15ff. (im weichen Fleisch) 73,13f. (in der Harnblase) A 406,36 (im Munde) C 411,27.28.35 (am Nagel) A 395,44 399,13 (an den Ohren) C 361,34 375,10 (am Zahnfleisch) C 414,8.20 (*vgl.* 28) 415,39.43 416,5 (aufgehen) A 289,3 (sich zuspitzen, d. h. einen scharfen Kopf bekommen) 289,4 wenn die -e aufgehen, tritt meist Schüttelfrost ein 268,43 was aus den -en herauskommt C 476,7ff. 477,8ff. 478,1.14

Geschwürbildung ἕλκωσις (in den Gedärmen) A 196,29

gesetzlich κατὰ νόμον A 371,12.15 378,40

Gesicht πρόσωπον A 248,10 320,43 329,9 332,13.21 346,25 372,4.5.12.24 373,19 C 103,8.18 393,41 407,32 408,1ff. 409, 14.31 459,9 462,4 474,23 (das den Tod anzeigt) A 172,3 (Abmagerung) 172,9 372,20.22 (angeschwollen und gerötet) C 475,1 Röte im G. A 261,29.39 262, 1ff. 263,13.17 268,36 Hälfte des -s ist gelähmt 248,16

gesotten ἑφθός (Bohnen) A 377,27 → kochen

Gestalt εἶδος A 272,43 273,1.3.6 358,35 368,40 C 503,40

gesund* ὑγιής, ὑγιαίνειν g. sein A 265,5 405,24 C 292,36 (Augen) A 381,10.13 (Gesicht) 373,19; *vgl.* 372,5 (Magen) 191,26 (Organe der Lunge und Brust) 286,36 (Rückenmark) 248,32 g. werden 174,36 282,22 C 373,20 465,37 gesunden A 211,23 C 390,8 — g. sein = der Gesundheit zuträglich sein (trockene Mischung) C 371,25 (regenarme Zeiten) 244,18 gesündeste Jahreszeit A 162,35 (Länder) 163,3

Gesundheit* ὑγεία Dinge, auf denen die G. beruht C 484,3.4.31 485,6 (des Gehirns) B 57,19.21 (des Herzens) 57,23 (des Körpers, *neben* Güte der Seele) A 357,29 (des Verstandes) B 57,17.19

+Gesundheitsverhältnisse der Frühling ist von vorzüglichen -en ὑγιεινότατον A 162,32 163,5ff.

Gesundheitszustand A 4,27 357,24 392,22

Gesundung A 252,17 259,21 365,8.28 C 269,30 363,38 374,41 489,31

Getränk ποτόν A 209,38 211,25 215,42 302,24ff. 407,20 C 291,17 295,12 303, 2ff. 443,6 444,38 484,40 487,22 490,2 (geistige) A 211,27 (aus Quitten oder Äpfeln) C 489,42 (mit Wasser vermischtes) A 405,3

Getreide σῖτος A 339,7ff. → Korn

geübt ἠσκημένος (im Definieren) C 418, 15.17 (in der praktischen Medizin) A 400,8

Gewalt (der Hitze) A 355,7 mit G. βίᾳ C 376,35f. 401,22

gewöhnen sich g., gewöhnt sein ἐθίζεσθαι C 357,30 484,36f.

Gewohnheit* ἔθος gegen die G. A 155, 29 C 459,4 es ist (war) G. A 200,8 236,15

244,30 C 72,20 102,31 (in unserer Sprache) 390,14.30 -en 483,39 484,1
gewöhnlich* εἰωθώς, κοινός (Ausdruck) C 102,33 365,27 (Bedeutung) A 171,9 (Benennung) 215,3 (Maß) 193,30 (Sinn) C 102,27 (Verlauf) A 163,2
gewohnt εἰωθώς C 213,8 382,9 g. sein A 340,21 406,20 C 357,31 379,8 486,44 489,36 490,19
gewölbt κυρτός (Seite, Teil der Leber) A 312,33 316,6.25 318,43 320,1 (Milz) 240,28
gewürzt A 400,31
Gicht ποδάγρα C 467,24 468,12
gießen χεῖν A 316,30 (Wasser über jdn., auf den Kopf) 366,11 374,11 375,43 376,25.28 406,39 C 505,12
Gift φάρμακον A 206,15 C 494,23
+Glanz αὐγή A 381,14
glasähnlich (-artig) ὑαλώδης (Flüssigkeit) C 394,3; *vgl.* 392,17 (Hülle des Auges) A 356,40
glatt λεῖος (Felsen) A 403,10 (Urin) C 374,11
Glätte (der Gedärme) A 216,36.38 (der Milch) 394,5
glätten λεαίνειν A 193,40 194,6ff. glatt machen 400,4
gleich* ὅμοιος, ἴσος (*neben* ähnlich) C 243,16 245,10 mit „gleich" meint Hippokr. „ähnlich" A 215,40 Unterschied zwischen g. und ähnlich C 418,11 in ihren Teilen -e Körper ὁμοιομερής A 218,15 in -er Weise τῷ αὐτῷ τρόπῳ 215,37 301,36 313,10 370,42; *vgl.* C 499,1 gleichen A 216,7 217,25 269,30 341,17 (*neben* entgegengesetzt sein) 215,36 gleichliegende Organe 385,40; *vgl.* 236,16.17.26.43 gleichzeitig 3,12 294,25
Gleichgewicht (des Geistes) C 440,28 (der Mischung) A 218,41 219,6.22
Gleichgültigkeit ἀπαθής C 420,28
Gleichmaß συμμετρία A 219,30 220,26f. (der vier Elemente) 218,16 (der Mischung) 4,27 219,25.28
gleichmäßig σύμμετρος A 4,35f. 217,40 218,4 246,1 286,26 287,18 320,3 347,40 394,3 C 374,11 411,25 445,26.30 448,38 450,30 451,7ff.
Glied μόριον, μέρος A 172,16 174,34.39 175,40 176,36.39 177,24.40 179,35.38 181,5 184,30ff. 185,3.43 186,36 187,9.21 195,4.23 196,20ff. 203,4 212,15.17.26 228,1 229,8 259,9.14.43 260,45 262,34f. 279,30 281,20ff. 282,14.41 289,40 290,5ff. 291,2ff. 293,22 298,14ff. 306,11 322,3 338,18.26 339,35 340,1 343,26 347,5 351,12ff. 352,20 358,12 362,43 363,3.5.21.22 367,30 368,21 385,32 396,8ff. C 72,31 292,4f. 295,24 296,5 336,15.21.41 337,42 351,23 381,11.13 388,2ff. 418,40.43 420,1.5 448,33.37 457,3ff. 466,34f. 467,17ff. 477,21 488,5.13 501,18 502,12.14 (doppelteilige) A 219,42 (edle, nichtedles) 177,29.38 (gebrochenes) C 336,17.19 (geringeres, *neben* edles) A 384,6 (geschwollenes) 290,16; *vgl.* C 73,1 405,39 475,13 (gesundes) A 290,18 (die größten) 229,16f. (krankes) 392,15 C 290,20 417,32 (lebenswichtiges) 457,9.11.18 (*sc.* das männliche) A 174,15 *gramm.* 277,29 368,34
gliedern sich g. (*sc.* Embryo) A 221,41 222,6 229,21 297,37 298,14
Gram λύπη C 486,16.25
grämen sich g. C 486,13.22
Grammatiker → Namenindex
grammatisch (Bemerkungen) A 402,40
Granatäpfelwasser ῥοιά, σίδιον A 199,2
Gras Tiere, die G. fressen ποηφάγος A 359,2ff.
graublau (Augen) χαροπός C 393,29
Greis γέρων C 463,1.7 465,10.21 490,24
Greisenalter C 462,35 464,31
Grenze ὅρος A 250,15 399,21 C 295,36 366,6.10 391,5ff. 422,9
Grind (abschuppender und nichtabschuppender) A 181,10
grob (Brot) C 410,26 g. gemahlen A 210,41 g. zerstoßen 265,43
groß* μέγας A 166,33 182,3 185,29f. 186,1ff. (Augen) C 393,43 (Bauch) A 230,41 (Hoden) 388,9 übergroß C 414,18f. ungewöhnlich g. 393,27
großatmig A 279,10
großäugig A 348,31
Größe* μέγεθος A 185,23.25 331,17f. 347,10 356,13.16 358,12ff. (des Atems) 277,22 279,8 (des Geschwürs) 305,35 (eines jeden Lebewesens) 303,25 die G. des Hippokrates C 437,29
Großherzigkeit C 487,25
Grube (*sc.* des Herzens) A 385,43
grün χλοώδης, χλωρός A 171,27 189,35 216,16ff. 217,4 341,43 das Wort G. von

Grünkraut hergenommen 216,5; *vgl.* 190,25 f. C 500,26f. ein vollkommenes G. A 190,27 ein eigentliches G. 190,29 (Zunge) C 288,32
Grund → Ursache
Grundgedanke A 217,37
Grundkörper die festen G. C 446,26
Grundlage A 220,13 388,8.19 398,9 C 380,12
gründlich* ἀκριβής (beobachten) C 431, 35 (Erklärung) A 297,20 (Kenntnis) 357,7 C 373,14 493,4.10 (Prüfung) A 381,25 den Charakter tauschen und g. ändern 363,32 ganz g. (*neben* peinlich genau) 370,27
Gründlichkeit ἀκρίβεια A 190,42 336, 28 370,23
Grundorgan (des Körpers) A 342,32
Grundsatz C 390,41 418,14.17
Grundstoff(-substanz) στοιχεῖον A 218,10.14 369,27
Grundtendenz C 456,37.39 458,10
Grundursache C 455,24ff. 456,2.10.24
Grünkraut λάχανα A 216,6ff. 217,6ff.
grünlich (Galläpfel) A 399,10.12
günstig (Krisis) A 170,6
gurgeln ἀνακογχυλίζεσθαι C 400,4
gut* ἀγαθός (Absonderung) A 175,15ff. 176,1 177,31 (Anzeichen) 169,33 177,26 221,22 259,31 (Blut) 191,32 (Durchfall) C 410,5 (Krisis) A 169,30 170,5ff. 171,14 (Natur) 363,26 besser (Ausdruck, Erklärung) 304,29 349,1 C 431, 22 (Lesart) 395,33 461,7 (Veranlagung) A 363,36 bester (Blut) 224,17 226, 42 366,23 (Mischung) 357,28 (Nasenbluten) 283,26 (Ordnung) 361,1
+gutartig εὐήθης A 255,25 C 395,36.39 396,17.21
+gutmütig ἐσθλός A 345,26.30 347,36. 41.42 348,31.38
Güte (der Seele) A 357,30 (der Zucht) C 466,43
Gymnastiker γυμναστής A 276,23

Haar θρίξ A 185,20.23 293,15 C 464,18.30 465,42 466,1ff. (an der Scham) A 307, 43 C 466,2 Wurzeln der Haare C 374,21 (viele, starke, rote, krause, gerade *u.ä.*) A 293,19.22 346,33 355,20.29 384,15.27 C 391,22 393,17f. (ausfallen) 374,19 438,32.36
haarähnlich (Venen) A 327,37
+Haarausfall μάδησις C 374,18
Habicht ἱέραξ C 503,41
Hagelkorn χάλαζα A 202,8
hager ἰσχνός A 264,13 267,25 C 410,38
Hahn ἀλεκτρυών A 184,33.42 185,4.6 232, 21 343,10 C 465,14 494,34.40
halbwüchsig C 463,43
Hälfte τὸ ἥμισυ A 248,16.18.21.29 346, 5f. 369,5
Hals τράχηλος A 169,9.14 182,1ff. 186,30 187,6f. 241,39 242,5ff. 243,4.7.14 248, 38f. 317,19.30 320,5 323,14.18 329,7 331,4ff. 332,40 333,41 358,1ff. 359,4ff. 360,4ff. 361,5 362,41 363,8.15 C 408,15 479,24.38 480,8 Wirbel des -es A 242,39 243,3.19 332,3 C 411,38; *vgl.* A 331,9 359,31 C 411,30 (→ Wirbel) H. der Gebärmutter A 296,20.31.38
Halsader zwei Venen, die man -n nennt A 312,43
Halskrankheit A 374,9
+Haltung σχῆμα C 400,40 401,17.38 402,14.38.41 403,25.32 H. und Lebensführung 501,22
Hämorrhoiden αἱμορροΐδες C 303,25 411,29
Hand χείρ A 189,15 204,23 229,14 248,37 293,17 314,16 358,41 359,39.42 367,25. 28.29 368,18.20 369,11 386,5 398,2ff. C 330,13 380,11 387,24 403,3 405,15.36 459,7f. 481,39 482,2.27.31 ein Buch, das von H. zu H. geht 317,28 in den -en von Leuten 412,32.35 495,7
handähnlich A 358,29
Handlung ἔργον A 341,4 368,19 C 329, 20.22.41 (die natürlichen und seelischen) 330,10; *vgl.* 7
Handlungsweise C 329,17 337,19
Handschrift ἀντίγραφον A 159,26 160, 37 163,7.19 164,10 166,7.33 167,16 171, 39 175,5.26 179,5 187,16 197,16 198, 22.24 200,34 210,18 221,1 222,35 224,40 225,4.31 231,4.39 240,38f. 249,28 273,14 277,9.14 287,40 296,41 299,5ff. 300,2 302,6 306,16 308,8 319,9 326,6 330,6 332,10 345,15 352,29 374,3 382,6 383,8 386,26 390,6.10 395,1 397,34.35.42 407, 40 B 55,24 C 73,28 103,2 253,6 261,19 262,5 269,22 288,16 289,1.3 347,14.16 365,21 373,20.22 375,15 382,29 403,40 410,18 413,5 414,25 419,11 422,36.39 423, 39 425,26ff. 433,11 434,3.6 440,19.23 445,39 452,4 462,33 476,34 479,17 480,

30 483,25 493,19 497,36 498,35.39 499,22 501,38 507,7f. (echte) 73,29 Urschrift aller -en A 230,28
Handwerk C 262,2
Handwurzel μετακάρπιον C 380,12
hängen *trs.* A 401,22 *intr.* h. bleiben C 405,22 -d (Vene, Nerven) μετέωρος A 312,34 313,42 314,23 315,38.41.43 318, 38 320,1.16 326,43 331,27 333,2 -de und festsitzende warzenähnliche Geschwülste C 366,27
Harn → Urin
Harnträufeln C 436,7
Harnzwang στραγγουρία A 225,24ff. 226,8ff. 227,12ff. 228,31f. 388,33
hart σκληρός A 303,11 C 362,42 (Absatz in den Eingeweiden) A 287,4 (Geschwulst) 305,38 (Glieder, Knochen, Körper) 298,26 303,19 C 507,16 (Haut) 362,14.18; *vgl.* 20 (Lager) 459,13 (Milz) A 240,3.28 (Schwellungen) 248,33 398, 14.28 C 475,24.37 (Zunge) A 181,12 h. machen σκληρύνειν 181,38 C 308,27 h. werden A 394,6 C 359,23 419,6f.
Härte σκληρότης A 156,16 288,25 298,33. 37 303,13ff. 306,42 395,43 C 362,19
Härtegrad (der Knochen) A 303,29; *vgl.* 298,37
harthäutig (Schwellungen) A 350,27.43
Hase λαγώς A 232,9
hauchen πνεῖν A 275,28
Haus* οἰκία in was für Häusern die Betten der Kranken stehen C 459,40; *vgl.* A 258,12.20.27 dem Bau eines -es gleichen C 381,3; *vgl.* A 311,29
Haustier C 467,8
Haut δέρμα, ῥινός, ὑμήν A 157,11ff. 158, 7ff. 174,1 181,6ff. 189,7ff. 191,39 192, 6.25 200,40 223,36ff. 242,32 243,6 251,41 258,11.15 259,32 260,28 261,1 270,7 293, 15.20 311,29ff. 312,11 318,2.4 320,45 322,42 323,44 327,19ff. 341,39 342,6 347,13 349,35.38 356,23.40 395,31 406, 25 C 250,3.13.20 333,13 335,32 359,22 360,34 362,14ff. 363,1ff. 365,34 366,39 367,32 368,13 369,6 372,37 409,4ff. 443, 34.40 471,34 477,19 (des Bauches, des Peritonaion) A 311,41 312,9 327,24.27 328,1.5 C 411,24 414,5.18 (die Brust auskleidende) A 328,4 (die Brust in zwei Teile teilend) 323,34.37 (des Eies) 403,14.21 (des Gehirns, Rückenmarks) 322,21.29.31 (die Geschwüre umgebende) C 438,33 (des Kopfes) A 351, 10 (den Schädel schützende) C 422,2
Hautschicht (äußere) A 157,20.22
Hautteil (die Hoden umgebend) A 174, 11
Hebamme μαιεύτρια A 296,21
heben αἴρειν (Beine) A 339,37 sich h. 189, 19ff. C 397,28
Hebung A 189,7ff.
Hefe ähnlich der H. τρυγώδης C 384,36
heftig* βίαιος, ἰσχυρός, σφοδρός (Bluterguß) C 401,22 (Erkältung) A 195,13 (Fieber) 268,27 C 250,6 (Husten) A 241,4 (Jucken, Brennen) 254,33 258,36 260,41 C 480,12 481,39 (Kälte) A 389,38 (Natur) 355,4 (Zorn) C 420,39; *vgl.* A 361,39 C 427,5
Heftigkeit A 188,42 210,11 211,41 243, 24 C 395,43 396,6 482,3
heilbar C 441,2 schwer h. δυσίατος A 346,3
heilen ἰᾶσθαι A 173,25 194,31 196,19 340,38 346,1 347,43 348,12 376,8 391,44 394,42 398,25 406,17 C 243,19 253,7.9. 10 268,29 269,12 270,6 337,6 363,35 420,36 445,5 491,21 494,6.15.38.44
Heilkräuter A 265,43
Heilkunde ἰατρική A 164,12 182,4 190, 17 202,34 207,36.40 208,25.31 209,1.2. 28 212,28 357,5 C 294,6 334,31.35 335, 11.12.16 337,40 424,1 437,28f. 474,7 483,37 493,26f.
Heilkunst A 198,1 C 414,2
Heilmittel φάρμακον, +ἴημα A 194,30.34 195,8 197,22.26 209,27 214,15f. 215,12 265,29 276,23.36 277,29ff. 376,6 395,4 396,37 399,24 404,13 C 361,7.10 (adstringierend) A 399,13 (einfache, zusammengesetzte) 265,32f. (grobzerstoßene, feingemahlene) 265,43f.; *vgl.* 266,1 (heiß, aufregend, lösend) 194, 40ff. (kühlend) 210,11 (leicht zu findend) 194,36
Heilung* ἴασις A 196,27 198,2 203,41 212,32 218,17 219,26.30.31 220,12 C 268,34 269,3 337,15 420,30 487,20 491, 27f. (schwer, leicht) A 192,29 242,22f. 346,12 C 494,26
Heiratsfähigkeit A 204,30; *vgl.* 17
+Heiserkeit βράγχος C 383,27
heiß θερμός A 207,7f. 218,19 220,13.23 246,4.12.15 304,6 341,11.19 363,35 366, 10 374,2.3.16 377,38 404,15.41 406,17.42

407,3.13 C 250,1.3.13.20 302,23 303,3.21 313,9 317,14ff. 318,15 356,16 374,19 376,13 397,29 424,4ff. 425,13f. 434,32 457,24.28 482,3 (Blut) A 261,33 404,30 C 405,39 (Fieber) A 159,37 192,2 250, 24.41 251,2.3.9 252,21.26.30 253,13.18. 25 C 269,33 326,6ff. 373,30 (Geschwulst *u. ä.*) A 156,15 206,14 210,10 237,17 289,34 290,28 388,32 393,28 398, 14.28 C 337,2 (Heilmittel) A 194,40 262,7 392,1 404,15 (Mischung) 183,19 361,7 403,33 (Mischung der Luft, Jahreszeit *u. ä.*) 157,7 159,26.38 181,8 262,6 C 456,33 (Phrenitis) 427,6 506,10 (Saft, Überschuß) A 157,15.17.24.28 194,18 254,34 C 374,19 505,27 (Temperament) A 327,40; *vgl.* C 494,10 (Urin) A 226,36 h. machen 219, 35.43 C 456, 30.40.42

hektisch (Fieber) A 406,5

hellgelb κιρρός (Urin) C 290,26

hellrot ὑπέρυθρος (Haare) A 355,20

Hemikranie (Migräne) ἡμικρανία A 405,23 C 363,44 436,10

hemmen κωλύειν A 361,35.38

Hengst C 466,43

Henne A 185,6 232,22

herabsteigen (Venen, Nerven) A 174, 14 318,40 337,40 → herunterlaufen

heraufkommen (-steigen) A 173,36 313,12 387,35

Herausgabe ἔκδοσις A 354,27

herausgeben (Buch) C 399,3

herauskommen* ἀπέρχεσθαι, ἀποκρίνεσθαι A 297,13.15 C 326,5ff. 347,18 448, 22 453,41 (Eiter) A 268,38 269,5 (bei der Geburt) 179,28 221,27 225,2f.

heraustreten* ἐξίστασθαι das H. der Gebärmutter nach außen A 232,32 (Gefäß, Vene, Nerv) 317,2 319,31 333, 39f. (aus der Natur) C 366,13.17

herauswachsen ἐκφύεσθαι C 72,25 380, 43 381,1.3; *vgl.* hervorsprießen 72,27

herb πικρός A 193,43 194,5

Herbst μετόπωρον A 5,4 160,15 161,8ff. 162,36 250,4.5.13 C 382,43 410,16 432, 13 433,13 436,7 die Natur des -es A 267,37

herbstlich A 5,21 162,6 C 478,34

Herr (von Sklaven) A 209,13ff. 210,3 212,40 C 434,25.36.37

Herrscher C 494,3.22

herumschlingen sich h. (Nerven um die Speiseröhre) A 333,4

herunterlaufen (Nerven) A 332,40

hervortreten ἐξίστασθαι (Augen) A 246,30.35.36 (Nabel) C 414,6 (Venen) 366,28

Herz καρδία A 169,18 185,28 218,24.26 315,39 316,13ff. 317,2.4 318,34 319,22. 28 320,2ff. 322,17.19 326,24ff. 343,2 349,36f. 360,24ff. 386,2 408,27ff. B 57, 13.23 58,20 C 313,9 330,19.21 360,26 382,11 423,37f. 424,17ff. 425,10 432,6 457,17 (Sitz der Kraft des Zornes) A 361,42 (Wurzel der schlagenden Adern) C 330,16 379,20 380,30 (Ausgangspunkt der physischen Wärme) A 408,42 den Magenmund nennen die Alten das H. 160,26

Herzgegend A 278,18

Herzgrube (linke) A 385,39

Herzkammer A 186,31 187,1.3

Herzkrankheit C 424,15 425,17

Herzkranker C 425,8

Herzohr A 314,12 316,29.33 317,35 319,20

Herzventrikel A 319,31

Himmel Luft unter freiem H. ὑπαίθριος C 395,18

himmelblau (Farbe der Augen) A 356, 29f.

hinabdringen (-fließen, -gehen) A 323,6 324,34 383,34 C 365,42 443,37f.

hinaufsteigen (Saft) A 229,40 255,3 277,4 C 374,20

hinausgehen (überschreiten)* (über das Maß) A 193,31 220,26 289,25 290,8 296,16 305,28 306,34 C 370,41 378,30 384,43 391,3.6

hinderlich A 231,33

hindern κωλύειν A 218,23 231,35 291,7 354,30 391,27 396,33 399,19 400,3 C 286,28 357,31 390,26 431,13 451,39 452, 2.8 453,18ff. das H. (Name einer Behandlung) 363,41

hineinstopfen (Scharpie) C 404,6.9 (mit Gewalt, *sc.* in den Zahn) 376,35

hinfließen (-streben, -ziehen)* (Überschuß, Saft) A 195,14.17 196,3 203,5.43 204,22 281,25.41 282,6.15.36 306,11 351,31.35

hinreichend ἱκανός A 204,35 229,31 384,28 407,18 C 336,3 355,12 369,31 428,26 470,8 476,33

hinten* ὄπισθεν A 243,7 293,7 von h. urinieren 232,7.17 nach h. 317,36

hinterer ὀπίσθιος (Körperteil) A 185,37 293,1f. (Flächen der Vorderarme und Schenkel) 293,10

Hinterteil τὰ ὀπίσθια A 185,41.44

hinunterlaufen (Venen) A 323,28

hinunterschlingen (-**schlucken**) καταπίνειν A 324,43 401,34f.

hinweisen* δεικνύναι (Hippokrates) A 158,28 164,39.42 165,38 176,19 180,18 200,19 232,4.16 (ich, *d. h.* Galen) 266,11 317,10 342,20 (Kommentatoren) C 377,18 420,37 501,3 Hinweis geben *u. ä.* A 364,30 C 287,9 433,4 Fingerzeig geben A 197,31

hinzufügen (**beifügen, hinzusetzen, Zusatz machen**)* προστιθέναι (im Text) A 159,8 167,16.33.35 170,2ff. 171,10 201,12 230,22 239,17.19 267,41 268,3 292,18 306,2 345,25.32 354,30 C 314,21 358,7 362,1.22 474,5.36 485,4

Hirse κέγχρος A 197,11 339,13 C 365,35f. (dicke) A 197,30; *vgl.* 23 (heiße) 207,8 (hat eine trocknende Kraft) 197,40

hirsekornähnlich κεγχρώδης (Krankheit) A 254,26; *vgl.* +C 363,31 365,21.31.33

Hirsemehl A 197,32ff.

Hirt ποιμήν C 433,3

Hitze θερμότης (der Jahreszeit, Witterung) A 156,8.26.30.31 158,11 159,40 192,12 254,2f. C 455,26ff. 458,6 478,32 490,17 (des Natron) A 404,4; *vgl.* 193,14ff. (von der Thapsia erzeugte) 210,7 (im Körper) 156,12f. 157,32.45 158,18.26 195,1 199,42 200,13.28 226,37 238,33 246,13.16 288,19.30 291,33 355,7 385,14ff. 397,13 404,43 408,18 C 313,2ff. 318,24 326,4 376,25 384,33.38 424,45 482,5 (im Gehirn) A 169,11 (im Gesicht) 262,1 (im Kopf) 262,5 (im Magen) 291,27 Fieber, die mit starker H. verbunden sind 180,21 H., d. h. leichtes gelindes Fieber 203,1 (in der Art des Fiebers) C 457,30 (des Fiebers) B 56,34 (welche von der Macht des Zornes kommt) A 361,24

hitzig (Geschwulst) A 306,19

hoch +μετέωρος (Atem) A 245,9.25.33 252,3 ἄνω, ὑψηλός (Stelle, Ort *u. ä.*) 245,30 272,37ff. 318,17 325,14 C 395,19 459,8 höchstes Maß von Unruhe A 392,33 hohe Abstammung 400,19 (Ansehen) C 490,30

hochrot (Farbe der Haut) C 368,14

Hode ὄρχις A 174,23 185,5.19.21 336,34 351,29ff. 352,6ff. 386,7ff. 388,5ff. C 300,19.21 die -n umgebender Hautteil A 174,10

hoffen ἐλπίζειν A 195,41 365,9 391,43 C 419,29

Hoffnung ἐλπίς A 343,7.12 C 425,30 460,13.16

Hoffnungslosigkeit C 460,14ff.

Höhe (des Fiebers) A 165,10

Höhepunkt ἀκμή (der Krankheit *u. ä.*) A 163,22ff. 164,3 166,21 171,23 366,1.3 C 300,16 451,16 469,36f. 470,15.29 490,20 (des Lebens) A 355,5 (des Mannes) C 465,6; *vgl.* 466,11

hohl κοῖλος (Augen) A 372,26 (Stelle außen am Hals) 243,4.15 (Gegend um Nabel und Unterleib) 372,35 (Seite der Leber) 312,31 (Vene) 173,29 174,3.13 236,22 237,1 314,19.31 315,34 316,21.41 318,15 321,2.10.41 323,27 C 405,7

Höhle σπήλαιον C 445,19.21 (bei den Lippen) κοιλία 351,23

Hohlraum (im Körper) κοιλία, κοιλότης A 174,33f. 184,6 317,40 374,25 C 334,6 336,25ff. 337,13ff. 377,25.29 381,25ff. 392,19.22 394,15 405,34 421,26 435,17

Holz ξύλον A 184,15 401,19.21

Honig μέλι A 193,32 287,26 399,6ff. C 500,21.22.25

Honigwasser μελίκρατον A 376,19 C 292,30 365,10

hören ἀκούειν A 181,30 211,31 341,6ff. 400,22 C 243,31 287,20 473,28.36.40 494,20

Hörer A 347,2 400,16

Horn κέρας A 184,32 185,33f. C 392,20.23 394,5

Huf ὁπλή A 184,32 360,1f.

Hüfte ἰσχίον A 273,14.15.18 337,5 344,14.17 C 311,26 360,41 361,27 der breite Knochen zwischen den -n A 314,1.9 315,23 320,24 335,21.24.41 337,3 Schmerz in den -n 227,38.44 228,5 373,22.28 B 56,13 C 300,13 361,4.14 388,14; *vgl.* A 228,31f. 396,7 C 351,24 Betäubung in den -n C 361,12.23

Hüftknochen μηρός C 380,5

Hüftkranker C 360,41 361,3
Hüftpfanne κοτύλη C 379,41.43
Hühnchen C 356,15
Hülle χιτών, ὑμήν A 224,41f. 229,33.37 236,4.10.11 238,11 248,15.18 337,8.17.19 356,40 395,30.39 C 381,11 392,19ff. 394,5.9.14 422,11f. 435,15 (die über den Bauch ausgebreitete) περιτόναιον A 188, 27.29 189,4ff. 236,8 286,18 311,41 314,33
Hund κύων A 359,13 401,29 C 244,4 466, 31.33 494,39
Hunger (Hungersnot) λιμός, πεῖνα A 184,9 210,43 339,16 340,9.15.42 357,12 C 219,21 328,27 329,2ff. 330,3.26 414,13
Husten βήξ A 166,24 173,1ff. 179,44 180,4 204,19 205,3.6 206,24 241,4f. 260,4 268,23.29 286,34 389,31 390,2.6.8 C 269,35 348,6 365,40 383,27 386,25 387,9 389,30.34 429,3ff. 430,3 433,35 435,10 436,37 448,23 455,8 502,12f. Arzneien, welche den H. treiben 337, 33 den H. auswerfen A 229,44 (entkräftend) C 427,14ff. 428,1.3.10.12 (reif) A 268,18.30 (trocken, geringfügig) C 428,29.36.38 429,5.43 430,7.14
husten βήσσειν A 206,24.28 259,8.15 C 435,12.14.18
Hustenanfall C 428,29
hüten (sich vor) φυλάττεσθαι A 282,30 294,31 C 244,28 356,4
hyazinthenfarbig ὑακίνθινος (Geschwulst) A 306,43
hydropisch ὑδρωπικός C 421,8
Hydropsie ὕδρωψ A 348,2
Hypochondrien ὑποχόνδριον A 271,38. 41 272,7.16.27.36 273,9.25 279,33 280, 7ff. 286,31.33.42
Hypothese ὑπόθεσις (*neben* sicheres Wissen) A 221,11

i ι A 175,23.26.27 197,17.19 Jota 299, 18.43
Ignorant (in der Medizin) C 437,34
impotent (*neben* keusch, steril) C 431, 31 432,5
imstande* i. sein A 228,25 276,6 336,38 352,38 nicht i. sein 159,7 219,11 226,22 277,42 C 391,43 447,41
Inhalt (in den Gedärmen) A 288,3 (des Sitzes der Krankheit) 397,30f. (der Worte) 180,8 319,43 389,31 C 268,16 456,8 470,27 484,43 501,15 (des Zwerchfells) A 328,1
innen* ἔνδον A 157,14.23 242,32.36 258, 30 C 361,36.39 366,40 414,29.35 422,37 Atmung nach i. A 274,38.40 275,4 278, 40 C 313,7 443,36 von i. 289,22 290,35 291,2.5.32.40 Arzneiverwendung von i. A 375,10; *vgl.* C 376,29
Innenseite A 174,8 293,12
innerer* (Geschwulst) A 271,3 395,26 (Organ, Glied) 191,11 200,41 258,36 260,45 das Innere 173,31 190,34 243,8 254,34 C 302,23 303,2.21 417,33 (der Brust) 435,14 (der Dünn-, Dickdärme) A 160,7.9 (der Erde) 313,8 (des Herzens) 317,3 (des Knies) 209,43 (des Wirbels) 242,34
Intellekt νοῦς A 208,27 209,1
intelligent A 347,25
Intelligenz C 496,8
intermittieren διαλείπειν (Fieber, Krankheit) A 365,26 C 469,34 481,29 482,1.23
Interpretation C 436,14
irre (reden) παραληρεῖν A 206,29 (werden) 238,38
irren* ἁμαρτάνειν, σφάλλεσθαι A 156,20 210,35 297,40 298,1 C 292,30
Irresein (Irrsinn) A 263,17 305,33 306, 15.17.32 308,15 385,13.24 C 427,7

Jagd C 494,35.39
Jahr* ἐνιαυτός, ἔτος A 161,8.27 162,1f. 254,29 255,24 C 374, 24ff. 383,8ff. 464, 7ff. (der Entscheidung) A 378,43 379, 3.11.28.35 (ungerades) 382,41
Jahreszeit ὥρα A 5,2ff. 155,21 156,43 159,26ff. 162,3.4.35 191,35 250,37 251, 27 267,30ff. C 382,27 383,5ff. 432,31 435,33f. 436,11ff. 437,4ff. 439,28 452,11 462,40.43 463,3.5 466,42 468,22.24.33.34 470,37 488,29 490,28
+jähzornig ὀξύθυμος A 354,20.24 355, 1.37 360,37.39 361,12ff. 384,22 C 426,33
Jucken κνησμός A 157,16.40 158,8.21 200,40 209,43 254,33 260,41
jugendlich A 222,29 C 466,13.26 498,24 501,20
Jugendzeit ἡλικία C 465,7.8.42
Jugularvene A 173,30 317,30 323,18
jung νέος A 180,22 264,16 303,16 401,6.18 C 356,21 430,27.30 439,23 504,3
Junge der J. A 307,44
Jungfrau παρθένος A 204,16.20.30 263,7
Jüngling νεανίας C 463,44

K ϰ A 234,3 C 365,38

kahlköpfig φαλακρός A 185,22 348,22.34 350,8 351,7.17 352,41 353,1 363,44 364,15ff. 384,24.39

Kahlköpfigkeit φαλακρότης A 351,8.15

kalt ψυχρός A 218,20 219,15ff. 220,13.23. 31 234,38.40 246,4 257,17.23.33 258, 14.26 260,37f. 275,10.14.17 278,18 293,2 346,31 348,9.15 350,3 384,29 389,40 392,24 393,24 394,15 395,22 397,9 C 250,8 305,26 306,2.8 311,14 333,10.11. 12.14 335,38 368,19.28 370,34 383,3 403,9 439,31 454,10 456,31.40 457,11.12. 13 459,14 472,2 486,41 497,22 die Frau ist ihrer Natur nach kälter als der Mann A 292,41 (Blut) 389,37 (Extremitäten) 212,7 249,25 C 440,15.27 459,7 (Geschmacksempfindungen) A 194,2 (Heilmittel) 194,41 219,3 (Jahreszeit, Luft, Tage, Witterung *u. ä.*) 5,2 162,5 251,14 254,30 258,12ff. 260,21.24 267, 34 291,29 302,29 374,5.18.19 C 382,23 407,30 445,12 456,33 457,28 (Krankheit) A 348,1 C 427,8 456,44 506,9 Phlegma ist der kälteste der Säfte A 5,1 (Säfte) 243,40 244,11 247,27 251,22 252,27 393,26 C 336,38 479,12 497,23 505,29.31.32 (Schüttelfrost) A 289,11 (Schweiß) 212,8 C 450,36 451,26 (Wasser) A 219,12 374,2.4.6.10 376,25 392, 9.16 C 489,39f. 490,19.24

Kälte ψυχρότης A 4,25 5,20 210,43 218, 43 219,8 267,38 406,25 407,24 C 245,3 432,16.22 455,28 456,28 458,6 468,35 472,30 (im Körper) A 183,30 194,22 217,17.39 218,11.40 226,26.37 228,5f. 229,35 239,3 243,41 247,24 258,37 259, 29 260,3.26 275,11 278,44 279,20 344,23 346,17.18.20 347,15 350,6 351,1 385,10 389,39 403,35 C 308,27f. 318,18.20 409, 3.16 420,25 425,12.22 454,7 459,8 472,6 481,25ff. 482,25

Kamel κάμηλος A 232,10 358,19

Kamm λόφος (des Hahnes) A 184,33 185,7.14

Kanal ὀχετός (durch den Nerven gehen) A 333,38.40

Kaper κάππαρις A 210,42

Kapitän κυβερνήτης der Arzt muß es wie ein K. machen C 475,7

Kapitel A 184,30 257,24 398,45 C 295,3 335,15 394,20 402,24 463,25

Karbunkel ἄνθραξ, ἐρυσίπελας A 155,25 156,3ff. 157,2ff. 158,13ff. 162,9 206,14 224,1 C 416,43

kastrieren εὐνοῦχος A 185,6ff.

Katarrh κατάρρους A 198,38 260,10 C 390,8 -ausfluß A 193,26

+Katzenjammer κραιπάλη A 404,25ff. 405,7ff.

kauen τρώγειν A 401,26

Kehle +λαιμός, λάρυγξ A 286,7.15 312,41 316,43 374,21ff. 376,25 C 330,14 396,39 428,32

Kehlkopf λάρυγξ A 166,3 181,12.27 186, 30 242,31.36.37 246,20 277,42 278,7.41 358,25 368,23 374,24 384,31 C 365,41 381,35 386,32 387,24 390,5 397,25 399,39

Keimdrüse ὄρχις A 172,37 173,23.25 179,32.35.43 180,3

kennen* A 158,1 199,13.22 202,14 205,26 206,34 207,11 k. lernen 346,42 C 287, 27 377,37 406,32

Kenntnis* ἐπιστήμη A 158,37 197,22 261,24 314,37 328,9.14 359,25 C 329,16 373,15 461,3 492,34 493,4.9

Kennzeichen σημεῖον A 189,38 346,42 C 433,3 465,41.45 → Anzeichen

Kerzenlicht bei Mondschein und K. nichts sehen (*d. h.* nachtblind sein) C 387,11 390,31 392,8

keusch (*neben* impotent, steril) C 431,31 432,4

Kiefer γνάθος A 186,12ff. 243,34 248,11 249,22 259,26 260,27 393,17

Kiel (von derselben Bedeutung wie das Rückgrat für den Körper) A 360,18

Kind* τέκνον A 179,28 223,36 346,32 381, 29.35.36 C 306,3 391,18 393,6.7.8 Verlangen nach einem -e A 401,11.25.33 (männlich, weiblich) 231,2f. 297,43f. 298,4ff. 344,9 (das mit sieben Monaten geborene) 367,18; *vgl.* 295,40 (mit acht Monaten) 178,33.35 179,25.37 (mit neun Monaten) 300,29 367,19; *vgl.* 296,3 (mit zehn Monaten) 367,20 Abort von -ern 198,37 (Abgang eines sechzig Tage alten) 221,3.18.22 222,2 223,4

kinderreich C 506,31

Kindesalter C 463,41 464,6

+Kirsos κιρσός A 175,22 179,6 197,15 386,10

Klammer Zusammenstecken mit -n (*neben* Nähen mit Faden) A 289,44

Klang C 444,16.18
klar* σαφής, δῆλος (Beweis) A 200,24 (Darlegung) 242,21 (Sinn) 174,39 175,7 C 370,13 428,22 (Worte, Angaben) A 329,43 330,27 C 290,14 klären A 227,42 C 454,12 zur Klarheit bringen, gelangen A 190,36 C 368,1 440,33 klarlegen, -machen, -stellen A 169,29 177, 17 193,22 319,25 329,30.33.36 → deutlich
Klasse γένος (der akuten Fieber) A 165, 38 (der Körnerfrüchte) 339,10
Klaue χήλη A 184,32 360,2
klebrig γλίσχρος (Flüssigkeit) C 398,27 (Säfte) 475, 31 479,12 (Schwellungen) 475,25
Kleid ἱμάτιον, σκέπασμα A 238,42f. 239,2 258,22 407,27.29 C 425,3 486,42 Kleidung 484,22 Bekleidung A 258,21
klein* μικρός (Atmung) A 245,26 274, 17ff. (Körperteile) 177,43 186,20.25 316,12.17 346,19.36 360,21ff. (Pulsschläge) 212,12 (Volumen) C 418,34
Kleinheit (des Atmens) A 278,20 (des Fötus) 227,6 (des Halses) 358,16 (der Pupille, Augen) C 393,22 394,16 (der Venen) A 315,1 320,30
Klima (wechselnd) C 432,15
Klystier κλυστήρ A 287,4
Knabe παῖς, παιδίον, μειράκιον A 308,9 370,9 376,26f. 388,9 C 356,24 416,42 417,9 463,3 464,8.10.32 494,40
Knabenalter C 463,41
kneten πιέζειν A 398,2ff. C 398,13ff. 399,12ff.
Knie γόνυ A 209,12.24.33.43 210,4 339,44 345,10 396,7 C 423,14f.
Kniescheibe ἐπιγονατίς A 340,4
knirschen βρύχειν (mit den Zähnen) C 459,6
Knoblauch σκόροδον A 400,32ff. C 478, 33 479,3.7
Knochen ὀστοῦν A 185,25 210,3 288,26 298,15 303,12ff. 337,15 395,38.42 C 335,27 377,22.36 379,16ff. 380,18ff. 381, 1.20 394,1 422,20.28 das Trockenste im Körper sind die K. 394,2 (gebrochen) 422,14.30 (lambdaähnlich) A 186,18.21. 26 (vorn an der Brust) 323,32 387,34 (der Finger, der Handwurzel) C 380, 11f.; *vgl.* 14 (der breite zwischen den Hüften) A 313,43 314,1.6.8 315,23.37 320,24 335,21.24.41 337,3 C 379,39f. 380,6 (die beiden, die die Hüftpfanne bilden) 379,41 (Kniescheibe genannter) A 340,4 (die beiden des Unterschenkels) C 380,3 (der Wirbelsäule) A 314,2 (des größten Wirbels) 330,6.8 332,7ff.; *vgl.* 331,26 → Hüft-, Kopf-, Oberarm-, Oberschenkel-, Schulter-, Unterarmknochen
Knochensubstanz A 298,35f. 303,30
Knorpel χόνδρος C 335,27 381,11 (schwertähnlicher am Ende des Brustbeins) A 173,32 323,34.40
Knoten (*d. h.* Schwellungen an den Drüsen) C 405,14 Knotenbildung 436,3
knotig (Anschwellung der Drüsen) C 401,3
kochen ἕψειν, πέττειν (Bohnen, Hirse *u. ä.*) A 193,35 197,34ff. 265,39 266,5ff. 267,5 377,6.15.31 399,8 C 269,32 (*im Körper*: Krankheit, Säfte *u. ä.*) A 159,6 203,23 240,25 249,5.7 253,33 259,40 406,12 B 55,22 C 72,6 296,2 375,41 419,8 425,1.7 434,29.33
Kochung πέψις A 169,22.28.30.32 170,31 196,41 197,4 203,19 240,22.26 252,16 253,34f. 260,10 397,22.26.31 404,42 B 56,9 C 424,45 504,3
Kohl κράμβη A 405,9
Kolik κωλικός, στρόφοι A 195,22 C 436,8 476,26 478,31 479,1.2.7.10 480,12 497,21 Kolikschmerzen A 207,1.12.21.26
Kolon κῶλον (*d. h.* die unteren Eingeweide) C 311,23 361,16
Kommentar → Namenindex Frühere, Galen, Heraklit, Herakleides, Lykos, Marinos, Rufus
Kommentator → Namenindex Erklärer
kommentieren → erklären
König A 212,41 C 415,18 487,9
Königreich (-herrschaft) A 341,29.31
Königssohn A 208,21
Konjektur C 496,5.7.16
Konjunktion σύνοδος (von Sonne und Mond) A 371,14.24.29.31
Kopf κεφαλή A 169,9.17 180,24 182,1.6 185,23 186,1 193,27.29 195,13 198,38 251,20.22.24.31 255,2.4 261,32 262,5 263,14f. 269,6.8.9.34 282,32 302,11 303,5 306,20 314,15 331,17 333,38 337, 32 356,14 357,27.38 360,19.21 361,8.40 362,36ff. 363,7ff. 364,15ff. 374,19 376, 25.28 404,27ff. 405,22 406,17.39 408,30

C 72,1.10 314,25 364,2 365,42 369,20.28. 29.31 370,1.12 374,20 375,9 379,16ff. 380,24f. 386,19 ff. 387,2.8 388,1.10 393,2 403,9 411,38 421,42 422,14 455,27 505, 27 Haut des -es A 351,10 Schwellungen am K. 389,6 (Schwere) 262,28 C 434,30 (spitz) 498,16 – (des Geschwürs) A 289,5 (des Oberschenkelknochens) C 379,43 (der Schlagaderöffnung) A 325, 22 (der Speiseröhre) C 397,8

Kopfdruck A 405,23

Kopfhaar A 185,20

Kopfknochen A 331,23.29 C 421,45 422,18

Kopfkrampf C 364,1

Kopfschmerz *κεφαλαλγία* A 194,29.32. 44 195,1.6 404,26.32.34 405,20.21.24.26 C 292,8.34 500,3

Koriander *κορίανον* A 404,6

Korn (Körnerfrucht) +*ὄσπριον*, *σῖτος* A 338,42 339,2ff. 340,23 Pusteln ähnlich den Körnern des Kenchros C 365, 35f.

Körper *σῶμα* A 4,13ff. 5,6ff. 155,17.23 157,8.13 158,13.16.19 159,1ff. 161,18 162,7 165,28 171,32 172,8.9.12 177,30 180,22.38 181,6 183,29.39 184,3ff. 185, 43 189,34.39 190,14ff. 191,1ff. 192,3ff. 193,23 194,21 196,5.11 199,37.42 200, 14.16 201,9.33 203,2.4.23 204,16.21 206, 17 209,35 210,20 f. 214,7 217,30.39.40 218,11ff. 219,1ff. 220,24.25.30 222,17ff. 223,37 224,5.12 226,40 230,3.33.40 239, 4.5.6 240,35 243,5.8 247,8 248,26 251, 40f. 252,28.33 253,32 254,15.27.35 257, 16 258,4ff. 259,15ff. 260,2ff. 261,9.28 262,3ff. 264,12.20.40 265,1.2.3 266,34 267,15.26 269,7 273,15 276,31.34 281, 6ff. 282,32ff. 284,42 289,13 291,38 292, 8ff. 293,1 298,28 302,31.34 303,12 304,6 307,26 312,17.23.30 313,3.25.31 320, 42.43.44 321,1ff. 324,34 328,44 329,16 330,22 332,17 337,14 338,25 339,25.28. 38 340,8ff. 341,10ff. 342,3ff. 343,4ff. 344,18.32 346,1ff. 349,25.30 350,42 351, 3 355,21 356,7.11 357,29 358,3ff. 360, 15ff. 367,27 372,15.20.22 373,4.37 376,5 377,3.10 384,18.19.21 386,37 388,41 389, 5.37 390,33.42 391,18.23.28 392,14.40 393,18.26 394,16 395,32 396,6 400,1 406, 30.38 C 72,22 243,19 245,9 f. 250,5 267, 32 268,29 269,6.10.12 270,6.7.8 287,9 289,20 290,16ff. 291,11ff. 292,2f. 293, 16ff. 295,9.10.22 296,1.5 297,21.29 299, 24 302,22 303,2ff. 306,2 313,27 318,18f. 326,8.17.20 329,32 333,11.13 334,4 335, 40 336,11 337,24 347,3 351,16 356,5.7.11 357,32 358,10.15 359,34 360,6 361,22 363,5.6.30 365,29 366,10.40 367,23.41 368,17ff. 369,6.24 370,34 371,13.15.17 372,18 379,35 380,32 381,11.15 382,15. 21.41 383,41 384,12ff. 386,19.35 387,2 389,24 394,2.10 395,5 396,33 402,42 404,4.9.11 405,31 406,42 407,1f. 408,14 409,3.15 410,34.38 411,27 414,5ff. 417, 6.33.34 418,40.45 419,1.7 420,24 421,36 425,13 427,1.15 428,8 432,19.23 436,16 437,33 438,20 439,10 443,33.35 445,11 446,29.31 448,16ff. 449,39 450,1.20 451, 1ff. 453,22.40.42 454,23 455,2 456,11ff. 457,1ff. 465,5.8.21 466,6ff. 467,18ff. 468,1.17 471,39.41 472,11ff. 473,20ff. 475,15f. 477,37 478,34 479,9.11.13 481, 39 482,2ff. 486,11.25.41 487,1 488,6ff. 494,14 496,29 501,17 502,15 504,29.33 505,30 506,2 507,16.19.20 wie die Mauer die Stadt und die Wände die Häuser umgeben, ebenso umgibt die Haut den K. der Lebewesen A 311,29 (fest) 180,36f. C 326,16.24 (der Tiere) A 185,37 312,24 359,33 C 466,34 (des Herzens) A 218,26 (des Magens) 218,28; *vgl.* C 392,22

Körperbewegung C 457,25

Körperfläche (äußere) A 258,7

Körperhälfte A 302,15.17

Körperkraft A 156,35

körperlich A 160,17 222,24 C 372,39 498,14 (Abgänge) A 172,5 (Anstrengungen, Übungen) 260,36 C 318,23 330, 20 331,15 357,30 456,25.41.43 484,25 (Krankheiten) A 208,33 392,38 (Organe) 338,14 (Schmerz) C 486,5 (Zustände) A 261,36 C 426,43

Körperteil *μόριον*, *μέρος* A 172,4.12 175,20 177,30.39.43 184,28f. 185,26.37. 44 186,3.6 187,24.36 194,34 195,19 196,3 220,1 231,19 240,8.11 280,11 297,37.42 298,27.33.34 303,23 307,41 329,38 337, 16f. 341,42 342,7 376,8.10 389,3.9 392,8 C 357,38 377,24 378,10 381,14.28.30.31 386,20 427,18ff. 428,1.10.13 432,28.30 435,29.35

Körperzustand A 267,23 C 463,6

Kot *κόπρος* A 172,6 287,40 288,6f. 396, 33 398,15 C 291,17 411,18 449,9 496,

32.39.40 (schwarz) 480,6f. (zäh) A 287,33 (wird erbrochen) 396,34
kotartig κοπρώδης A 287,42.45 288,2.5
Kotyle κοτύλη 8 -n Milch A 399,41 400,9
Kraft* δύναμις A 234,31 276,32 338,39 403,24 B 58,16 C 370,26.36 371,2 372,38 421,20 466,17 467,19 die drei Kräfte (*sc.* die vom Gehirn, vom Herzen und von der Leber ausgehenden) B 58,18ff. (bewegende des Herzens) 57,12; *vgl.* A 218,27 (im Magen befindliche) 218,28 234,36 (der Vernunft) 361,27ff. (erhitzende) 380,3 404,6 (harntreibende) 377,33 (zu verflüssigen) 399,31
Kräfteverfall A 219,10
kräftig ἰσχυρός A 186,5f. 339,36 367,10ff. 385,41 386,4 C 388,13 (Brust) A 384,21 (Halswirbel) 186,14 (Pferde) C 466,30 (Speisen und Getränke) 303,1
+Krähe κορώνη C 432,38.42 433,15
Krampf σπασμός A 305,33.36 306,13 308,15
Krampfader κιρσός A 179,7.23.24.27 197,16 Krampfknoten 351,28 → Kirsos
krank (k. sein, werden, kranken, erkranken) κάμνειν, νοσεῖν, πάσχειν A 190,31f. 199,17 201,30 218,18 222,21.23 223,5 233,15 240,41 245,33.37 246,22.23.30 251,3 254,14 262,39 268,35 269,32 277,5 343,24.30 357,17 376,10 392,7.15 C 245,10 270,7 290,19 326,24 360,7 366,8 367,1 371,13.18 372,2 376,9 399,28.40 400,2 403,3 417,12.32 420,42 429,24 455,2 485,26 der -e, die -en A 157,24 159,16 163,24 164,1.41 168,36f. 169,15.18.23 170,36 171,19.26 181,30 187,34 190,40.42 193,3 196,8.42 198,9.29 199,36 203,25 206,13.20 208,38 211,14ff. 212,3.7.14 215,15.17 233,10.12.13.16 237,16.20.24 238,22.29.34 239,15 241,41 242,12 246,4.27 252,28.33 253,31 256,7 258,11.27.35 260,21.23 261,9 262,1 267,13.22 268,20.24 270,15 271,10.16 273,25 277,7 278,19.22.33 280,8 282,33.37 286,37 287,2 306,31 339,45 342,6 357,16 365,1.29 370,28 372,37.39 373,3.9 375,21.41 376,18 380,27ff. 381,11 382,29.39 391,17 392,23.34 393,3 396,40 398,6 400,6 402,7 406,17.22 407,13.20.26 B 55,11 56,2.21 57,4ff. 58,5.17.23 C 102,17.31 287,19 306,4 329,1.13.16 334,33 348,8 356,2.4 359,4ff. 360,33 362,12.37 363,21.23.32 364,21.39 365,6ff. 367,14.16.19 369,39 372,22.24 373,9 374,35.37 376,14 382,5.12 384,16 388,12 389,20 390,32.37 396,27.41 397,1.2.15 399,18.23 402,17 408,40 414,31.39 417,24 421,24 429,39 430,23 437,5ff. 439,27 444,22 446,38 447,15ff. 448,4.13 449,13.30 450,15 451,9.11 452,41 454,37 456,5ff. 458,14ff. 459,2ff. 461,37.38.40 462,7.10.41 465,29 467,30.38 468,1 471,15 478,9 483,39 487,19 489,13ff. 490,7ff. 491,3ff. 492,7 493,3ff. 494,2.43 495,1.34.39 496,28.42 497,28 499,36 504,27.36 505,7.9
Krankengeschichte C 385,8
krankhaft (Zustand) A 355,41
Krankheit (Erkrankung) νόσημα, νόσος, πάθος A 4,4ff. 5,8ff. 155,14ff. 158,40 159,16ff. 160,17ff. 162,1.6.29 163,2ff. 164,3.16 165,17.40 166,2ff. 167,1ff. 168,3ff. 169,26ff. 170,29.35.37 171,11ff. 173,24 175,19ff. 176,41 177,28ff. 179,5.44 180,15.36 181,3.37.38 187,24.34 190,34 191,36.43 192,1.6 193,4 194,28.40 195,4.5.20 196,10ff. 197,1.2.4 198,2.7 199,11.15 203,18ff. 204,32 206,16.18.19 207,22.38 208,13ff. 217,10 219,25.26.41 220,3.13.25 222,26.29 223,6 234,19.23.37 235,33ff. 236,4 237,33.39 238,24 239,27 240,20.24 242,19f. 244,23.34 245,35.41.42 246,11ff. 247,25.28 248,32.34 249,27 250,39f. 252,14.24.26 253,2ff. 254,5.6.26 255,25 256,2f. 258,39 259,21.22.33 260,6 263,8.19 266,39 267,17.21 268,27ff. 269,2 270,20.22 271,11ff. 272,1 276,36 277,6 278,3.35 279,31 280,4ff. 281,7.42 282,1ff. 284,7 288,16.18 307,9 308,2 341,1 343,30.33 344,24ff. 345,5.43 346,2.12 348,1ff. 349,30.37 350,41 352,15.36 353,2 357,12 363,22f. 364,37.38.43 365,12ff. 366,1.3 367,41 368,7 370,17ff. 372,21.28.40 373,10ff. 374,37.38.43 375,1ff. 376,1ff. 378,5ff. 379,14ff. 380,5ff. 381,10 382,18 383,14ff. 386,20 388,11 389,13ff. 390,32 391,11ff. 392,2ff. 395,25.33 396,32ff. 397,15ff. 398,9.16.23 399,15.41 400,31 404,14 405,22 B 55,15.23 56,2ff. 57,3.30 58,9 C 72,5.8.10 73,11f. 102,16ff. 103,17 253,8ff. 268,30.33 269,3ff. 270,4 290,34 292,5.36 293,1 300,23 305,19.20.25 306,1.3 326,15 333,6.13 334,27.32 335,7ff. 336,23.26 337,13ff. 350,17 351,13ff. 359,5ff. 360,26.28 361,5ff. 363,16ff. 364,4ff. 365,1ff. 371,37 372,15ff. 374,13 375,5 376,8 383,9ff. 386,

27.29.32 389,19.21.33 390,34ff. 391,20. 23.24 393,5.8.26 394,37 395,4.10 396, 23.35.38 397,2ff. 398,26 399,17.43 400, 20ff. 401,2.34 408,38 409,1.11 414,9 416, 40 417,11.32 418,15 419,39 420,1ff. 422,8 425,6.28.29 426,28.44 427,1.9 429,32f. 430,9 431,2ff. 432,4ff. 433,28.32.36 434,25 435,15.18 436,4ff. 437,20.27 438, 5.17.22 439,6ff. 440,7ff. 441,1f. 443,16 447,35f. 451,15f. 452,1ff. 453,5ff. 456, 2ff. 457,12.15.18 458,9 461,7.41.45 462, 12.39.42 463,2ff. 464,26 465,27.33.37 466,22 467,10ff. 468,8ff. 469,10 470,9ff. 471,13.14.40 472,4ff. 473,2ff. 474,24.31 475,3ff. 476,6 483,15 485,6ff. 487,28f. 488,2ff. 490,23.26.27 491,17ff. 492,25ff. 493,30ff. 494,4.44 495,16.37.38 496,24ff. 497,6ff. 498,8.11.28 503,9 505,28ff. 506, 11.16 Erkrankung A 203,26 231,20 236, 18 239,21.23.25 240,8ff. 241,41 242,26 243,23.36.40 244,19 246,5.20 247,9 248, 27.36 288,22 300,32 375,41 376,24 386,9 390,2f. 393,1 395,30.32 398,11.19 C 364, 20 365,33 376,12 386,35 388,7 395,40 397,7.39 400,18 421,18 425,18 428,28 432,28 434,42 439,18 447,31.35 469,1 472,24 478,17 503,10 507,14 (epidemische, *neben* örtliche) A 3,10ff. 4,2f. 311,8f. C 243,27 471,4 (akute) A 268,26 271,40 272,5.10 283,41 284,2 350,34.36 389,41 B 56,25 57,17 C 351,21 (chronische) A 283,43 372,2.13.18 373,5 B 56,26 C 351,21 435,9 436,39.41 438,6ff. 439,24 451,43

Krankheitsfall C 473,34

Krankheitsstoff A 177,35 397,22.24.27 C 472,23

Krankheitssymptom C 410,24.40

Krankheitsursache C 487,21 498,14

Krankheitszustand A 159,18 199,4 254,12 375,35 376,8.14

Krätze ψώρα A 191,37 224,1 (feuchte, trockene) C 351,19

kraus οὖλος (Haar) C 393,17

Kraut πόα A 190,26f. C 417,13

Krebs γάγγραινα, καρκίνος A 160,20 191, 37 390,22.27 391,32ff. 392,6 C 73,10

Kreis κύκλος A 233,32 die -e (*d. h.* Perioden) C 364,10 Kreisform 364,12

kreisrund A 272,37

Kreuz Wirbel, deren Name K. ist C 379,38

Krisis κρίσις A 159,5.17.20 163,28.31.34. 39 164,3f. 168,32.35.37 169,1ff. 170,1ff. 171,7ff. 176,9f. 177,24.27 178,25ff. 179, 2ff. 195,32ff. 196,15.16.18 203,18.22.39 239,37 240,21.23 253,19ff. 254,8.14 268, 25.33.41 269,4.8.32.43 270,3ff. 281,7 283,9ff. 284,1ff. 285,5 287,28.32 288,7 289,7.22 365,8 370,13 378,26.42 B 55, 13.14.21 C 359,21 383,10 396,35.38 428,3 434,28 469,28 479,25.28

Krisistag κρίσιμος ἡμέρα A 204,34 283, 32.37 365,20.24.31 370,11.28ff. 371,3 380,18 B 55,27 56,8ff. 58,24

krumm (Nasenrücken) C 503,41

krümmen sich k. A 344,13

Krümmung gerade mit einer K. +ἰθυσκόλιος A 315,26

Kruste ἐσχάρη A 156,11.14

kühlen → abkühlen

Kümmel κύμινον A 377,31.35 404,8

Kummer λύπη A 198,39 208,7 406,25 407,23 C 420,32 460,11 486,7 487,7f.

Kunst τέχνη A 350,23 400,41 404,2 C 213,16 243,9

Kupferblüte χαλκάνθη A 391,30.31.33

Kur θεραπεία A 211,45

Kürbiskern dem K. ähnlich A 160,9

kurz* βραχύς (erwähnen, darstellen) A 155,35 183,19 257,25 275,40 C 324,8 416,33.36 (Atmung) A 276,14 278,45 (Hals) 358,31 359,9ff. (Krankheit) 169, 37 (Leben) C 465,28 (Zeit) A 164,42 165,6 166,26.28 168,31

+kurzatmig βραχύπνους A 277,11.15.20. 36 278,21.24.31.45

Kürze βραχύτης A 155,31.33 221,4 278,12 279,17 330,30 331,8 358,1 359,26f. C 291,23 368,30 419,24

L A 244,42 λαβδοειδής (Knochen) 186,17. 21.26 (Naht) 331,24.30

Lage* θέσις (der Vene *u. ä.*) A 319,24 385,38 386,13 σχῆμα (*sc.* des kranken Gliedes) 289,36 290,4.28 291,1.7 (= Art zu liegen) C 459,4.20.22 → Stellung – διάθεσις A 212,38f. C 451,11 459,33

+Lager κοίτη, κλίνη C 419,37 420,2 458, 17 459,12ff.

lähmen (lahm werden, gelähmt) ἀπόπληκτος A 204,24 248,17.18.33.35 249,23 302,16

Lähmung ἀποπληξία A 262,30.33.38 302, 13 C 388,17 → Seitenlähmung

Laie ἰδιώτης A 209,24 245,10 375,39
Land χώρα, γῆ A 3,14ff. 4,1.20 155,22 250,14 280,29 340,17.20 C 364,18ff. 490,28 (warm, trocken) 364,26 Perinthos ist eines der gesündesten Länder A 163,3f. → Namenindex Asien, Attika, Libyen, Palästinenser, Thrazien
lang* μακρός (Ausführung, Untersuchung u. ä.) A 296,15 346,41 357,2 393,42 C 213,8 270,11 (Hals) A 358,36 (Krankheit) 203,27 235,35 das männliche Kind hat eine längere Tragdauer 298,4
+langatmig μακρόπνους A 275,25.27 276,11.40 277,15.19.22 278,20 279,10
lange* πολύς, συχνὸς χρόνος (dauern, sich hinziehen) A 181,8 279,14 399,17 B 56, 25 C 389,23 langandauernd sein 427,35 sehr l. dauern A 285,6
Länge* μακρότης (der Beine) A 358,36. 38 359,5f. (der Köpfe und Hälse) 182,1 358,35 359,5.7.11.29 360,5 (der Wirbel) 359,30 360,7 (der Ausführungen) C 288, 4 (der Krankheit) A 159,21 372,20
länglich (Leber) A 286,28 (Leberschwellung) 240,4
langsam βραδύς A 166,26.30 168,31 297, 38 361,17.30 C 447,17 463,8 465,5ff. 466,11f. (verdaut werden) A 339,22 377,16 dumm, l., träge C 427,7
Langsamkeit A 361,26
langwierig χρόνιος (Krankheit) A 165, 36 173,25 271,17 372,2.18 B 56,26 C 438, 5.7.11.16 451,43 474,30 Entbindung von weiblichen Kindern ist -er A 231,4 344,9 → chronisch
Läppchen (des Hahnes) A 184,33 185,7 (der Lunge) 316,12
Lappen → Leberlappen
Last βάρος, ὄγκος A 226,33f.
lasten βαρύνειν A 214,30
Laster (geheimes) C 467,2.7
Lattich (Farbe) A 251,8
laufen* τρέχειν (Wettläufer) A 342,42 – ῥεῖν (Blut) A 289,39f. C 72,12f. 292,26
Laut φθόγγος A 244,34.40.41 245,1 C 446,41
Laute (schlagen) C 484,14
leben ζῆν A 178,35 179,18 208,22 294,4 312,20 381,36 401,18 C 365,35 394,10 399,11 412,37 413,37 415,19 418,40 443, 35 446,30 461,21
Leben ζωή A 329,41 333,24 350,22 355,5 360,17 402,21 C 269,30 287,11 334,22 348,8 413,28 416,9 425,12 463,37 464,2 465,28 466,23f.
Lebensabschnitt C 464,6
Lebensalter ἡλικία A 5,29 C 463,10.34. 36 464,6ff. 465,4.13.17 466,21.28 470,37 501,21
Lebensdauer A 166,29f. C 465,29
lebensfähig (Embryo) A 178,38
Lebenskraft ζωτικὴ δύναμις A 240,5 B 57,5 C 363,3 408,16 438,10.15
Lebensweise δίαιτα A 5,29 181,26.32.35 203,10 207,21.35 209,36 212,31 267,28 303,6.8 C 363,22 364,5.8.37 415,6 442, 31 443,1.4 466,38.40.44 475,4 484,4ff. 491,17ff. 492,5 (gute, rechte u. ä.) A 224,13.26 C 437,26 494,15 (schädliche, schlechte u. ä.) A 5,35.39 C 363,29.34 395,8 467,3 468,13.18 (feuchtmachende) 401,36 (trockene) A 297,16.18
lebenswichtig C 366,24 457,9.11.18
+Lebenszeit βιοτή C 299,24 300,3 412,30
Leber ἧπαρ A 185,29 199,18 216,17f. 217,26 236,21 237,1 240,6 252,38 256,9 312,2ff. 313,26ff. 314,21f. 315,39 316, 5ff. 317,7 318,43 320,2 321,6ff. 322,1ff. 323,1 325,27.35 333,13 334,39 335,8 337, 36 350,27 385,38.42 386,2 389,36.39 C 292,16 382,11 503,17.21 (erzeugt das Blut aus den vom Magen in sie gelangenden Speisen) A 191,4.20 (Sitz der Begehrungskraft) 361,43; vgl. B 57,20 58,21 (Wurzel der Venen) A 313, 33 321,38 C 380,30 (Krankheit, Schwäche) A 190,15.19.31.35 191,4.12.23 198, 37 216,13 217,17 236,19 261,8 C 363,44 (Schmelzung) 292,13 (Schwellung) A 240,2 256,8 271,16 286,25f.
Lebergänge A 400,39.42
Leberlappen A 321,6ff. C 502,21ff. 503,1ff.
Leberpforte A 313,27 321,23.27.40; vgl. 6.31.33
Lebervene A 314,20.22 315,16.19.36.41 316,1.22.36 318,37.42 319,44 320,16f. 323,12 326,23.33.34.40 327,4.36 336,9 C 405,3
Lebewesen* ζῷον A 184,28.31 200,14 311,30 313,26.34.35.38 C 72,22 270,8 466,36 467,9 505,30
+Lebrige ἡπατῖτις C 404,34.37.39 405, 4.8.45 406,13.21.22 407,10.12.14.16

Leder A 351,10
leer *κενός* A 272,30 372,35 C 313,27
Lehm A 214,26
Lehmwasser A 215,3
lehren *διδάσκειν* A 172,15 212,6 340,38 352,36 357,13 378,26 C 334,2 388,29 443,4
Lehrer *διδάσκαλος* A 402,14.20 C 413,19f. → Erzieher
Leib *κοιλία* A 214,25 215,26 255,34 266,17 286,41 287,15.19 324,40 390,35.40 395,11.28 C 73,13 308,27 309,6 311,14ff. 399,24 443,37 477,4.11 496,40 (bläht sich auf) A 302,34 (wird feucht) 366,13 (krümmt sich) 344,13 (verstopft sich) 268,36 286,10.12.13 C 496,35.38 505,9
Leibesfrucht *ἔμβρυον* A 294,3.15.26 387,19
Leiche (Kadaver) C 243,28 244,3.10 475,14
leicht* *εὐ-*, *ῥᾴδιος* (zu behalten) A 212,2 (zu heilen) 346,1 347,43 (verdaulich) 214,35.39 405,28 -es, gelindes Fieber 203,1 C 486,8 (Speisen) A 214,27 (Trank) 405,11 l. nehmen, einschätzen 197,21 369,38 C 450,6 491,34
Leichtigkeit* +*εὐφορία* A 210,20.21.31 (der Atmung) B 57,22 (der Bäuche) A 214,28 C 410,2.4 415,22
Leiden* *πάθος*, *πάσχειν* A 226,28 344,32 393,1.29.39 396,37 C 420,36 494,16 ob „Hunger" ein Tun oder L. des Körpers oder ein Gefühl ist 329,31ff.
Leienterie *λειεντερία* A 234,19
Leistengegend A 173,38
+Leitung *ἐκτροπή* A 175,6
Lemma *ῥῆσις* C 253,6 268,11.17 302,21 303,19 355,14.18 361,42 403,35.39 410,32 411,16 422,41 423,1.21 425,23ff. 426,3.5.24 427,28 429,4ff. 430,12.39.40 431,7.10.14 433,11.41 434,35 437,12 439,2 440,29.38 442,12ff. 443,31 445,36 449,2.33 460,31 462,34 463,12.21 464,25 466,3.21 467,25 470,11.40 473,18.31 474,5 476,5 478,23 480,32 481,38 495,20
Lende *ὀσφύς* A 179,31 304,5 336,18.19.22 C 436,9
Lendenwirbel → Wirbel
Lendenwirbelsäule A 315,22 336,13
Lepra *λέπρα* (schwarze) A 191,40
lernen *μανθάνειν* A 358,18 376,23 385,36 401,15 402,8 C 261,18ff. 262,10 269,12.15 356,13.25 373,19 406,31 464,42 469,14
Lesart (Lesung) *γραφή* A 158,1 159,28 164,12 166,39f. 167,1 ff. 170,27 171,40 175,7f. 178,22.43.44 179,8 181,16.22 187,18 200,35 201,22.24 210,21.30 220,37.40 221,4 222,1 223,9ff. 225,6.14.36 230,18ff. 231,8ff. 233,28.38 235,31 237,26f. 265,30 271,23.32 274,29 275,16 277,12ff. 279,1f. 287,42 295,10f. 296,12ff. 297,2.4 299,7ff. 302,26.42 319,11 324,16ff. 326,13 330,4f. 332,6ff. 345,18 362,34ff. 363,28.37 364,35f. 365,27 374,1 376,24 381,16 382,7.10 383,6.9 384,42 395,4 398,1.4.7 B 55,25 C 102,32 103,2 249,30 250,2ff. 269,39 286,29.30.32 288,14ff. 289,5ff. 290,8.11 293,7 295,32.34 297,22.25 299,23 300,2.4 303,14.17 305,26f. 308,25.27 312,26 313,13 314,18 330,33 347,14.16 355,25 358,2 361,2 362,2 371,9ff. 372,16ff. 373,25f. 374,2 375,3.7 377,26 382,28 384,7.11.13 386,34 387,28 395,29.32.44 399,1ff. 400,34 401,5.11.13 402,12 403,23 404,31.33 406,3 407,4ff. 408,2ff. 409,27.32 410,36 411,11.12.31 412,9 413,36.43 414,27 415,14.17.20 419,26.34.35 424,3ff. 427,31.37 428,15 429,1.9.10 433,16f. 435,6.19 436,32.34 442,9f. 449,3.4.30 451,8 452,5.20 453,2ff. 455,36 456,1.18 460,35.41 461,7 462,20ff. 463,29 464,14 467,36.42 468,26 470,5.7 471,28 472,40.42 476,9ff. 477,30 478,18 479,5.26.27 480,16ff. 482,25.28.29 483,32.34 492,3.41 493,20 494,1 495,20 497,3.35 498,3ff. 499,3ff. 501,36 503,4ff. 504,8.40
lesen* *ἀναγιγνώσκειν* alle Menschen haben Verlangen, in höchstem Grade dunkle Bücher zu l. C 413,18; *vgl.* 23f. Buch zum Lesen (*neben* Erinnerungsbuch) A 177,15.19 178,10 213,22 314,39 315,9 C 499,7 Leser A 197,20 198,28 402,24 C 213,20 381,9 394,21 406,30
Lethargie *λήθαργος* C 447,37
Licht *φῶς* A 356,37 C 392,2.31.36.38 393,13ff.
Liebe *ἔρως* A 208,18.20.24 C 487,32 494,10 L. und Achtung *φιλία* A 338,8 *φιλο-* C 338,3 494,28
liebenswürdig *χαρίεις* C 426,31
Liebeskummer A 208,22 C 494,12.16.25
Linderung L. schaffen A 266,25 366,34
Linie *γραμμή* C 364,13.14.16

links* ἀριστερός, λαιός A 173,36 210,25 239,26.28 240,19 243,7 312,2.5 320,13f. 392,34
Linse φακή A 339,14
Lippe χεῖλος A 191,41 192,2ff. 249,22 355,26.33.34 C 351,23 471,34.36 472,7ff. 481,28.31.41 482,14.22
lispeln (Lispler) τραυλίζειν, τραυλός A 354,23.34 355,2 363,44 364,15ff. 384, 23.26.27.32 391,2.4.13 392,20ff.
List πλάττεσθαι A 206,8 207,32.33.37.39 208,9 209,15 212,44 213,1.8
listig A 212,38
Lob ἔπαινος A 207,39 C 262,4 396,20
loben ἐπαινεῖν A 207,34 230,26 349,9 C 293,13.27 305,23 313,13 415,21
lobenswert A 363,26
Loch πόρος (die beiden vom Mund zur Nase führenden) C 455,12 (an der Pupille) 392,18 (im Zahn) 376,16
löcherig (Zähne) C 376,2
locker ἀραιός, χαλαρός (Drüse) C 398, 16.18 405,33 (Haut) A 293,15 C 409,6 (Kiefer) A 260,28 (Zäpfchen) 247,33
lockern χαλᾶν A 291,15 C 418,25.29 419, 1f. 479,12
Lockerung χάλασις A 395,34 C 417,29 418,37 viele Haare sind ein Anzeichen von der L. der Haut A 293,19
lösen* λύειν (Natur die Feuchtigkeiten) A 259,32.35.37 (Fieber und Blutdurchfall die schwere Kolik) 397,28.37 (körperliche Übungen die Hitze) C 318,24 (Betäubung den Schmerz) 361,13 (Frühjahr die Säfte) 432,29 (Wein kalten Dampf) A 393,24 lösende Heilmittel 194,42 306,6 374,39.41 schnell löslicher Saft 306,5 schwer lösbare Mischung C 472,33; *vgl.* A 260,4 sich l. (Fieber) 406,9.11 C 326,21 (Geschwulst) A 306,7 366,11 (Krankheit) 373,22.35 395,34 C 102,18 305,22 (Pusteln) A 224,13 (Stimme) 352,42 368, 1 ff.
Lösung* λύσις (durch Erwärmung) A 273,38 (durch Schweiß) C 360,30 (der Kraft) 421,20 (der Krankheiten) A 364, 43 373,23.24.33 395,33 (der Stimme) 370,6
Löwe λέων A 185,36 303,14 357,37 358,1 359,13 C 393,34.40 465,12 502,31
Luft ἀήρ, πνεῦμα A 4,17ff. 5,36 162,8 189,14 251,13 258,11 356,35 385,39 C 244,1 313,10 358,27.34 392,35 395,14 (eins der vier Elemente) 418,35 (in den Häusern) 395,16 445,19.20.22 459,16.19 (unter freiem Himmel) 395,18 (an höheren Orten) 395,18 L. unserer Städte hier ist dünn 445,18 (Wechsel) A 155,17 257,34 258,5 260,20 C 382,22. 32.41.42 383,4.42 392,29 395,1f. 432,27 (Mischung) A 5,17.38 159,20 161,42 250, 25 254,33 C 415,7 (trockene, feuchte) A 157,7 159,1f. 220,24 250,43 252,32 254, 29 265,41 C 243,12 244,31 395,15 445, 14ff. (warme, kalte) A 251,14 258,12ff. 260,29 278,29 374,5.18 C 445,12 456, 33ff. 457,28 472,30 (dicke, dünne) 445, 13ff. der Atem, d. h. das Eindringen der L. A 238,21 (ein-, ausatmen) 258, 6ff. 274,14ff. 275,8 276,25.30 277,43 278,45 C 313,7 314,23 397,26 432,26 445,10.11.40.42 446,10.11.12 L., die sich im Körper bildet A 259,26 302,29 C 408,32ff. (die die Brust bewegt) A 383, 34 (die sich im Gehirn befindet) C 506,5
+luftreich πνευματίας C 408,28.31 409,34
Luftröhre τραχεῖα ἀρτηρία, βρόγχος A 166,2 186,30 244,26 282,20 358,25f. 374, 26 C 365,41 381,36 390,5 406,40 428,32
Luftzustand κατάστασις A 155,14ff. 156,23.24.39.40 205,3 249,31 251,26.28 C 383,14.17 389,18.22 395,11 407,29 408,21 446,9 468,23 478,39
Lüge ψεῦδος C 448,18
lügen ψεύδεσθαι A 209,18 C 448,14
Lunge πνεύμων A 174,36f. 186,29ff. 187, 2.4 193,29 203,43 230,2 286,36 316,12. 17.19 322,17 352,31 358,26 360,25 390,3 396,12 C 313,1.9.17 314,24 337,32 364, 2.22 381,37 387,8 395,5 421,37.40 424, 25ff. 425,25 432,21.25 433,12.15.18 449, 10
Lungenentzündung περιπνευμονία A 260,5 261,31 262,15.22 263,1.17 365,4 C 386,26.29 429,24 430,10
Lungenerkrankung (-krankheit) C 429,30 (akute) A 262,16 zu -en veranlagt 363,17
Lupine A 339,13
Lust ἡδονή C 444,22 460,13 (an der Jagd) 494,35 (am Streit, Widerspruch) φιλονεικία 338,2 494,36 Lustgefühl A 374,34
luxuriös μαλακία A 210,40
Lynx λύγξ (*Affenart*) A 232,9 358,31.42

M μ A 244,42 299,24.30
Mädchen κόρη, παρθένος A 204,16.30 234,4 344,7 388,10
Magd θεράπαινα A 201,26 Mädchen = Mägde 401,20.38
Magen στόμαχος, κοιλία A 160,28 191, 20.25.26 199,18 206,23 214,25.28.32.33 216,13 217,19.42 218,28 234,36 259,19 266,24f. 291,32 302,30 312,3ff. 313,28ff. 321,40 322,17 324,44 325,27.36 334,43 337,32.35 377,4 393,2 405,27f. C 311,21 336,29 337,30f. 356,9 364,3 381,39 408, 35 414,10 438,8.20.21 448,24 471,16 (Krankheiten) A 198,37 199,15 (Mischung) 292,30 C 496,36 Ohnmacht vom M. aus A 393,4.6 (Schwäche) 261,8 (heißer) 291,27 C 318,15 (kalt gewordener) A 234,38 261,6 (verdorbener) ἀπεψία 207,23 390,1 Blut aus dem Magen erbrechen 282,21 Tiere mit mehr als einem M. 185,32.34
Magenmund καρδία A 160,24.26.34.41 198,31.41 199,5 214,30 227,1.8 335,3 337,33 393,2 C 410,17.27 438,9.12
Magenverstimmung C 481,17
mager ἰσχνός C 414,5
Magerkeit ἰσχνότης A 172,7 184,8 343, 22.27 C 410,34
Magnetstein A 236,35
mahlen +κόπτειν (Arzneimittel) A 265, 39 267,5 grob gemahlenes Brot 210,41
Mahlzeit A 199,10 407,35ff. C 467,6
Mähne A 185,22
Mais A 339,14
Maisbrei C 443,20
Malve μαλάχη A 219,3
Mandel (Schwellungen) C 398,12
Mandragora (Saft) C 376,27
mangelhaft ἀτελής, ἐνδεής (Erklärung, Stil) A 275,30 C 290,29.31 361,14 502,9 (Krisis) A 170,35 283,29 B 55,14 (Selbstbeherrschung) C 490,38 (Zustand des Urins) B 56,18
Mann* ἀνήρ A 174,15.20.21.23 186,1.3 235,19 239,11f. 261,37 263,13 C 394,37 395,5.10.14 396,13 494,10 auf den Höhepunkt des -es gelangen 465,6
mannbar ἡβᾶν, ἡβάσκειν A 174,20 307, 44 C 463,44
Männchen ἄρρην A 185,9ff. 232,20.22
männlich ἄρρην A 174,9 232,8 (Kind, Embryo) 221,3.18.22 222,1.3.4 228,9.11 231,2 297,43f. 298,3ff. 301,34.40 344,9 385,34 387,1.4 -e Tiere, welche zur Zucht verwandt werden C 466,40 das Wort Kenchros ist nicht m. A 197,13
Marasmus μαρασμός C 482,39
Maß* ein M. von vier Fingern A 229,27; vgl. 10.12 (ein erhebliches, reichliches) 314,14 407,4 mit M. μετρίως C 484,41f. 485,4ff. das M. überschreiten A 193,31 289,24 290,8 351,30 369,36 C 370,41 384,43
massieren C 420,15
mäßig (maßvoll) μέτριος C 330,37.40 398,22 422,7 457,25
Maßstab C 391,11 454,14
Mastdarm ἀρχός A 173,16 223,20 315,30
Mater[1]) μῆνιγξ (des Gehirns) C 421,44
Material ὕλη C 380,37
Mauer τεῖχος A 311,28 C 381,3f.
Maulbeere C 398,25
Maulesel C 244,4
Medikament A 339,23 C 370,32
Medizin[1] φάρμακον A 207,16 C 399,37. 38.42 400,11.13
Medizin[2] ἰατρική A 202,13 209,25 210,14 212,6.35 356,6.8 371,37 375,39 400,8 401,9 C 244,13. 23.26 245,1 287,15 335, 17 390,40 391,3.4.11 414,38 437,34 445, 41 464,42 470,23 485,1
medizinisch A 388,4.28 400,7
Meer πέλαγος C 433,2 (Farbe) A 356, 28.36 C 392,28.30.34 das sogenannte „Schwarze M.“ A 356,35 Enge zwischen zwei -en 242,27
Mehl ἄλφιτον A 210,41 407,3ff. C 461,42f.
Mehlbrei A 375,33
Mehlsuppe A 406,42 407,8
mehrtägig (Trockenheit) C 244,34
meinen (Meinung)* νομίζειν A 160, 13.16.19 161,40 163,3 167,27 200,9 342, 16 345,36
Meinungsverschiedenheit διαφωνεῖν A 160,22 277,21.28 293,30 330,42.44 334,32 336,32.36 346,39 357,38 377,13 C 374,1
Melancholie μελαγχολία A 160,16 191, 36 354,17 ff. 355,18.23.25.42 408,39 409,5ff. C 383,26 427,4 462,11 481,9 487,4 505,40 506,1ff.

[1]) „Mutter des Gehirns“ ein spezifisch arabischer Ausdruck, vgl. J. Steudel, Wiss. Zeitschr. der Karl-Marx-Univ. Leipzig 5 (1955/6), 117—119.

Melancholiker C 481,11.19
melancholisch μελαγχολικός C 427,4 447,34
Melone (Farbe) A 341,43
Menge* πλῆθος eine große M. (*neben* der einzelne, die Gesamtheit) A 4,5 die große M. C 475,6 (des Blutes) A 226, 16 227,6 262,1.45 263,14 (des Dampfes) C 369,33 (des Fettes und Fleisches) A 183,26 (des Urins) C 374,10 (der Wärme) A 357,41 (des Weines) 397,11
Mensch* ἄνθρωπος A 358,5 ff. 359,6 ff. C 465,15.17.20 466,25.36.38.39 467,2.3.8 (Körper) A 155,23 161,18 312,18 (Natur) 220,16 allgemeine Tätigkeit der -en (*neben* Wissenschaft der Medizin) C 356,26 Zerschneidung eines -en A 329,24; *vgl.* 332,12.20
Menstruation A 386,29 → monatlich
Merkmal σημεῖον A 169,5.19 259,7 349, 13.18 350,3 355,19 ff. 356,14.15.19 357, 10.26 361,7.15.16.40 364,22 f. 386,39 387,3 388,16 C 453,42 (für alle Völker geltende) 433,6 Erkennungsmerkmal A 386,38
merkwürdig θαυμαστός A 158,1 229, 19.23.25 347,32 403,40
Messung A 264,18
Metapher μεταφορά A 232,15 289,5
Methode μέθοδος A 219,40 234,27 258,9 267,12 329,40 C 489,23
Milch γάλα A 179,11.20 224,17 291,28 294,26 304,24 305,2 384,4 387,3.9.18.25 388,18.20 393,29 ff. 394,2 399,42 400,1 ff. 408,23 C 292,8 317,15
milchstrotzend (Brust) A 389,2
+mild εὔδιος (Winter) A 250,27 251,26
Milz σπλήν A 190,16 ff. 191,15.33 203, 11 ff. 216,20 235,33.38.40.41 236,2 ff. 237,4 ff. 238,7 ff. 239,28 240,2 ff. 252,38 253,4 279,33 280,5 ff. 287,22 312,2 ff. 321,34.40 325,28.35 333,14 334,39 337, 36 C 292,17 347,1.2.9 363,44
milzig C 406,23
milzkrank (-leidend) A 202,31.42.43 203,3.37 238,38
Milzkrankheit A 236,6 238,14 240,18
Milzanschwellung A 235,36 237,39 C 436,7
mischen μειγνύναι, κεραννύναι A 199,3 251,14 393,10.35.39 405,3 C 369,4 398,28
Mischtrank A 393,13
Mischung κρᾶσις (des Körpers) A 4,27. 32.35 183,17.19.21.27 184,3 ff. 191,18.42 192,14.15.30 204,3 218,42 219,6.23.25.28 234,38 286,9 291,37 292,30 298,12.16 340,10 f. 346,1 ff. 347,5 ff. 348,7 ff. 349, 21 ff. 350,3 351,4.12.13 356,19.20.24 357,10 ff. 358,7 361,7 373,25 383,18 384,29 385,12.19 386,19 391,14 392,24.26 403,33 f. C 243,15.17 318,16 336,2.5.40 358,29 362,29 371,22.25 372,37 376,25 377,24 393,3 ff. 394,14 396,33 415,4 428,35 445,2.4 457,24 472,2.33.34 490, 28 496,36 f. 501,25 506,5 (der Bohne) A 377,22 (der Jahreszeiten) 4, 36 5,11 ff. 155,22 f. 156,29 162,2 267,31 ff. (der Luft) 5,17.38 157,6 159,1.2.20 161, 42 162,8 250,25.43 252,32 254,29.33 C 382,22 415,6 (von Wasser und Wein) A 393,12.14 405,11.32 C 370,15.16.17.32
Mißernte A 338,41
mitgeboren συγγενής (örtliche Krankheiten) A 3,17
mithelfen ὑπουργεῖν, +ξυναίτιος A 405, 30 C 268,35 394,5 -de Ursache 433,34 436,37
Mitlauter A 244,42
Mitte* μέσος (einer Jahreszeit) C 432, 31.35 468,37 469,6 (der Brust, des Brustbeins, der Wirbel) A 312,40 320, 23.28 323,36 331,28 (des Buches) C 378, 22 mitten im, zwischen 433,11 447,42 449,39 451,26 die beste Pupille ist die mittlere 393,27 mittlere Mischung A 357,23.25 (Zustand) 260,31 266,2
Mittel* φάρμακον (welches speziell durch das Pressen des Keimes von Palmfrüchten gewonnen wird) A 390, 36 (ein aus Opium bereitetes) 397,4 (das Philoneion heißt) C 376,31 f. (heißes, trockenes) A 392,2 404,15 (die stopfen, entleeren, Hitze lösen *u. ä.*) 257,16 390,35 ff. 404,11 C 318,24 403,9 (für die Frau, welche nicht empfängt) A 403,8
Mittelmaß C 331,27 370,17 378,23 f.
mittelmäßig A 193,34 C 401,36 451, 22.29
Mittelnaht (des Oberkiefers) A 248,13
möglich* δυνατός A 197,4 199,25 211,34 215,32 224,8.12.16 das -e C 496,11 499, 18 soweit wie m. ὅσον οἷόν τε 491,5; *vgl.* A 316,10 möglicherweise 395,17 396, 12 C 438,19 der Möglichkeit nach

496,13.16 für den eventuellen Fall 291,2
Mohnmilch μήκωνος ὀπός A 219,2.4 C 376,26
Monat* μήν (Längenberechnung) A 301,9ff. 371,11ff. (vollkommene, nach natürlichem Ablauf berechnete) 378,38 (gerade) 304,8 381,42 (*der Schwangerschaft*: zwei) 221,38 (der dritte) 299, 38ff. (der sechste) 228,36 (der achte) 388,21 (bis zum zehnten) 305,10 in sieben -en zur Welt kommen 296,1 mit acht -en geboren 178,16ff. 179,2.25.37 mit neun -en geboren 296,4 300,29 mit sieben oder neun oder zehn -en geboren 367,17ff. 371,4; *vgl.* 7.9.10 → Entscheidung
monatlich ἐπι-, καταμήνιος (Schmerzen) A 299,13 das -e 174,21 204,18 227,23.40.42 228,2 262,4.11.18 263, 5ff. 264,3ff. 289,17 294,11.45 296, 19.27 297,9 300,33.35 301,3 303,34ff. 304,34 388,10 403,45 C 385,3 395,7 415,6 die Früheren nannten das -e Absonderung, nicht Reinigung A 366, 21; *vgl.* 17 (wird angehalten, staut sich *u. ä.*) 204,20 227,3ff. 262,2.11 263,4 282,27f. 344,31 350,31 C 421,14 506,32 an der Brustdrüse angelegter Schröpfkopf sperrt das -e A 387,24 (zum Fließen bringen *u. ä.*) 281,16 403,44 404, 10 C 507,12 Aderlaß ist Ersatz für das -e A 345,14 Schwere vor dem -en 304,1.31.33; *vgl.* 295,32f. Milch ist der Bruder (die Schwester) des -en 179,11 388,20; *vgl.* 305,2 → Menstruation
Monatsfluß A 198,37 204,28 304,30.38. 39 305,1f. C 395,6
Mond σελήνη A 371,14.24.29 C 390,31
Mondlicht C 392,5 Mondschein 387,11 390,31 392,8 393,30
Mondwechsel A 300,39
Moos C 417,15
Morast ἕλος C 445,20f.
Morgen ἕως A 161,8 405,14
Müdigkeit +κωματώδης A 250,10.12 262,27 → Schlafsucht
Mund στόμα A 178,23 182,27 192,42 206, 22 242,29 244,40 248,10.17 259,19 275, 18 390,28 C 72,2.11 269,25.27.31 336,32 337,28 381,34 411,26 436,6 443,33.38 445,10 450,14 455,12 459,3 (der Gebärmutter) A 232,34 (des Magens) 160,25
Mundart διάλεκτος (der Ionier) A 400,29
Mundgegend C 414,10
Mundhöhle A 242,27
mündlich C 323,27f. 324,5
Mündung στόμιον (der Adern, Venen) A 173,31 180,25 281,15 316,32 344,29 350,30 C 421,17 zwei -en zweier Gänge (Speiseröhre und Kehlkopf) A 242,30
Muschel κόγχη A 312,28 C 480,34 481, 2.8 – κυαθίσκος (der Sonde) C 450,9
Muskel μῦς A 172,19 174,7 175,4 186,14. 22.27 236,8 242,33ff. 243,2 244,21 246, 24 248,4 259,25 286,32 290,14 298,25 312,10 314,29 324,1 327,35.45 328,2 368, 25 393,16.18.19 C 279,14.23 330,13 378,9 381,13 387,24 422,30 423,18 497,16
Muskelsubstanz A 367,34
muskulös (Körper) A 259,14 276,34
Mutlosigkeit ἀθυμία C 420,11; *vgl.* 8.12.17
Mutter μήτηρ A 179,18 381,34
Mutterleib ὑστέρα A 221,29 297,29 298, 9.13 367,5ff. C 72,28 488,24

N ν A 188,38 244,42 299,24.30 C 365,39 (mit einem Strich darüber) A 299,10
Nabel ὀμφαλός A 273,11.13 372,29.43 C 411,25 414,6.19 415,42 476,26 478,31 479,3
nachbleiben (-gehen) +ὕστερον A 167, 38 C 383,18.36 384,1 429,23 430,2ff. 462,44 464,16.28 468,25
nachdenken διανοεῖσθαι A 186,40 207, 25 210,15 212,35 C 446,42 447,2.5.14 498,19
Nachfolge διάδεξις C 467,32
Nachgeburt λοχεῖα A 224,43 225,1.8.12
nachlassen* παρακμεῖν, παύεσθαι (Krankheit) A 165,16 167,2.4.7 168, 4.5.24 270,23.29.30 271,20ff. 272,1.6.11 C 360,19 389,30.34 390,2.13 396,31ff.
Nacht νύξ A 4,29 161,11.31 C 387,13.15 390,31ff. 392,5.45 395,21 417,24 486,6 505,11f.
+nachtblind νυκταλωπικός C 387,4.10. 12 390,28.30.37 391,14.18 392,43 393,6
nachzeitig A 295,24
Nacken αὐχήν, τράχηλος A 243,12 C 403,8
Nadel βελόνη A 209,45
Nagel ὄνυξ A 395,43 399,13ff. C 366,35 381,12

nahe* ἐγγύς A 316,14 333,29 336,4 C 360, 27 näher A 325,14 333,3 ganz nahe 331, 28 n. kommen *u. ä.* 347,20 357,22 368,3 C 414,11 433,30 476,28 n. daran sein, zu . . . 360,20 364,21 475,16

Nähe* πλησίον A 243,26 332,27 395,41 in der N. 160,6.28 180,11 236,35 C 337,33 405,35

nähen ῥάπτειν A 290,1.31 C 403,21.28. 29.33

nähren τρέφειν A 317,34 320,26 366,12 386,17 393,31 401,31 405,9 407,10 B 57,9 C 443,19

nahrhaft τρόφιμος A 366,36 407,16

Nährkraft C 365,12

Nährstoff A 339,25

Nahrung τροφή A 179,12 184,14 192,31 199,12.14 216,14 217,18.20.21.23 261, 8 294,13 313,12.14.28.31 314,33 318,9 319,16.19.25.33 323,23 326,29.36 339, 25.38.39 358,37 359,3 366,38f. 375,6 377,17 388,21 391,24 407,14 C 331,9 357,28 364,39 365,7 394,7 410,41 411,2 414,8 457,32.34 495,32 503,20

Nahrungsaufnahme A 340,39 366,2 C 457,33

Nahrungsmittel A 211,6 366,32 (verbotene) 198,39

Naht ῥαφή (des Oberkiefers) A 248,15 (dem L ähnliche) 331,24.30

Name* ὄνομα mit dem -n . . . nennen A 160,13.26 243,23 317,24 339,6; *vgl.* 270,38 (von Personen) 225, 16 235,17ff. C 287,21 365,26 413,45 (der Stadt) A 340,15 N. oder Beiname C 434,2

Narzissenzwiebel ναρκίσσου βολβός A 407,37.39

Nase ῥίς A 178,23 244,20ff. 245,3f. 259, 17 275,17 277,4 283,20.23 286,2.4.5 346, 22.26 347,7.8.22.39 349,29.30.32.40 350, 7 357,8ff. 372,26 373,22 C 72,1.11 250,8 267,30 268,6 336,35 337,34 347,7ff. 367,21.24 368,4.12.41 369,43 371,11ff. 372,3ff. 381,34 400,6 403,6 434,29 443,16 448,24 455,12 473,28.37.41 503,40

Nasenbluten A 169,17.20 176,12f. 180, 16.19.28 203,20.24.27 216,40 236,17.25 237,23.25.37 240,18.32 253,25 261,30 263,12f. 279,30 280,6.20.34 283,5ff. 284,1.3.4.8 287,31 373,26 C 369,30 370, 9ff. 373,18.21.23 385,2 403,9 421,18

Nasenflügel πτερύγιον A 203,21 236,19 C 347,11

Nasengang A 244,43 C 336,36

Nasenrücken C 503,41

Natron νίτρον A 193,12.17 194,9.11.16 404,3.4.5 C 398,29

natronisch A 193,12.17

Natur φύσις A 192,10 313,14 369,20.23 371,13 C 267,23 270,6 (des Dinges, der Sache) A 215,20 273,37 312,14 C 337,44 368,2.32 384,42 498,31 (der Heilmittel) A 265,32 (der Jahreszeiten) 5,24 267, 32ff. C 452,14 (der Luft) A 162,7 C 445,15.28 456,36 (der Milch) A 400,13 (des Salzes) 192,39; *vgl.* 193,9.21 (der Speisen) 217,22f. 292,28 (des Süd- und Nordwindes) C 386,20.22 (des Tages) A 365,10 (der Tiere) 161,19 359,36 403,9.36 (des Trankes) C 291,36 (*im Körper*) A 5,28 166,12 171,33 174,29 181,4ff. 183,39 191,42 192,15 196,18 202,36 208,42 212,37 215,36.39 217,21 218,5 219,6.22.25 220,16 223,37.40 224, 19 237,21 246,3 257,19 259,15ff. 260,25 264,43f. 265,3 267,14 269,43 276,34 281, 8ff. 284,5 286,43 287,9.15 289,7 292,41 303,5 325,2 340,8 347,27.29.40 348,5f. 355,3.4.22 363,27 366,26 367,22 368, 26 ff. 369,32.34 377,2 385,22 386,1f. 389,4 408,14.21 B 56,1 C 253,7ff. 261, 17ff. 262,1.9.12 268,28 269,11.15.19 295,8 356,22 366,11.13 371,11ff. 372, 16.35 379,26 380,11 384,35 426,26.44 424,2f. 439,27.30.31 447,30.33 457,23 465,4.32.35 466,15 467,18.19.31 473,25 498,17 501,16 507,11.20 Erkenntnis der N. in der Medizin 391,4.11 (der Anstrengung) 456,26; *vgl.* 39 458,10 (der Atmung) A 274,11 (der Augen) 356,25 (der Drüsen) C 405,32 (des Embryo) A 295,16 (des Fleisches) C 381,12.20 (der Galle, des Phlegma) A 229,35 251,35 254,28 (des Gehirns) B 57,22 (der Knochen, Nerven, Gefäße *u. ä.*) A 288,26 298,15 303,12 337,14 C 379, 15.17.21 380,18.24.25 381,13.19 446,31 (der Kraft der Vernunft) A 361,27 (der Krankheiten) 171,18.20 256,3 C 103,17 268,30.33 269,3ff. 451,44 490,27 (der Merkmale, Symptome) A 169,5 205,12 (der Säfte) 192,38 200,9 (der Schwangerschaft) 226,38 (des Werk-

zeugs der Stimme) 369,13 (der Zunge) 194,9
natürlich φυσικός, κατὰ φύσιν A 176,16 240,32.34 246,38 274,18 295,32 302,37 305,28 306,34 334,25 372,12 C 330,9 389,23 391,3 406,42 459,5 (Beschaffenheit) A 155,18 187,32 (Blut) 218,4 (Farben) 190,14.29 306,42 341,34 (Gang, Vorgang, Verlauf, Lauf) 156,27 173,4 218,36 375,30 C 269,7.10 295,21 366, 17.20.42.44 372,19 (Gebärmutter) A 296,39 (Grenze) 399,20 C 295,35 (Kraft) B 57,9 58,2.7 C 457,32 (Maß) A 351,30 C 384,43 458,22 (Mischung) A 219,28 C 243,15 490,27 (Monate) A 371,11.22 378,39 (Säfte) 342,14.16.29.30 (Schwangerschaft) 294,17 (Schweiß) C 451,32 (Sprache) A 365,2 (Ursache) 352,21 (Wärme) 194,20 200,15 218,37 278,26. 28.30.44 279,23 293,20 303,27 341,15 343,19 344,34 348,16 351,1 C 419,9 475, 13.15.17 (Winde) 395,19 (Zustand, Verfassung) A 216,23 217,7 244,5 246,34 247,32 278,8 341,26 342,8 398,4 C 103, 11 303,11 447,21 454,39
naturwidrig (unnatürlich, widernatürlich) A 157,15.44 175,21 200,12 255,37 257,19 292,23 302,38 385,12 396, 27 C 243,17.19 269,7 297,31 335,31 451,30f. 458,34
nehmen* zu sich n. (Nahrung *u. ä.*) προσφέρεσθαι A 198,38 199,14.16.36 209,38 211,6 C 357,29 490,20 auf sich n. ἀνέχεσθαι A 210,42 211,20 für sich allein n. (Worte, Sätze) 223,10 239,20 294,38 295,29 C 491,24 492,4
neigen* ῥέπειν (nach unten) A 273,8 286,28 287,23 291,2 (nach vorne) 331, 35 (+zum Aphrodision) 230,36 231,27 232,6.14.28.43 233,1
Neigung (nach oben *u. ä.*) A 172,18.21 248,3 286,14 (zu, für etw.) 246,4 C 432, 23 494,29 -en 485,6.10 487,19 489,34
Neitnagel παρωνυχία A 395,44 399, 13.27
nennen* ὀνομάζειν, καλεῖν A 3,8 155,21. 30 158,20 160,26 166,15 170,12 175,26 176,21 190,30 192,6 193,11.20
Nerv ἴς, νεῦρον A 174,40 175,1f. 242,39 247,10.12.14 248,1.33.35.38 249,4.6 262, 39 315,31 322,15.32.34 325,32 326,1ff. 329,1ff. 330,19ff. 331,1ff. 332,5ff. 333, 5ff. 334,5ff. 335,2ff. 336,5ff. 337,2ff. 338,1 395,30.36.41 408,29.44 C 335,33 377,23 378,1 379,19.30 380,18ff. 381,20 505,26 (dicke, dünne) A 185,31 326,17 (feine, undeutliche) 333,15 (*vgl.* 13) 334,32 (*vgl.* 40 335,7) 336,29f. (Bewegung) 408,26 (Erregung) 408,31 (Spannung, Kontraktion) 169,12 172, 19 242,41 die -en schicken zum Fleisch Kraft C 380,39 Schmelzung in den -en 292,11.18 Urin geht in die -en über 293,5
Nervenpaar A 329,4 → Paar
Nervenschmerzen C 436,7
Nervenstrang A 336,4.20.34
Nervosität C 480,2
Nessel κνίδη (trinken) A 215,13
Netz (der Nerven) A 337,35 (im Auge) C 394,13
neu* νέος täglich -e Galle C 356,6 (Schwellungen) 475,29 -er Satz, mit -em Anfang 374,22 415,28.35 -e Abfassung, Neuabfassung 495,8.10 → Namenindex Neuere
Neumond νουμηνία A 301,24f. 371,26
Neunmonatskind ἐννεάμηνον A 371,9
nichtedel (Glied) A 177,29
niederdrücken (Zunge) A 248,18
niedergehen καταπίπτειν (Blitzstrahl) C 485,29
Niedergeschlagenheit λύπη A 304,6
niederschreiben (schriftlich niederlegen)* A 227,36 259,11 311,35.37 349,3.22 C 412,24 492,17 (dunkle Reden, Geheimnisse) A 402,32 404,39 (nur für sich, zur Erinnerung) 199,21 221,8 314,44 C 290,30 295,29 439,41 499,6.9
Niere νεφρός A 205,6 226,22 312,3 314, 14.27 318,45 325,6ff. 326,14.17.28 334, 31.34 335,8 336,10 386,16 C 337,29 (Hohlräume) 381,40 (Steinbildung) A 202,5 385,21 C 497,20 Wassersucht kommt meistens von der Leber und den -en A 350,27
Nierenerkrankung (-krankheit) C 351,15 439,17f. 467,23
nierenleidend C 435,10 436,42
Nierenschmerzen A 195,22 282,33 C 351,12
Niesen πταρμός A 259,8.16 260,8 C 448,23
Nieswurz ἐλλέβορος A 234,35
Nominativ εὐθεῖα πτῶσις C 395,31

nördlich *βόρειος* (Luft, Luftzustände) A 251,28 C 445,15f. (Winde) A 251,29 C 382,24 386,18.23.24
Norm A 378,41
normal A 217,43 (Licht) C 392,2 (Wärme, Hitze) A 291,32.33.35 292,24
Not *ἀνάγκη* A 339,43
nötig (notwendig)* *ἀναγκαῖος* A 5,16.21.22 157,34 160,21 163,34 C 261,33 300,21.23 313,21 das Nötige (Notwendige) *τὸ δέον* A 353,5 C 323,32 (Maß) A 277,43; *vgl.* 401,23 (Nahrung) 366,39
Notiz *ὑπογραφή, ὑπόμνημα* A 177,18 181,1 198,11 200,36 202,14 205,21 221,6.8.44 228,22.24 257,25 276,2 293,37 299,27 310,45 311,3 324,15 C 388,35 431,10 473,44 499,5.8.11
Notwendigkeit *ἀνάγκη* A 211,39.45 219,34 329,15.25 C 422,27 453,17 (harte) A 339,19 mit N. 298,34 360,27 ohne N. 307,6.10.19.30
Nutzen* *ὠφέλεια, ὠφελεῖν* A 158,38 163,40.42 198,2.28 202,12ff. 239,30 281,8.13 356,5.8 371,36 C 289,25 347,3 414,38 421,19 425,6 506,34 praktischer N. A 375,39 Erörterung über den N. der Körperteile 329,37
nützen* *ὠφελεῖν* A 171,22f. 182,4 217,41 218,5f. 398,44 400,36 C 300,23 363,24 367,41 369,20.28 370,2.3.10.12
nützlich* *ὠφέλιμος* A 177,27 187,29 261,24 273,38f. 406,38 407,6 C 330,5 334,24.33 410,5 424,41.45 richtige und -e Angabe A 394,10 vernünftige, -e Behandlungsart 392,11 klare -e Darlegung 242,21
nutzlos *ἀνωφελής* A 337,13 C 361,27 407,21 417,41

O *ο* (in *Θ* ändern) A 231,42f.; *vgl.* 233,32ff.
oben* *ἄνω* A 175,37 189,20.23 287,37 312,39 313,11 314,7 von o. *ἄνωθεν* 324,23 327,31 332,25.30 356,37 Arzneien von o. anwenden C 399,35.38 400,4.9 von o. nach unten A 175,38 248,30 318,18 323,36.38 324,3 328,3 von unten nach o. 324,4 328,5 nach o. 172,18 173,31 261,33 266,17 267,25 268,36
Oberarmknochen C 380,15
obere (Augenlid) C 474,14.21.29 475,5.10.27 (Leib) 311,18ff. (Seite) A 327,26 (Stellen, Teile des Körpers *u. ä.*) 180,10 185,43 286,42 327,12 377,7 389,3.8 396,6.13.15 C 396,40 397,27 (Zahnreihe, Zähne) A 185,33.35 o. Natur, *d. h.* die die Körper umgebende Luft 162,7 der o. Punkt, der den Abschluß des Gedankens bezeichnet C 415,27
Oberfläche *ἐπιπολή* (der Erde) C 244,10 (des Körpers) A 239,6 341,21 395,31
oberhalb A 223,22 336,10 337,30
Oberhaut *ἐπιδερμίς* C 438,33
Oberkiefer *ἄνω γνάθος* A 248,13 C 459,1
Oberschenkel *μηρός* A 186,2 324,42 C 379,42.44 388,14 405,17.30
Oberschenkelknochen C 379,43 380,4
Oberschenkelmuskulatur A 340,5
Obst *ὀπώρα* C 489,43
Ödem (fleischiges) A 306,41
offen *ἀνεῳγμένος* (Ausscheidung) A 289,16 (Leib) 255,34 (Mund) C 459,3 (die eine Seite der Gebärmutter) A 296,35
offenbar (offenkundig, offensichtlich)* *δῆλος* A 236,44 271,13 377,22 B 56,1 C 335,23 388,34 447,19 466,35
Offenbarung (die Asklepios . . . sandte) A 311,38
öffnen *ἀνοιγνύναι, ἀναστομοῦν* (Adern, Venen) A 180,26 187,21 206,26 217,11 281,16 291,17.21 404,10 C 385,1 421,17 (Gebärmutterhals) A 296,20.32 (Lebergänge) 400,42 (Leberlappen) C 503,14 (Leib) A 215,26 C 496,40 (Mund) A 242,29 248,18 (Poren) 374,20 (Tür) C 462,2
Öffnung *στόμα* (der Ader) A 231,17 C 404,18 (= Hals der Gebärmutter) +A 296,37ff. 297,1 (in der die große Schlagader das Zwerchfell durchquert) 325,21
Ohnmacht *λειποθυμία* A 393,4.6.9 401,36 C 333,8 400,40 401,17.37 402,13ff. 403,24.31 424,15 425,17 480,13
ohnmächtig o. werden C 402,18 425,9
Ohr *οὖς* A 176,14 203,22 252,25.39 268,34ff. 269,3.5.32 270 16.17.21 393,35.43 394,3.23.42 395,6ff. C 267,30 269,26.29 300,18 361,17ff. 362,3f. 375,1.8.10.20 429,30 434,33
Ohrenfluß C 500,3
Ohrenreißen A 195,21
Ohrenschmerz A 194,29.33 195,6 270,9 393,36.38.42 395,9 C 436,6
Öl *ἔλαιον* A 197,34.36.38

Olive ἐλαία A 210,42 243,21
Opfertier C 485,31
Opium μήκων A 397,3 C 376,17
ordentlich A 216,14 222,27
Ordnung τάξις C 468,14 in guter O. sein u. ä. A 199,9 263,25.27.37 264,7 361,2 384,31 ordnungsgemäß, -mäßig 162,3 170,31 217,29.32 228,2 280,19 295,1 in O. bringen 282,4
Organ μέρος, μόριον, ὄργανον A 192,30 195,5 199,6.17 217,41 218,17ff. 222,5 237,17 245,29.37 256,9 260,28.45 276, 31 282,25.30.36 286,35 311,28 312,27 313,31 315,44 320,42 321,41 322,18.20. 24.40 326,31 327,43 329,26 335,25 337, 10.38 338,14ff. 343,24ff. 344,24 345,4 347,11 352,3 358,26 373,26 385,40f. 386,22.37 389,19.39 390,2 C 292,29 312, 2 329,19ff. 335,24ff. 336,10 356,10 358, 14.17 380,31.41 387,2f. 390,7 396,34.36 399,41 433,38.41 435,38f. 436,1ff. 438, 11.22 445,2 457,35 466,17 502,38.42 (edles) A 271,15 384,8 (innere) 200,41 201, 34 258,36 307,37 C 292,24 (für das Leben unentbehrliches) A 360,16 (das Homer Kehle nennt) 374,28 (die einen deutlich wahrnehmbaren Hohlraum haben) 174,32 (durch die die Absonderung vor sich geht) 178,27 (des Begehrens) C 445,4 (denen eine große Kraft für das Denken innewohnt) A 388,23.25 (des Fühlens) C 329,28 (das den Geruchssinn enthält) 329,24 (in dem die seelischen Kräfte liegen) 329,23 (des Sehens) 394,6 (durch die die Sprache zustande kommt) 397,9f. Blut ist kein O. oder Werkzeug 394,7 → Werkzeug
organisch A 219,43 C 467,17
Ort (Platz)* τόπος C 102,27 395,19 486, 30 (im Körper) A 177,30.42 212,18 281,10 282,5.39 345,6 395,12.14 C 326, 24.26 399,42 404,16 496,43
Ostwind ἀπηλιώτης C 382,24

Paar συζυγία (Nerven, Venen) A 174,42 175,1 317,31f. 323,24 329,6.9 330,36ff. 331,1.20 334,35.37.40 335,34f. 336,13 paarweise 325,32 326,10 329,2 336,12
Palme A 314,11
Palmfaser C 504,35
Palmfrucht A 390,37
Papier χάρτης A 213,26 310,26
parallel παράλληλος A 323,35.45
Paralyse παράλυσις C 506,9
Partikel (disjunktive, copulative) A 389,27 f. (und) 265,26 (oder/und) 272,4 (wie) C 295,15ff.
⁺Passatwind ἐτησίαι A 250,34 251,30 255,14f.
passen* ⁺πείθεσθαι Gerüche ‚welche p. C 443,22ff. -nd ἐπιτήδειος (Erklärung u. ä.) A 198,21 223,31 225,40 233,3 234, 34 258,41 C 305,17 306,15 324,17 378,6 (Lage) A 289,36 291,7
Patient πάσχων C 475,3
Pause διάστημα (beim Atmen) A 274,13. 18.19 276,20 277,26 278,39 (des Fiebers) C 481,32; vgl. 42 (zwischen den einzelnen Schwangerschaften) A 222,13
Pechwasser A 215,2
Pergamentblatt διφθέρα A 213,25 310, 25
Periode περίοδος (des Fiebers, der Schmerzen, des Monatsflusses u. ä.) A 164,13ff. 165,35 166,31.41.42 167, 11ff. 168,2ff. 263,30 283,5.7 295,31.34 299,2.3.33.35.37 304,31 370,43f. 378, 27 B 55,28 56,9 C 364,9f. (des Satzes) A 201,14
Pest λοιμός C 244,4.8.20
Petersilie πετροσέλινον C 480,33.40.42
Pfeffer πέπερι die Schmerzstelle des Zahnes mit P. zustopfen C 375,39 376, 3.7; vgl. 16.21
Pfeil βέλος A 209,44
Pferd ἵππος A 343,9 C 465,14 466,30.32. 33 494,39 (Urin) 292,7.33
Pflanze βοτάνη, φυτόν A 166,28 313,17. 20.24.34 C 72,23 465,11
Pflaster ἔμπλαστρον, κατάπλασμα A 289,38
pflegen* ἐθίζεσθαι A 170,40 198,4.10 227,43 280,28 339,4 C 474,34 489,40
pflücken A 266,40f.
Pflüger ἀροτήρ C 433,3
Pforte → Leberpforte
Phantasie B 57,8
Phi φ A 210,18.19.31
Philosophie φιλοσοφία A 347,30
phlebotomisieren φλεβοτομεῖν A 345,7 → Aderlaß
Phlegma φλέγμα A 5,1 217,22 229,35.39 234,39 254,28 266,20 292,26 342,24 391,1 C 336,32 368,24.27 369,8 398,31 457,1.8.10.16 479,9 505,32ff. „weiße

Phlegma“, d. i. die fleischige Wassersucht λευκοφλεγματία 483,15
phlegmatisch φλεγματικός (Flüssigkeit) C 398,20 (Geschwulst) A 306,41 (Krankheit) C 490,23 (Säfte) A 251,22 255,2 B 56,33 C 400,5 497,18 506,18
Phlegmone φλεγμονή A 156,15 166,14 305,39 306,36
Phrenesie (heiße) C 506,10 (kalte, die Schlafsucht heißt) 506,9
Phrenitis C 439,30 461,37 462,7 (heiße) 427,6 (kalte) 427,8
physisch φυσικός (Wärme) A 408,43
physiognomisch φυσιογνωμονικός (Schriften) C 426,37
Pi π A 210,18.32.33
Pinienbaum πίτυς A 314,2
plötzlich ἐξαίφνης A 167,12ff. 170,20 257,13.16.29 283,21 305,40 306,3.8.31 307,33 308,16 341,6.9 342,35.36.39 393,4 C 399,19 400,18 446,8 448,32 477,1.7.37 488,36 503,15.24
Plural πληθυντικὸς ἀριθμός A 173,19.21 C 252,2.7 430,6
Pneuma πνεῦμα A 363,35 403,22.23.27.29 406,4 C 405,20
Polyp πολύπους A 401,17f. 402,4 403,9ff. 404,1
Pore πόρος A 343,14 374,19
porös σηραγγώδης (Drüsen) C 398,19
Prädikat ῥῆμα C 268,20
praktisch (Medizin) A 371,37 400,7 (Nutzen) 375,38
präparieren (*anatomisch*) A 236,23 315,7 318,30 319,13 320,42.45 324,11 325,1 328,7.11.14 329,39 332,31 334,27 336,29
Präposition πρόθεσις C 358,7
Präsens ὁ ἐνεστὼς χρόνος C 375,16 479,18.21
Praxis A 375,37 C 287,19 416,6 473,19.29 (der Heilkunde) 334,31 335,12 337,40
pressen πιέζειν A 179,27 226,7 238,10 244,21 245,29 248,2 291,16 395,43 C 335,29.38 386,23 418,42 422,4.11.26.30 (Honig aus den Waben) A 287,26 (des Keimes von Palmfrüchten) 390,37
Pressung A 231,14 245,36 387,11
Prinzipien ἀρχαί (der Wissenschaft) A 300,18.19.21
Prognose πρόγνωσις A 158,39 187,30 208,28 242,18.20 258,34 261,24 380,29 C 250,19 270,4 362,10 373,14 409,38 416,7 445,43 454,1 455,20 465,25 470,21 471,5 495,1f. → Vorhererkenntnis
prophetisch (Schauen) A 312,7
proportional C 379,33
prüfen* ἐξετάζειν A 171,42 194,28 237,3 349,13 352,35 364,5.9.13 378,25 381,25 386,3 ohne zu p. ἀνεξέταστος 375,25 381,26
Puls(schlag) σφυγμός, διάσφυξις A 187,13ff. 212,8.9.12.13 272,13 289,32.35.41 290,7ff. 371,43 372,2 373,6.7.19 B 57,11 C 431,19f.
Punkt* (*in der Geometrie*) C 364,11ff. – (= Satzzeichen) A 156,4 C 415,24.27
Pupille κόρη C 391,21 392,18.19.25 393,19ff. 394,5
Purgativmittel A 266,14
Pustel ἔκφυμα A 203,6 223,35.44 224,3.7.8.10.13 228,29 230,3 254,31 260,42 351,2 C 365,33.37 436,3 439,9.11 480,9

Qualität ποιότης A 226,24.35 227,25 266,12.30 C 443,7 455,14 467,15 499,29 502,6 → Beschaffenheit
Quantität ποσότης A 226,4.24 C 445,38 455,14 467,15 493,1 498,30 → Menge
Quartanfieber τεταρταῖος A 289,6.14 C 437,22
Quell (des Lebens) C 425,12
quer πλάγιος A 314,32
Querstrich ἴς A 233,33f.
quetschen A 248,3 C 422,4f.
Quitte κυδώνιον C 489,42

R ϱ A 175,23.26.28 197,17.19 391,7 392,25 C 365,38
Rachen φάρυγξ A 241,38.41 242,5.8
Rand (des Augenlides) C 475,23.30.37 (längs des Zäpfchens) A 248,11ff. (der Zähne) C 414,33 am -e *sc.* des Textes 464,33 480,41.43
Rat βουλή A 171,41 194,27 264,40 265,24 C 367,4 406,35 425,27 452,26 475,2 485,39 489,19 493,27.28.30
raten* συμβουλεύειν A 181,29 195,7 215,40 366,35.37 369,36 C 330,14 331,14.23 anraten A 375,36 C 410,36 417,16 470,40 493,38
Rätsel αἴνιγμα A 178,20 221,7 277,8 278,15 C 289,30 295,30 317,27 318,12 424,30 439,40 440,3
rätselhaft αἰνιγματώδης (Bücher) C 413,19 (Aussprüche, Lesarten, Worte

u. ä.) A 284,17 289,1 296,11 C 213,25 293,34 326,26 357,16 361,19.28 404,29 406,27.36 407,19 413,10 460,25 462,19 487,36
Räuber *λῃστής* A 208,11.14
Rauch *καπνός* A 406,32
rauh *τραχύς* (Bitterkeit) A 194,12 (Felsen) 403,11 (Haare) 355,30 (Haut) 181, 7.11 (Lunge) C 314,24 (Stimme) A 181, 28.30 C 378,36 (Zunge, Kehlkopf) A 181,27 die „Rauhe" *sc.* Arterie, welches die Luftröhre ist C 406,39
Rauheit *τραχύτης* A 180,35 (der Stimme, Zunge, Haut des Kehlkopfes) 181,3 ff. C 365,40 (am ganzen Körper der Frauen) A 254,15 (in den Gedärmen) 377,36
Raum (um die Augenpupillen herum) C 392,26 (des Bauches) A 272,29f. (zwischen den Rippen) 319,35.42 (des Zahnes) 243,31
Rebhuhn *πέρδιξ* A 343,10 C 494,34
rechnen* *ἀριθμεῖν* A 299,38.40 300,35 301,12.20.21.25 370,21ff. 371,20f. (zu, unter) 283,40 294,10 339,23 C 487,26.33 501,23f.
Recht* *ὀρθῶς* mit R. A 224,28 310,33.35 313,32 C 372,21 im R. sein A 266,27
rechts* *δεξιός* A 173,36 237,45 239,25.27 247,40 248,31 253,12.15 286,24 312, 2.4.25 318,20 369,3f.
Rechthaberei C 338,3 418,6
Rechtsgelehrter C 486,28
rechtzeitig *ἐν καιρῷ* A 229,27 264,23.29
recken (strecken) +*σκορδίνημα* (*neben* gähnen) A 259,42 260,22.33 276,35
Rectum *ἀπευθυσμένον* (*ἔντερον*) A 335,26 336,37
Rede* *ῥῆσις* A 168,20 225,8 317,15 C 102, 24.29 219,11.20.22 391,10
Redeeifer A 357,6
Redekunst A 357,4
Redeweise *λέξις* (gewöhnliche) A 244, 29 302,39 (verdeckte) 277,8
Regel C 269,4 383,18.22.42 384,2 476,38 477,2
regelmäßig A 162,29 163,2 263,30 264, 4ff. 289,24 379,29.31 C 383,8ff.
Regen *ὕειν*, *ὄμβρος* A 156,5ff. 158,10 216, 11 250,28 254,2ff. C 245,3
regenarm *ἀνυδρία*, *αὐχμός* A 250,9.29 C 243,26 244,17.22.34 400,29.35 401, 26.34; *vgl.* 243,11f. 244,30.33.38 356,19
Regenfülle C 244,18
reiben *τρίβειν* A 218,35.38 232,11
reichlich* *πολύς* A 179,12 254,4 283, 12ff. C 368,18 371,12.28.34.38 überreichlich A 227,27
Reichtum *πλοῦτος* A 210,34.39 211,9
reif +*πέπειρος* (Frucht) A 265,35 267,1f. (Husten) 268,18.19.30 (Säfte) 268,37 (Schwellung) C 398,27 *übertr.* (Alter) 466,11.16
Reife (der Karbunkel) A 155,28 (des Urins) 252,17
reifen (Weizen) A 340,19
Reifung A 269,44
Reihe (regelmäßige) A 379,29.31
Reihenfolge (der Knochen) C 379,17 (der Sätze) A 213,13
rein *καθαρός* A 354,19.24 355,1ff. 376, 37.40.42 377,1 384,11.14 C 504,30 rein rot 290,25 (Blut) A 224,20 226,42 390, 26 (Fieber) 250,42 251,3 252,26 284,41 285,5.7 C 481,36 (Galle) A 355,14 (Licht) 356,38 (Luft) C 445,15f. (Petersilie) 480,33.39.41 (Speisen) A 401,31 (Wasser) 375,42 376,3 C 489,41 (Wein) A 291,29 404,43 405,4
Reinheit C 369,9
reinigen *καθαίρειν* (den Körper) A 171, 32 194,7 203,24 227,14 254,35 259,15 366,14 386,16 390,35.40 400,42 C 334, 5f. 336, 27.38 371,24 400,7 471,15
Reinigung *κάθαρσις* (des Körpers) A 261,9 389,6.12.13 390,33 C 72,1.11 318, 21 334,11 336,22ff. 337,8ff. 351,16 399, 40 424,44 (vom Monatlichen *u. ä.*) A 296,19.26 366,20ff. C 395,5f.
Reise (reisen) *πορεία, πορεύεσθαι* A 202, 44 209,22 218,43 219,9 C 358,7
Reisig C 504,34
reißen A 212,21 323,2 C 336,20
reiten *ὀχεῖσθαι* A 232,22 C 420,15 484, 17.28 494,19 (Zwerchfell auf der großen Schlagader) A 325,18.19.24
Reiz *ἐρεθίζειν* A 232,29 296,30 C 365, 20.31
reizbar C 427,5
reizen *ἐρεθίζειν* A 234,28f. 391,42 395,24 C 398,30 (zur Begattung *u. ä.*) A 232, 10 233,42 296,28ff. (zum Erbrechen) 407,36 C 481,18 (zum Lachen und Spotten) 243,31 (zum Zorn) A 341,3 343,11
Reizung C 376,13

Rest* λοιπός, λείπεσθαι (des Ausspruchs) C 330,28 399,33 406,12 (der Krankheit) A 196,33.39.41 197,3 268,27 281,6 B 56,23 C 363,30 430,9
retten σῴζειν A 365,29 380,42 C 487,31
Rettung σωτηρία B 57,3 C 425,30
Rhetor → Namenindex
richtig* προσήκων, ὀρθός, ἐπιτήδειος der Verband sitzt r. A 289,40 (Ernährung) C 365,11 (Lebensweise) A 224,13 (Maß, Verhältnis) 263,31 264,16f. 282,8 363,6 (Zeit) 177,39 184,25 400,35
Richtigkeit (der Anschauung) A 219,38 (der Aussage, Worte) 158,42 190,18 218,7 227,16 258,39 293,34 310,23 C 245,15 394,25 437,36 Korrektheit und R. des Ausdrucks A 321,21 (der Sache) 219,41
Richtschnur A 220,32 C 490,26
Richtung* +ἴξις (des Körpers) A 273,15 in gerader R. εὐθέως 156,38 279,30 316,27 386,30
riechen ὀσφραίνεσθαι C 451,4 473,40
Riemen ἱμάς A 192,20 225,21
Rindfleisch A 215,27
Rindvieh A 339,20
ringen παλαίειν A 189,10 342,43 386,6 C 461,43 484,27 494,40
Ringer A 342,43 386,6 C 461,44 494,31
Ringkampf C 462,3 494,31
Ringplatz παλαίστρα C 502,33
+ringsumschneiden ἀμφιτέμνειν C 476,29 477,25ff. 478,19
Rippe πλευρά A 252,6 268,21.29 279,32 317,22.33.34.39 318,6ff. 319,2ff. 320,7.10.14 323,22.23.33 325,6.16 333,21.31 334,9.16.18 335,43.45 336,2 C 359,2ff. 380,8 435,28 436,9 437,1 Hülle, die innen den -en anliegt u. ä. A 236,5.10 395,30.39 C 435,15
Rippenfell C 435,17
Rippenfellentzündung A 268,25.31 C 429,24 430,10 436,9
Rippenknorpel A 372,27 373,20 398,1ff. C 403,5
Riß ῥῆξις -e und Spalten sc. auf der Zunge C 400,24
rissig (Zunge) A 277,1
ritzen (Nase) C 347,8ff.
röcheln C 459,6
roh ὠμός r. und ungekocht ist die dicke Luft C 445,24 (Säfte) A 302,25f.
Rose +ἐρυσίπελας A 270,27.29 307,24.27.35 308,1.9 C 73,9 479,24ff. 480,8
rostfarben ἰώδης -es erbrechen A 169,12 171,26
rösten ὀπτᾶν (ägyptische Bohnen) A 377,25ff. (Polypen) 401,23.27 403,25.28
rot πυρρός, ἐρυθρός (Körper, Haare, Geschwulst, Absonderung u. ä.) A 156,15 189,35 191,5.9.14.16 216,24.31.34 231,23 268,36 305,38 306,24ff. 307,1.4 341,19 346,16.29.30.33 347,37 348,18ff. 349,34.40 350,3 355,29 380,9 384,19 391,35 C 290,26 367,31 368,15 369,45 370,11.42 421,39 475,24
Röte (Rötung) ἐρυθρότης A 282,14 346,27 347,13.21 C 370,40 (im Gesicht) A 261,29.39 262,10.15.26.44 263,13 (im Rachen und Hals) 242,5.8 (der Zunge) 286,8.15
rötlich (Auswurf) A 204,1 (Galle) 265,8
Rücken νῶτον A 185,24 306,12 320,43 321,1 332,21 C 459,20
Rückenmark μυελός A 175,3 185,31 242,40.43 243,25 247,9 248,28.31 306,12 314,33 315,30.32 318,34 322,21f. 326,20 329,3 330,36 334,1.8.11.14 336,16.23.24 337,44 360,11f. C 379,32.34.37
Rückfall +ὑποστροφή A 280,19.22.27.37 283,31 284,31 307,26 C 363,16.42 364,29 365,2.5.32 389,33 474,16.20.24.30 → Wiederholung
Rückgrat ῥάχις A 232,23 333,19.29.44 360,13.14.16
Rückstand ὑπόστασις A 307,22 351,5 C 384,22
Ruhe* ἡσυχία Anordnung von R. und guter Lebensweise C 494,14; vgl. A 214,16 R. haben (von den Anfällen) 364,41 zur Ruhe bringen (den Schmerz) 210,12 219,5 zur R. kommen (Streit) C 418,10
ruhen ἡσυχάζειν A 203,11 278,13 279,20 364,40 407,27
Rumpf A 303,4
rund (gerundet) στρογγύλος (Geschwulst) A 273,4 (Hülle) 229,33.37 (Öffnung) 325,22 (Stelle am Zahn) 243,29 (Wurmart) 160,7
runden sich r. +στρογγυλοῦσθαι C 373,12
rundlich (Leber) A 286,28
Rundung +περιφερείη A 243,29 (des Eiternden) 272,39

Rüssel προβολή A 182,30 360,3

rütteln (schütteln) ⁺διασείειν C 486, 38 502,38 503,11

S σ A 235,18.20 239,10f. 332,33.35 384, 32 391,5 400,28 C 360,12 365,39

Sack Säcke mit heißer Hirse A 207,8

säen σπείρειν A 216,9 313,17.21

Saft χυμός A 5,6ff. 176,37 177,28.44 183,41 191,6.11 194,44 196,4.7.21 199, 5.33.35 201,5.9 202,8 203,43 204,18.21 246,5.16 251,24.39 253,2 260,3.30 268,34 271,14 282,7 286,10 302,32.35 303,6 306, 5ff. 341,36.39 342,11ff. 343,20 351,3ff. 352,15 373,29 385,19 392,4ff. 393,6ff. 396,12 406,15 408,39 B 56,14 C 287,9 288,22 291,35f. 295,23 326,15 336,11.22 337,9.24 355,7 368,24 369,32 376,8.12 381,16 ff. 382,11.15 385,2 396,36 397, 16 417,7.33 418,30.42 419,37.41 427,22 430,9 481,18 488,14.35.38 502,4.6 505,25.34.39 das Frühjahr löst und verflüssigt die Säfte 432,29 Blut ist der gleichmäßigste, Phlegma der kälteste, gelbe Galle der wärmste der Säfte A 4,35 5,1.3 (dick, zäh, klebrig, phlegmatisch) A 243,41 251,22 252,27 255,2 288,19.30.31 352,31 385,17 B 56, 34 C 357,40 400,5 475,31.40 479,12 497, 18 505,32 506,19 (gallig) A 251,20.33 253,6 (gekocht, reif) 159,6 249,5.7 268,37 406,12; *vgl.* 240,22 253,34 (nicht gekocht, roh) 302,26 B 55,22 56,20 (beißend, fressend, scharf, ätzend) A 160,29f. 198,31.40.44 269,39 350,12.42 351,2 406,31 C 336,21.37 414,31 438,31 472,37 497,23 (faulend, eiternd *u. ä.*) A 157,19.21 255,18 406,3.11 C 411,27 (schlecht) A 155,23f. 191,2.4 192,27 196,2.11 199,34 224,5 226,40 227,21 260,44 304,4 339,23 400,2 B 58,12 C 337,7.36 351,16 428,8 438,8.34 444,34. 37.38 472,12.35 502,16 504,33 (heiß, warm) A 157,16.29 158,19 194,17 200, 12ff. 393,26 C 370,37 374,19 505,27 (kalt) A 244,11 247,25.26.28 292,27 351,1 C 336,38 497,23 505,29.31 (natürlich, unvermischt) A 200,9ff. 342, 14.29.30 C 369,3.11 (von der Natur abweichend) A 166,12 (salzreich) 192,38 193,23 (schwarz, erdig, schädlich) 181, 11 191,18.33.34 192,14 390,22ff. C 384, 36f. 505,41 506,2 (überschüssig *u. ä.*) A 195,17 270,19f. 282,32 389,3 390,42 C 337,6 433,40 438,12.18 467,15 (der Mandragora) 376,26

Säge πρίων C 421,42 422,10

Salbe κατάπλασμα C 398,14

Salbung A 394,5

Salpeter νίτρον A 380,7.10

Salz ἅλς A 192,39 193,13 C 297,20f. 398, 29 Salzgehalt A 193,3 Salzgeschmack 193,8.10.24

salzig ἁλμυρός, ἁλμυρώδης A 193,2ff. 194,3.5.12.17 C 297,18ff. 359,23 360,35 434,29 454,31.40

Salzigkeit (des Schweißes) A 193,28 C 449,32 (*vgl.* 21.25) 450,2.28 (des Wassers) A 193,7 214,42

salzreich ⁺ἁλμώδης A 192,39 193,20

Salzwasser A 215,3

Samen (von Menschen) γονή A 173,14 221,40 296,27ff. 381,28.30 403,13 C 371, 12ff. 372,9ff. 464,18.30 465,43 (von Pflanzen) σπέρμα A 216,9 313,16.20 C 376,27

samenähnlich γονοειδής B 56,31

Samenfluß γονόρροια C 504,5.7

sammeln* ἀθροίζειν (Erklärungen) C 413,38.40 (Nachlaß) A 213,25 310,25 (Schweiß) 192,44 (Überschuß, Blut) 227,19.27 276,34 C 386,24 457,22 (Wärme, Hitze) A 374,11 397,13

Sand ψάμμος A 192,10 C 461,44

Sänger ᾄδων C 494,32

satt s. werden ἐμπίπλασθαι A 339,39

sättigen κόρος C 243,29

Satyros σάτυρος (*Affenart*) A 358,30.42

Satz* ῥῆσις A 159,9ff. 160,10 161,26 162, 38.42 201,14 213,29.31 235,30 330,20 C 355,13 369,16 389,11 442,30

Satzaussage ῥῆμα C 355,6 → Prädikat

sauber καθαρός A 384,11 C 459,13

sauer ὀξύς A 291,28.30.35 292,25 C 454, 31 (Aufstoßen) ὀξυρεγμία A 234,18.22 261,2f. 291,26.31 292,2.8.16

saugen μυζᾶν A 206,26f. 395,11.13.18

Säugling βρέφος A 356,20 C 463,42

Saugwarze κοτυληδών A 403,20.23

Schädel κρανίον A 331,23 C 379,33 380,7 422,2

Schaden* βλάβη, κάκωσις A 194,38 201, 10 219,32 245,34 247,14 248,29 C 318,26 368,29 398,39 421,45 422,25 440,11 484, 36

schaden (schädigen)* βλάπτειν, κακοῦν A 290,15 344,26 375,7 400,38 C 386,19 395,14 398,35 399,40 501,1 schädigend, schädlich βλαβερός A 181,11 270,1 289,14 C 357,36 359,21.37 360,32 363,34
Schale λέπος (der Wurzeln) C 376,27
+Schäler ξυστήρ den Knochen mit dem Sch. abschälen C 422,21
Scham αἰδοῖον, ἥβη A 178,23 286,19 307, 39.40.43 C 311,26 466,3 494,5 (weibliche) A 174,12 232,34 233,40
Schambein A 312,9
schämen (sich) αἰσχύνεσθαι C 293,30 487,17
schamlos ἀναίσχυντος C 382,14
scharf* δριμύς, ὀξύς, πικρός A 194,1.5 (Arzneien) 211,20 (Flüssigkeit) 389,10 (Galle) C 384,39 (Säfte) A 350,12.42 406,31 C 336,21 414,31 438,31 497,23 (Speisen) 478,33 (Überschüsse) A 405, 27 (Urin) 406,33 → Auge ,Nase
Schärfe δριμύτης, πικρότης A 157,27 255,18 406,35 C 336,21 357,23.27 358, 4ff. 384,41
Scharfsinn A 347,26 385,9 C 356,22
scharfsinnig A 347,26 C 496,7
Schaum ἀφρός A 255,36 C 336,34
+schäumig ἀφρώδης (Blut) A 230,1
Scheide[1] κόλπος C 403,7
Scheide[2] +σκύτινον A 225,20 (des Schwertes) C 461,38
scheiden* διακρίνειν (das Richtige vom Falschen) A 211,22 241,11 C 213,19 323,31
Scheidewand διάφραγμα (welche mitten durch die Brust geht) A 317, 41.43 318,1
Schenkel μηρός A 175,39 179,31 203,6 264,26.31.35 293,5.10 351,32.34 352, 4ff. C 416,43 (eines Dreiecks) A 325,24
Schicht (des Magens) A 234,39 (des Zwerchfells) 327,8ff.
schielen +στρεβλός A 384,40 385,4.21
Schiff ναῦς beim Bau eines-es A 360,18
Schlächter σφάττειν A 328,19
Schlaf ὕπνος A 251,38.40.42 311,39 397, 20f. 405,12 C 313,3.12 330,36.40 331, 19.21 376,23.31 410,29 440,7ff. 441,1 452,35 457,35.38 458,7ff. 459,10 484, 5.16.30.41 486,14.22.45 494,11
Schläfe κρόταφος Schwere in den -n A 169,14 (heiß) 246,12.15 (vertieft, eingesunken) 346,27 372,26
schlafen ὑπνοῦν C 376,26 420,3 434,32 486,44
Schläfenmuskel κροταφίτης A 186,13. 25
schlaff χαλαρός, χαλᾶν (Bauch) A 272,30 (Fleisch der Brüste) 179,19 (Drüsen) C 405,29.33 (Geschwulst) A 305,38 (Hode) 386,11 (Kiefer) 260,28 (Körperteile) 234 ,31 C 434,30 (Teil des Mastdarms) A 173,16 315,29 → Erschlaffung
schlaflos ἄγρυπνος C 486,6
Schlaflosigkeit ἀγρυπνία A 166,23 198, 39 208,8 251,21 255,19 286,8.9.14 357, 11.16 406,25 407,23 C 410,28 427,8 452, 35 456,26.27.29 457,36.40 458,7.23 480, 2 487,1 505,12
Schläfrigkeit νυσταγμός C 447,36
Schlafsucht κάρος, κῶμα A 250,10.12 251,23.25.34 255,1.10 B 57,32f.
Schlag πληγή A 188,30 248,29 341,41f. C 427,20 (= Schlaganfall) A 204,26 Sch. der Adern A 187,35
Schlagader ἀρτηρία A 185,28 289,33 311,27 317,3 318,3.5 319,24.30 320,21. 26 321,22 322,18 325,6ff. 330,13 332,40 333,37 335,18 336,43 C 330,19f.
Schlaganfall παραλύεσθαι C 387,1 463, 1.4.6 464,33
schlagen* +διάσφυξις, σφύζειν (Adern) A 173,41f. 185,30 187,10ff. 237,8.10.13 C 407,1 (des Kopfes) A 404,27f. Schmerz wirkt -nd σφυγμώδης 212,20 → Ader, Gefäß
Schlagfluß ἀποπληξία A 248,27 C 387, 23f. 388,11.16
Schlange ἔχιδνα, ὄφις A 208,2.4 C 487, 14 den -n ähnliche Würmer ὀφιοειδής A 160,7
schlank ἰσχνός A 185,37 (Frauen) 264,13 (Hals) 359,8
schlauchartig (Wassersucht) ἀσκίτης C 421,25 423,6.10
schlecht* κακός (Ausdruck, Schreibweise u. ä.) A 273,36 275,29.38.41 276, 40f. C 279,19.21 395,36 406,23 (Auslegung, Erklärung) A 221,31 C 270,14 369,1 (Blut) A 226,42 366,14.25 (Farbe) C 368,15 (Krisis) A 164,4 170,8.10.38 171,15 195,34 (Mischung) 192,30 C 445, 1.3 457,24 496,37 497,24 (Überschuß)

A 223,37.40 224,18 227,2ff. (Zeichen) 259,28 260,18.39.43 271,26 283,23
schlechtgeordnet ἄτακτος A 363,26
schlechthin* ἁπλῶς (ein Wort gebrauchen, *z. B.* Ader = schlagende Ader) A 187,11 C 324,19 (Dichter = Homer) 502,29 (Galle = gelbe Galle) 384,30 500,15 (Körner = Körnerfrüchte, die nicht zum Brotbacken bestimmt sind) A 339,3
Schlechtigkeit κακία C 487,26 (der Überschüsse, Säfte, Mischung) 306,17 337,9 428,35 444,40
Schleim zu Schleim werden (Polypen) A 403,38
schleimig φλεγματώδης A 403,35 (Speise) 36
schließen[1]* κλείειν (den Leib *u. ä.*) A 215,27 289,37 290,4 296,37 (die Tür) C 462,1
schließen[2]* (aus *oder* auf etw.) τεκμαίρεσθαι A 181,36 282,41 380,8 381,12 C 447,24.32.39 503,39
schlimm* κακός (Anzeichen, Symptom, Zeichen) A 171,25 249,26 C 406,42 (Eiter) A 158,21 (Herbst, Frühling) C 432,14 433,13f. (Krankheit) A 250,39 (Wassersucht) 350,37
schlucken +καταπίνειν A 244,24 246, 25.27 247,31 374,34 C 396,25.41
Schlucken +λυγμός A 276,24 C 269,35
Schlund φάρυγξ A 235,29 239,22f. 242, 28 243,32.42 246,20 277,42 278,7.40 C 381,35 386,32 397,8.17 398,32 399,39 400,23 411,34.36 428,32 434,28 455,11
schlürfen ῥοφεῖν A 376,18
Schluß[1]* τελευτή (der Krankheit) A 166, 19 374,38 (des ersten Monats) 301,4 (der Ausführungen *u. ä.*) 159,35 175,4 230,35 352,39 C 402,8 430,12
Schluß[2]* συλλογισμός (von Erscheinungen auf Erscheinungen) C 391,27 (von den Erscheinungen auf das Unbekannte) ἀναλογισμός 391,28f.; *vgl.* 31 (vom Sichtbaren auf das Unsichtbare) 392,9.12 Regeln, nach denen man Schlüsse zieht 269,5
Schlüsselbein κλείς A 235,42ff. 236, 6ff. 312,45 313,42 314,7.10 315,42 316, 3ff. 317,6.18 318,10.24 320,3.8.32.37 323,6.13 324,19 333,19.27 334,3f. C 380,8 Begegnungsstelle der beiden -e A 312,41
schmackhaft A 194,13 197,37
schmecken γεύεσθαι A 192,44 193,4 357,7 C 451,4 454,39 473,40
schmelzen τήκεσθαι (im Körper) C 289, 8ff. 291,22.33.40 292,9ff. 295,11.24.31 296,1.5.7
Schmerz* ὀδύνη alle -en entstehen infolge einer Trennung des Zusammenhanges oder infolge einer schlechten, verschiedenen Mischung C 336,1ff. Pulswechsel ist bei den von -en Geplagten stets vorhanden A 212,9 (Behandlungsarten) C 334,23 (Beseitigung) 376,19f. (im Auge) A 262, 28 B 56,22 C 361,15 (in den Beinen) A 397, 20.23 (in der Brust) C 435,13 (in der Gebärmutter) A 294,19 344,12.17 (im Innern von einigen Gefäßen) C 300, 9f. (im Herzen) A 169,17 (in der Hüfte) 373,22.28 B 56,13 C 361,4.14 (in den Hypochondrien) A 286,33 (des Magenmunds) 160,24.27.34.41 (vor, während des Monatlichen) 295,32 304,33 (in der Gegend des Nabels) C 478,31 (der Nieren) 351,12 (im Ohr) A 393,43 394, 43 395,6 (im Schlund) 239,21 (in der Seite) 195,6 306,15.32 394,12 (in den Zähnen) C 375,32 376,15 → Kopfschmerz, Kolik, Ohrenreißen, Seitenstechen *u. ä.*
schmerzen* ὀδυνᾶσθαι Knochen, Knorpel *usw.* schm. nicht – Haut, fleischige Organe schm. C 335,28ff. (Kopf) A 404,34 (Zähne) 195,10 (Zunge) 244, 10 (Zwerchfell) 238,12.17
schmerzhaft ὀδυνηρός, ὀδυνώδης (Affektionen) A 395,36 (Anschwellung, Schwellung, Geschwulst) 166,18 235,36 286,31 305,31 (Augenentzündung) C 401,27 (Auswurf) A 165,42 (Behandlung) 211,13.40 213,4 (Krankheit) C 436,5. 13.28 (Pulsschlag) A 289,34.41
+Schmutz ῥύπος (der Ohren) C 267,30 269,25ff.
+schmutzig πινώδης (Wolle) C 459,26
schneiden (an-, auf-, aus-) τέμνειν A 211,24 237,19 311,31f. C 334,13 335, 29.37 336,10 337,4 366,32.36.37 367,1 399,24 421,23 423,16 477,20.35ff. 483,17
schnell (rasch)* ταχύς (Atmung) A 275,1 276,18 (sich lösen, löslich) 184, 11 247,27 306,5 (verdaulich) 215,27 218,31 (Wachstum, Altern) 166,29 C

465,6.10.28.30 466,9.10.15 schn. im Zorn, im Nachgeben A 361,13.28 (Zunge) 354,24.34 355,3f.
Schnelligkeit ταχυτής A 167,3 240,26 306,3.7 355,36 361,24.26 C 472,14
schneuzen ἀπομύσσειν C 448,23 505,37
Schnitter A 181,6
Schnittlauch C 478,32 479,2.7
Schnupfen κόρυζα A 260,11 285,41 286,1ff.
schnüren σφίγγειν A 291,12
Schnürung A 392,12
Schöllkraut C 417,14
Schonung (*neben* Ruhe) A 391,24
Schöpfer δημιουργός A 312,23
schorfähnlich ἐσχαρώδης A 157,29 158,29
Schoß (des Weinstockes) C 480,44
schräg πλάγιος (Nerven- und Venenverlauf) A 173,33 320,4.20 323,41 333,44 334,1
Schrecken φόβος A 208,7 211,35 342,35.36.37 393,17
schreiben* γράφειν (in undeutlicher Schrift) A 299,29 (unverständliche Dinge, schlechtes Zeug *u. ä.*) 402,22 C 413,15.17 419,17 440,3
Schreiber → Abschreiber
Schreibung γραφή C 411,12 436,34 442,8f. Schreibweise 406,23
schreien βοᾶν A 365,30f. C 459,7
Schrift* (griechische) A 186,18 331,25 → Namenindex Galen, Hippokrates, Lukianos, Marinus
schriftlich (niederlegen *u. ä.*) συγγράφειν A 349,3 C 323,25 412,24 415,14
Schröpfkopf +σικύη, ἀποσχάζειν A 342,21 386,27.29 387,24 388,15 394,9ff. 395,1ff. C 403,4.8.26 der taube Sch., *d. h.* derjenige ohne Schröpfschnitt A 394,18f.
Schuh ὑπόδημα C 484,22
Schule → Namenindex
Schüler* μαθητής (unglückliche) A 402,15.21 → Namenindex
Schulter ὦμος A 186,1 245,31 C 397,27
Schulterblatt ὠμοπλάτη A 282,43 317,20.25.27 320,5 323,15.19
Schulterknochen C 380,15
schüren (Wärme) A 278,27.30
Schüttelfrost ῥῖγος A 253,23.26 262,27 268,42.44 284,25ff. 285,1f. 289,11 292,40 293,1ff. 294,19 393,25.27 C 311,18.32.35 312,3 398,3ff. 481,37 482,34.36
Schutzdecke (die über den Bauch ausgebreitete = περιτόναιον) A 324,37.39 → Haut, Hülle
schwach* ἀσθενής das Weib ist schwächer und feuchter als der Mann A 340,13 (Arznei) 287,6 290,3 (Atmung) 252,5 (Augen) C 391,40 392,2.11 (Brust) 503,43 (Embryo) A 387,16.19 (Empfindung) 262,37 (Kraft der Vernunft) 361,37 (Leber) 190,20 191,13 217,18 (Natur) 259,33 368,30 ἀμυδρός (Pulsschläge) 212,13 C 431,20 (Stimme) A 352,42
Schwäche (Schwächung, Schwachheit)* ἀσθένεια (des Bauches) A 260,13 (in der Blase) 226,32.36 (der Brustorgane) C 504,4 (des Fiebers) A 165,9 (der Kraft des Begehrens) C 444,42 (der Lebenskraft) 408,16; *vgl.* B 58,6 C 409,17 (der Leber, der Milz, des Magens) A 190,15 191,4.33 261,8 (der Sehkraft) C 392,45 (der Stimme) A 351,36.40 352,28f. (der natürlichen Wärme) A 303,29 C 475,13
schwächen +σιναρός, βλάπτειν A 186,7 C 370,27 421,24 427,18.40.42 428,1.10.13 457,34
Schwamm σπόγγος A 312,28 391,37 392,9.13.16 C 405,33
schwammig σπογγοειδής A 398,31
schwanger κυεῖν A 221,14ff. 222,19.23 225,25ff. 226,8.39.41.45 227,4.38 228,10f. 233,18 239,18 262,13.14.20 263,1.3 294,14.24.40 295,31 299,4.32.36.39 304,8 366,22 386,40 387,11 404,1 C 488,23.24.28 506,30.36
Schwangerschaft A 221,38 225,34ff. 226,9.38.43 227,4.11.40 228,8ff. 229,35 294,7ff. 295,1.7.8 297,31.32.35 298,19 300,34 301,1.3.34 304,2 305,12 366,15f. 385,34 387,2 403,31 C 488,33 489,3 (Unterbrechung, Verhinderung) A 221,20 (*vgl.* 17) 222,15 zwischen den einzelnen -en keine Pause 222,13f.
Schwanz οὐρά A 185,15 230,36 231,26.40.45 232,6ff. 233,7.29.36
schwarz μέλας A 156,11.16 171,27 190,32.37 191,38 204,2f. 216,20.28.31.34 217,24.31.34 251,8 355,19.29 356,24.33.35 384,19 390,28 399,9 C 384,16 392,36 479,34.36.37 481,7.11.16 501,7.8.12 (Augen) A 356,18ff. C 391,20.22 393,9ff. (Haare)

A 346,33f. 355,30 C 391,23 (Kot) 480, 6f. (Lepra) A 191,40 (Mischung) 291, 36 (Urin) C 290,26 292,16 → Galle, Saft

schwarzblau κυάνεος (Augenfarbe) A 356,29

Schwärze (des Abszesses) A 201,4

schwärzlich ὑπόμελας A 251,9 (Geschwulst) 306,44 (Überschuß) 203,2

schwatzen ληρεῖν A 376,31f. 404,19

schwatzhaft C 447,32

schweben (Vögel in der Luft) C 358,34

Schwefel θεῖον C 398,29 504,35

Schwefelwasser θειώδη ὕδατα A 215,2

schweigen σιγᾶν C 447,13

Schweigen ⁺σιγή C 447,30.34 494,9

schweigsam σιωπηλός C 382,13 447,30

Schweigsamkeit C 447,31

Schwein σῦς A 360,4

Schweiß ἱδρώς A 158,39f. 159,18f. 166, 24 169,21 176,35 192,39.41.44 193,2ff. 203,16.17.26 212,8 223,42 237,22.23.32. 37 253,23.26 254,2ff. 269,6.7.38 270,2. 3.20 289,8.14 341,19 407,2.6 C 359,20 360,30 362,13ff. 363,3.5 408,15.40 409, 2ff. 448,31.35.40 449,4ff. 450,5ff. 451, 26.29.31.32 452,32 453,8ff. 454,21.30

schwellen (an-, auf-) οἰδεῖν A 230,33. 40 242,42 243,35.37.43 253,5 290,15 298, 27 375,7 389,1 C 72,22 73,1f. 300,15 351,24 375,15 475,1.14.25.33 480,8 (Drüsen) A 180,3 195,15 243,39 244,4.6.7 C 398,19 (Gebärmutter, Zeugungsorgane) A 226,10 231,13 304,20 344,13 (Hoden) 388,6 (Leber) 271,16 286,27 (Milz) 238,9.16 253,4 287,23 C 347,1 (Venen) A 223,39 249,23 C 366,28 397, 15 405,37

Schwellung (An-, Auf-) οἴδημα, φλεγμονή A 166,19 200,36 206,14f. 209,30.36 210,10 223,44 231,16.19 237,5.17 242, 1.5.43 243,31 244,25 247,11.13.30 248, 28.33 249,3.5 252,25ff. 253,1.3 272,42 273,10ff. 278,9 286,7.31 289,34 290, 17ff. 294,25 307,28.29.35 308,15f. 345,5 350,28.43 366,6 372,41 375,8 389,5.6.11 398,14.29.32 C 73,15 375,17.19.21 376, 10f. 397,1 398,12ff. 405,26.38 406,6ff. 435,17 474,14.20.29 475,5ff. 476,6ff. 477, 7.19.20 479,24ff. 483,10.14.16 497,15.22 (der Drüsen, Keimdrüsen) A 173,23.25 271,9 C 398,20 401,3 403,41 404,42f. 405,13 (der Leber, Milz) A 237,44 240,2 256,8 279,33 280,5 286,24

schwer* βαρύς (Kopf) C 369,34 375,9 (Speisen, Wasser) A 214,25.30 – χαλεπός, δυσ- (Entbindung) A 231,5ff. 344,3.11 (Erkrankung, Krankheit) 344, 40 380,42f. 383,19f. C 400,18 (Krisis) A 159,17.20 170,12.17 283,9.12.27.28 284,8 (Schmerz) 206,33 380,20.24.36 (Symptom) 305,41 (erkennbar, zu finden) 228,3 315,4.11 317,28 320,31 (zu formen) 229,36 (heilbar) 346,3 (lösbar) C 472,33 (verdaulich) A 214, 36.39 407,17

Schwere βάρος (im Hals, Kopf, vor dem Monatlichen) A 169,10.14.17 212,22 262,28 282,14 304,1.5.31 305,1 352,12ff. C 434,30 (der Masse) A 188,28 – (der Krankheit, des Schmerzes *u. ä.*) A 160, 20 164,3 181,38 211,42 246,14 255,33 380,30 B 56,11 C 425,29 436,25 438,26

Schwerhörigkeit βαρυήκοος A 255,2

Schwert ξίφος (aus der Scheide ziehen) C 461,38

schwertähnlich ξιφοειδής (Knorpel) A 173,32 323,34.40

Schwerverdaulichkeit (der Bohnen) A 377,30 → verdaulich

Schwierigkeit* χαλεπότης (der Erklärung, des Verständnisses *u. ä.*) A 218,30 297,7 335,16 336,42 350,10 351,8

schwimmen (oben auf dem Wein) ἐναιώρημα A 287,37

Schwindel (*neben* Taumel, Finsternis vor den Augen) ἴλιγγος A 212,26 C 363,43

schwinden* φθίνειν (Appetit) A 304,6 B 57,33 C 438,25; *vgl.* 3ff. (Bart) A 185,18 (Bewegung, Empfindung) 262, 36 (Farbe) 340,39 341,22.34 342,33 343,27 (der ganze Körper) C 421,37 432,19 (Leberlappen) 503,7 (Schwellung) 397,1

Schwindsucht φθίσις C 364,22 433,39 434,21 504,4.9 zur Schw. veranlagt A 363,10

schwindsüchtig φθινώδης C 421,34f. 427,1 429,12 431,5.16.29.32 432,14ff. 433,13.31 503,42

schwindsuchtsverdächtig die Ärzte in Rom schicken alle, die schw. sind, nach Libyen C 364,27

schwitzen ἱδροῦν A 159,17 203,14 219,18 237,24 269,33 270,10.13 C 408,24f. 448, 38f. (im Bad) A 192,41 (Füße) 406,43 407,2 (Gesicht) C 407,32 408,1ff. 409,31 (Kopf) A 269,34
Seele ψυχή A 349,36 356,10 357,30 392, 39 C 420,24.27.31 426,29 460,9 486,1 506,3
Seelenstimmung C 460,12
Seelenstörung C 506,11
Seelensubstanz B 58,12
Seelenzustand A 198,1 202,36 212,37 358,3.6 361,16
seelisch ψυχικός A 160,18 C 426,42 494, 43 (Erregung) A 361,29 (Handlungen) C 330,10 (Kraft) B 58,7 C 329,24
sehen* ὁρᾶν A 355,36 C 387,12.14 390, 27.32.35.40 391,1ff. 392,2ff. 393,25ff. 394,6.12.22 (*neben* betasten) 451,3 (*neben* hören) A 211,31 C 494,20 ich sehe, wir sahen *u. ä.* A 174,35ff. 179, 16 189,10 195,39.41 196,1 B 58,5 C 431,27
Sehkraft ὄψις C 392,45 393,31
Sehne τένων A 174,40 175,3 328,1 340, 2.5
Sein das erste S. A 378,33
Seite* (rechte, linke) A 203,20f. 235, 29.39 236,13.15.20 237, 35.43.45 (innere) 244,26 (obere) 327,26 (vordere) 332,17 +nach zwei -en gewandt *v. l. für* ἀμφὶ ἀμητόν, ἀμφίτμητον, ἀμφιμήτριον C 476, 40 477,5.26.29.40 478,5.7.19.21
+Seitenlähmung παραπληγία A 204, 23ff. 247,7; *vgl.* 8.12.14.41 248,9.26.36
Seitenschmerz A 194,29 306,20
Seitenstechen A 195,22
seitlich* (Körperteile) A 195,18 (Schwellung) 247,13
Sektion → sezieren
selbst* αὐτός (ausprobieren) A 192,43 aus sich s. (*neben* Ererbtes) +καθ' ἑαυτὸ C 467,26 468,6ff. von s. αὐτόματος 262,1 361,6.9 460,10 477,19
Selbstbeherrschung (-zucht) ἐγκρατής C 487,28 489,13.20.33 490,6.38
selten* σπάνιος A 284,2 350,15.22 C 244, 19 292,36 457,22 503,3
seltsam* ξένος, σπάνιος (Erscheinung) C 485,29 (Schnupfen) A 286,1 (Schwangerschaftssymptom) 294,8ff.
senken sich s. A 313,13 323,45 (Stelle am Leib) 172,10 189,8ff.
Seradella A 339,14
Seuche λοιμός C 243,27
seuchenerregend λοιμώδης A 155,15
sezieren ἀνατέμνειν, τέμνειν A 311,27 332,16.21 C 378,2
sicher* βέβαιος (Krisis) A 240,23 283,30 (Prognose) C 250,19 (Zeugnis, Wissen *u. ä.*) A 203,25 229,29 359,25 361,6 C 442,18
Sicherung βεβαίωσις (der Prognose) C 373,14
sichtbar φανερός C 392,9ff. 488,30 (Venen) A 244,13 314,41; *vgl.* 236,21
Siebenmonatskind ἑπτάμηνον A 371,7
sieden ζεῖν (Blut, Wärme) A 180,22.27 341,11.15 343,29 (Wasser) 288,21
Silbe συλλαβή C 365,38
singen ᾄδειν C 484,14
Singular ἑνικὸς ἀριθμός A 173,18.20 C 252,3.7 430,6
Sinn[1]* διάνοια A 168,20 173,22 356,10.13 C 261,16 290,12 442,9 (richtig) A 318, 14 C 329,12 (übertragen) A 405,4 C 359,8.12 (verständlich) 368,38 (versteckt) 495,15 (sich widersprechend) 318,14 (wirklich) 333,9 402,29 (von der Wirklichkeit weit abliegend) A 368,14 (zweifelhaft) C 442,10
Sinn[2] αἴσθησις A 276,28 311,24 C 473, 36ff. 474,6
Sinneswahrnehmung αἴσθησις A 193, 25 311,33
Sitte ἔθος C 402,29
Sitz (der Krankheit *u. ä.*) A 175,42 361, 41f. 389,13.18 397,30 408,30 C 337,3ff. 419,38.41 445,3
sitzen A 174,31 289,40
Sklave δοῦλος A 209,11ff. 210,8 233,15 C 461,22.32.35
Sklavin δούλη C 395,39
sogenannt καλούμενος (Anfangsursache) A 158,12.15 (Friedenstempel) C 495,4 (Hüllen) 394,13 (Kopfdruck, Hemikranie) A 405,23 (Nachtblindheit) C 390,28 (Rose) 73,8 (hohle Vene) A 173,29 (schlauchartige Wassersucht) C 421,25 423,12 (Zahnfortsätze) 414, 34
Sommer θέρος A 5,2.4.6 156,3ff. 157,5 158,11.30 159,34.36 161,9 162,7 192, 10.12 224,11.27.29 250,7ff. 251,30 254,27 255,11 267,32 291,30 407,30 C 374,27.43 375,2.5.8 382,33 383,1 400,30 436,5 455,

26 463,3.7 464,32 478,30ff. 479,7 490, 11.17
sommerlich θερινός A 159,27.38
Sonde μήλη C 450,9
Sonne ἥλιος A 181,8 193,7 219,9 262,6 265,40 371,14.24.29 407,23 C 391,42 392,31.36.38.39 455,25.28 458,5 472,29
Sonnenaufgang A 161,29f.
Sonnenstich A 406,40
Sonnenwende τροπαί A 249,35 C 382, 32.33.36 383,1 389,19 433,9
Sophist → Namenindex
sophistisch (Fragen, Redereien) C 335, 19 370,24
Sorge μελέτη (*neben* Anstrengung, Kummer *u. ä.*) A 210,43 392,34 406,26 407,24 C 420,33 (um Geld) 494,21 (um Kranke) A 366,39
sorgenvoll C 426,34
sorgfältig ἐπιμελής A 190,39 290,8 336, 29 364,17 C 305,17 368,37 428,31
spalten ⁺διαιρεῖν, σχίζειν A 192,10f. (Bluthohlraum) C 334,11 (Haut, Lippen *u. ä.*) A 192,25 C 400,24 481,41
spannen τείνειν A 189,18.23 C 419,8 das Sp. (*d. i.* ein Krampf) τέτανος A 306,14 (Ader) 236,14 (Glieder) 259,42 (Haut, Nerven, Bänder, Muskeln, Organe) 242,41f. 290,15 393,20 C 335,29.37 336,11ff. 359,23 360,34 362,17.39 409,5 411,24 (Milz) A 237,35.44 (Stelle unter den Rippenknorpeln) 398,2.5.12.18
Spannung ⁺ξύντασις, ⁺σπασμός, τάσις A 169,11.16 209,42 248,4.9 272,33ff. 273,10.13 290,15.23 364,38.39.44 365, 2ff. 373,31.35 380,5 398,3ff. C 336,12 337,1 415,36ff. 416,3 435,16
Spätabend A 161,7
Spätere → Namenindex
Speichel ⁺πτύαλον, σίαλον A 176,14.17. 19 249,21.29
Speise σιτίον A 4,14.21 160,4 183,37.40 191,20.25 205,17 209,38 211,19.25 213, 15 214,8.25.37.38 215,26.28.42 217,42 218,28.31 227,10 255,31 291,34f. 292, 23.25.28.30 294,13 302,7ff. 324,42 339, 24 374,22.30 400,31ff. 401,31 403,36.43. 44 405,8.9.10.29 C 279,15ff. 295,12.25 296,2 300,2 302,22 303,1.20.24 356,11 399,8f. 410,21 443,6 444,31.37 478,34 479,9 484,40 487,22 490,2
Speiseröhre λάρυγξ, ⁺στόμαχος A 206, 22 242,31ff. 244,19.25 246,23.25 312, 26 318,4 322,23ff. 325,25 330,10 331, 28ff. 332,33ff. 333,2ff. 374,23ff. 375, 32.35.41.45 380,6 C 381,38 396,40 397,8 411,34.36
Spelt ζέα A 339,13
speziell* ἴδιος (Ausdruck, Bedeutung *u. ä.*) A 160,10 171,8.12 C 505,34; *vgl.* A 284,38 (Behandlung) C 366,30 (Gewohnheit) 484,1 (Kennzeichen) A 189, 38 C 373,12 (Sprache der Koer) 483,30
Spielplatz C 461,20.22
Spinngewebe ἀράχνιον A 322,45
spitz(ig) ὀξύς (Kopf) C 498,15 (Nase) A 346,22.26 349,30.32 350,7 357,10
Spitzfindigkeit ἀντιλογία A 397,17
⁺spitzköpfig φοξός C 498,15 500,1
Spitzname ἐπωνυμία A 402,3
⁺spitznasig ὀξύρριν A 348,21.28.34
Sporn (des Hahnes) κέντρον A 184,32.42 185,4.7
Sport γυμνασία C 494,29
Spott σκώπτειν, καταγελᾶν A 400,16.24 C 293,32
spotten A 400,23 402,2 C 243,31
Sprache* φωνή (Entstehung) A 368,24. 29 C 397,10 (*neben* Laut) 446,42 γλῶττα in unserer Sp. 362,23 484,8 488,25
Sprachgebrauch (Sprechweise) λέξις A 197,18 C 311,27.29 504,39
sprechen* φθέγγεσθαι, φωνεῖν A 247,31 zu sp. anfangen (Kinder) 367,13 370, 45 371,33
sprichwörtlich παροιμία A 402,6
springen ἀναπηδᾶν A 209,33 C 484,27
spröde καρφαλέος (Haut) C 362,14ff. 409,5
Sproß βλάστημα (der Pflanze) A 313, 17ff.
⁺Sprung ἐμπήδησις A 188,35.40.42
spucken ἀναπτύειν A 206,24.27 282,20 C 373,12 385,3 448,22 452,33
Stadium mehrere -ien der Krankheiten C 488,32ff.
Stadt* πόλις A 4,1.20 311,28 368,36 378, 40 C 486,3 unsere, meine St. (*sc.* Galens) A 401,7.11 C 287,18 303,13 412, 26.28 461,36 → Namenindex Ainos, Athen, Kleinasien, Kranon, Kumae, Pergamon, Perinthos, Rom
Stamm (eines Baumes) στέλεχος A 313, 5ff. 314,3 C 72,27 380,42
Standbild ἄγαλμα, ἀνδριάς A 368,37ff. 369,9f.

Standhaftigkeit καρτερία C 487,31
stark* ἰσχυρός, μέγας A 171,33 259,32 306,4 352,9 359,12 385,33 386,22 387, 20 B 58,18 C 392,1.11 465,22 → Arznei, Atem, Atmung, Hitze, Schulter *u. a.*
Stärke* (des Fiebers, der Krise *u. ä.*) A 164,4 165,7ff. 176,19 (der rechten Hode) 352,25 → Embryo, Haar *u. a.*
stärken C 420,31 -de Arznei A 199,3 234,37 393,23
+starkhalsig καρτεραύχην A 359,12
Stärkung (der Kraft) C 279,23 371,2
Statthalter A 212,41
Statthalterschaft A 341,29f.
Staub κόνις A 266,1
stauen → anstauen
stechen νύττειν A 210,1 C 335,37 -der Schmerz νυγματώδης A 212,19
steigen (Krankheit, Fieber) ἐπιδιδόναι A 167,40 C 490,22 (Säfte *u. ä.*) ῥοπή A 180,23 306,20 313,37 315,38 387,17
steigern ἐπιδιδόναι (Wärme, Krankheit) A 165,12 341,21 392,4 404,12 C 440,25.40.42
Steigerung ἀνάβασις A 162,1 C 440,26
Stein λίθος A 184,15 210,1 236,36f. 303, 11 (in den Töpfen) 288,20 (in den Gelenken) 288,24 (in den Nieren, der Blase) 202,1 385,20 C 497,19
Steinbildung λιθιᾶν A 202,3ff. 385,16
Stelle* τόπος (des Erdbodens) A 192,9 (im *oder* am Körper) 236,2 242,25ff. 248,34 268,39 281,19 282,34.38 387,41 (im Text) 220,6f. 241,13 273,40 274, 30 275,37
Stellung σχῆμα, σχηματίζειν (des Körpers, des Gliedes) A 210,26 290,18ff. 291,1ff. 368,22 – (der Fixsterne) σχηματισμός A 381,31f. *term. gramm.* (die man die „gemeinsame" nennt) C 269,28
sterben ἀποθνῄσκειν A 168,33 170,36 218,43 219,4 235,23.27.28 237,41 239,9.13.16.17 240,5 253,20 271,13 340,6 380, 18ff. 381,35 382,42 406,37 B 58,2 C 243, 11 287,22 348,9 361,24 362,4ff. 363,3ff. 373,19 388,6 407,31ff. 408,1ff. 409,6.7.31 (*vgl.* 12) 439,24 465,10 485,25.33 486, 11.19.24.42 487,18 504,4.10 505,14 506, 33.38
Sterblichkeit von sehr geringer Sterbl. +ἥκιστα θανατῶδες A 162,33
Stern ἀστήρ, ἄστρον A 381,32 C 382, 35.38.42 433,10 445,22
Sterndeuter A 381,27.37
stickig (Häuser) C 445,19 (Wind) A 276,29
Stier ταῦρος A 185,38
Stigma A 299,15
Stil λέξις A 275,30.38
stillen θηλάζειν (Kind) A 223,36 224, 7.9.17.20 228,29f. – παύειν (Begierde) C 489,26 (Schmerz) A 394,4.12.41.43 (Bluterguß) +στάσις 180,20 C 400,33.39 401,16.37 402,5ff. 403,1ff. 404,17
Stimme φωνή A 174,18.22 181,3.28ff. 186,31 351,37.41 352,28ff. 358,28 364, 38.41 365,18.28.30 367,26.42 368,3ff. 369,12ff. 370,2.6.14.15 388,7.10 C 378, 36 379,1 390,2.5 396,30ff. 397,10 444, 17ff. 446,41 447,1.9 448,4.5.10
Stimmorgan (-werkzeug) φωνητικὰ ὄργανα A 181,38 369,18 388,12 C 396, 33 444,17
Stimmwechsel A 376,26
Stirne μέτωπον C 450,8
Stoff ὕλη A 157,18 201,2 342,16.25.26 377,36 C 380,40 432,29 aus drei -en zusammengesetztes Mittel A 404,9
stöhnen κράζειν A 207,18
stopfen +πληροῦν, στυπτικός (Arzneien) A 255,32f. 257,17 289,37 377,17
stören ταράττειν A 245,32 C 438,13 461, 19
Störung ταραχή A 246,26 249,4 352,33 C 506,12
stoßen πλήττειν A 209,33 C 461,39
stoßweise +ἁλές A 258,42 (atmen) C 408,28 424,4ff. 425,13
stottern (*neben* stocken, in Widersprüche geraten) οὐκ εὐθέως ἀποκρίνεσθαι A 209,40
Strang (der Nerven) A 336,34
Straße ὁδός A 402,1 C 461,26.31.33
Strauß στρουθός A 358,20
streichen (Wort, Satz) ἐξαιρεῖν A 163,5 167,34 223,24 237,29.31 264,27 295,21 C 219,20 382,24 395,28 427,29 428,18 431,12 460,31 473,18 505,2
Streit A 229,28 343,12 346,15 C 213,32 418,5.6.10
streiten ἐρίζειν C 311,19 338,3 367,22 394,39 485,21 487,35 494,37
Streuung (des Lichts) C 393,32

Strich ἴς A 233,33 299,11 C 415,34 → Querstrich
strömen ῥεῖν A 220,30 343,20
Student μαθών A 300,19 402,12 C 378,4
Stufe -n der schlechten Atmung C 73,26
+stufenweise ἐκ προσαγωγῆς A 258,32.42 259,7
Stuhlgang διαχώρημα A 197,28 201,11 251,4.5.9 255,35 C 480,10
stumpfnasig σιμός A 347,39 348,31 357,19 C 498,16 500,5
Stunde ὥρα A 164,23ff. 165,5 210,8 284,33 333,24 381,30
Sturm χειμών C 475,9
Stütze* +ὄχος C 358,25ff. (für den lambdaähnlichen Knochen) A 186,21
stützen* ἐρείδειν (den lambdaähnlichen Knochen) A 186,18.26 (sich auf die Beine) C 388,12 *übertr.* sich auf etwas st. A 187,29 220,29 C 290,2
Subjekt (einer Tätigkeit) A 275,27
Substanz ὕλη A 184,14 194,19.21 266, 13.29 270,1 298,13f. 303,12 337,27.29.45 376,42 C 392,15.21.41 393,28 417,44 418,29.31.33 419,2 445,29 450,25 506,4
suchen* ζητεῖν A 158,3 163,38 (*neben* forschen) 195,24 C 391,6 zu erfahren s. A 398,13
Süden μεσημβρία A 156,38
Südwind νότος A 156,9.23.34 158,12 250, 26 251,26 255,12 C 382,24 386,18ff. 395,16
+Suppe μυττωτός A 400,26
+Suppositorium βάλανος A 287,10ff. C 505,10
süß γλυκύς A 193,32 (Schmutz in den Ohren) C 269,29 (Schweiß, Auswurf) 454,31
Süße (des Schweißes) C 449,26.32 450, 2.28
+süßsauer (Trank) ὀξύμελι A 287,25
Syllogismus συλλογισμός C 391,28
Symptom σύμπτωμα A 158,23 165,8.10. 14 169,1.5 175,20 225,10.12.44 226,21 238,22.34 240,31.40 242,24f. 248,9 249, 18.26 259,10ff. 260,24.37 261,11.26.34 262,8ff. 263,2ff. 269,1 273,29 277,6.35 278,34 279,6.7.14 281,39 286,6 294,7ff. 306,1 339,29 340,7.12.40 341,20 346,24 373,31 389,35 392,36 393,18.20.21 396, 39 404,28 408,24 B 57,2 58,11 C 269,16. 21.34 311,16f. 358,13 359,21.33 360, 32.36 362,37.41 363,1 365,29 368,5 372, 30 389,20 390,3.42 397,37 399,28 411, 1.20 414,40 415,1.5.38 426,5 428,7.34 451,1ff. 453,22f. 455,18 456,30.32.38.44 457,31.36 458,12.41 463,39 469,10ff. 473,2f. 478,34f. 479,4 480,1.24 492,6 497,12.25 504,5

T τ A 400,28 C 289,2.4
Tadel A 197,20 C 261,15 262,7 396,20
tadeln μέμφεσθαι, ψέγειν A 275,29 349,9 C 291,1 313,15.22 337,22 496,7.9
tadelnswert A 363,27
+Tafel (Täfelchen) πινακίδιον C 441,20 442,6.14.22 446,35
Tag* ἡμέρα dauernd T. und Nacht A 4, 29 (gerade, ungerade) 203,14 283,42f. 284,7 381,42 382,15ff. (des Krankheitsausbruchs, Rückfalls, der Gesundung *u. ä.*) 203,12 284,29.31 365,7ff. 369,41 370,2ff. 378,22ff. 379,4ff. 382,18 (des letzten Monatlichen, der Empfängnis) 300,35f. *von Fiebern*: eintägig 270, 38f. jeden T. wiederkehrend C 469,25 einen um den anderen T. A 164,19.27 284,24ff. jeden dritten T. 284,43 jeden vierten T. 164,20 *bei Krankheiten*: am fünften T. 284,4 308,9 am siebenten T. 164,29 178,40 am achten T. 179,4 bis zum neunten T. B 57,3 am zehnten T. A 287,29 der elfte T. 283,39 am vierzehnten T. 253,21 am fünfzehnten T. 239,37 der siebzehnte T. 283,39 der zwanzigste T. 204,27.34 der vierzigste T. 370,25.37 sechzig Tage alter Embryo 221,2.18 222,3 → Monat, Jahr, eintägig, viertägig *u. ä.*
Tag- und Nachtgleiche (Äquinoctium) ἰσημερία C 382,34.37.43 383,22 386,33 389,21 433,9
Tagefieber καθημερινὸς πυρετός A 406,9
täglich A 164,19 C 356,6 489,36 490,12
Talsenke A 156,38
Tanz (*neben* Tänzer) C 494,31
tanzen A 209,33
Tätigkeit* ἔργον (der Organe) A 191,23 218,41 276,31 278,14 279, 17f. 281,28 338,40 369,17 allgemeine T. der Menschen C 356,26 Betätigung A 278,42 C 406,42 484,12
Tau δρόσος, ὀμίχλη A 342,7
taub (Schröpfkopf) A 394,17

tauchen βάπτειν (in kaltes Wasser) A 219,12 (das Brot in Wein) 405,25
Taumel (*neben* Schwindel) A 212,25
+Tausch μεταβολή (von Speise und Trank) C 443,6ff.
+Täuschung πλάνη C 448,19 492,31 495,17 496,21.25 497,6.30.31 499,20
Teich λίμνη C 392,39
Teil* μέρος, μόριον (oberer, vorderer, innerer *u. ä. des Körpers*) A 196,3 234, 30 240,35 293,1f. 342,8 396,6 C 360,6 448,34 450,20 in ihren -en gleiche Körper ὁμοιομερῆ A 218,15 (des Bauches) 377,7 (der Brust) 318,1 319,33 320,25 323,35 326,29.37 (des Fußes) C 380,2 (der Hypochondrien) A 273,9 286,42 (der Leber) 321,24 (der Milz) 240,31 (des Nervs) 338,1 (der Speiseröhre) 242,37 374,23 (der Wirbelsäule) 173,15 (des Textes) 156,6 162,9.24 169,25 261,25 280,1 C 330,24.31 331,1.6 408,20 410,15 415,10
Teilbehandlung A 343,34
teilen* διαιρεῖν (Ausspruch, Satz) A 221,1 C 312,27 318,16 328,25 330,24f. 331,1 sich t. (Äste, Wurzeln) A 313,6. 10.12.18.19 314,4 (Adern, Venen) 312, 37.43.44 318,26 319,21 → verteilen, verzweigen
teilhaben (-nehmen) μετέχειν C 414,10 457,12
Tempel → Namenindex Aphrodite, Artemis, Dionysos, Friedenstempel
Temperament A 327,40
Temperatur A 258,25
Tempus χρόνος (dieses, *d. i.* Praesens) C 375,16 (der Vergangenheit) 479,27
Terebinthe τέρμινθος Pusteln, die T. heißen A 203,6f.
Tertianfieber A 284,32.33.41 285,5 299,37 C 481,34.36
Text* λόγος A 284,12 287,43 293,30.33 297,6.20.33 299,4.27 306,29 321,13.18 C 290,13f. 386,34 389,1 495,19 501,37
Theorie θεωρία A 338,14 342,27
tief* βαθύς (im Körper *u. ä.*) A 317,29 325,38 395,26 C 404,11 407,1f. (Stimme) A 388,10 tief seufzen C 487,7 der -ste in dieser Wissenschaft A 327,15
Tiefe βάθος (im Körper) A 251,40f. 323,45 C 366,14.22 (des Wassers) 392, 32.34
+tiefliegend κοῖλος (Augen) A 357,14
Tier θηρίον A 160,12.18 166,27 181,43 182,5 184,35f. 185,2ff. 186,10ff. 187,7 232,15.17.20 312,22ff. 331,40 357,42 358,8ff. 359,1ff. 360,5 385,37 401,17. 19.21 402,4 403,9ff. 404,2 C 245,1 465, 11.13 466,25ff. 502,31
tierisch (Kraft) B 57,13
Tiger τίγρις A 357,37
Tinte μέλαν A 233,35
Titel ἐπιγράφειν A 310,33 311,4 C 377,37 426,6 442,16 495,2
Tod θάνατος A 163,11 402,25 B 57,26 C 244,19 250,15 408,12 409,14 411,26 414,5 415,36ff. 416,3 466,12 485,26.33 (vorher verkünden) A 380,20.24.35 (Anzeichen, bedeuten *u. ä.*) 170,17 195,33 C 250,3ff. 268,12ff. 269,29 292, 19 440,8f. 485,45 zum -e führen, der T. erfolgt, ereilt *u. ä.* A 169,13 170,39f. 171,18f. 177,42 381,11 C 361,35 362, 14ff. 409,2.12 431,3.33 475,17 485,27 504,6f.
tödlich θανατώδης, θανάσιμος A 242,6 258,38 381,10 C 293,1 361,23 362,9 440, 42 489,25
Ton[1] κέραμος A 298,20
Ton[2] φθόγγος A 244,36f. 388,10
Topf ἄγγος A 288,20 C 461,42
Tor[1] θύρα A 208,12 C 461,23
Tor[2] μῶρος C 355,29
Torheit C 262,7 337,20 für töricht halten 348,4
tot νεκρός, τεθνηκώς A 208,6 320,42 374, 29.31 C 475,16.18 486,41 487,15
tragen* (Atlas die Welt) βαστάζειν C 487,9f. getragen werden (Embryo) κυεῖσθαι A 221,28 296,5; *vgl.* 298,4
Träne δάκρυον C 267,29 268,5 453,40 454,1ff.
Trank ποτόν A 4,15.23 199,38 205,17 213, 14 214,7 227,10 287,25.27 294,13 324, 42 374,30 396,41 397,1.5.6 405,11 407, 21.25 C 289,2ff. 291,9ff. 292,2.19 293, 15.20.23 295,10ff. 296,1ff. 370,17 471,15
tränken ποτίζειν A 339,21 384,4 βρέχειν, τέγγειν 392,9 394,5
+Trauben κιρσοί A 175,19f. → Kirsos
Traum ἐνύπνιον A 236,23 C 458,29ff. 485,27
Traurigkeit λύπη C 506,10
trefflich χρήσιμος, +χρηστός A 207,33. 39 213,20 291,36 361,41 (Ausscheidungen) 175,14

treiben* (Harn, Monatliches, Säfte ä. u.) *ὑπήλατος* A 377,34 403,43f. C 337,33 400,5 444,39

trennen (Glieder, Organe) A 317,41 322, 2.4 C 336,7.9 (Worte, Sätze) *διαιρεῖν* A 295,3 297,13 355,9 394,21 C 268,10 317,20 sich t. (Adern, Nerven) A 332,45 333,42 334,1

Trennung (von Organen) A 322,39ff. C 336,1.5

Treuhänder A 401,16

⁺Trieb *v. l. für πέπλιον* C 480,33ff. 481,1ff.

⁺Triefauge *ὀφθαλμίη* A 382,38 383,2ff.

Trinkbecher C 450,12

trinken *πίνειν* A 181,27.33 193,11 207,13 208,3 210,40 211,25 214,41 215,13.31 219,3.15 234,34 244,20 276,42f. 277, 2ff. 278,33 279,4 287,25 375,21.42 376, 3.16.17.19 384,6 391,26 393,10.14.23 397,9.15.19 399,42 400,11 404,35 C 291, 7ff. 292,20 296,6 329,39 330,30.36.39 331,5ff. 334,1 335,5 359,10 365,11 370, 20ff. 417,1.9 444,38 484,10.20 486,34 489,39.40.41 490,19.25 494,19

trocken *ξηρός* A 219,24 220,13.24.32 348,3 C 313,17 314,21 362,21.22.23 376, 13 383,3 (Absatz *sc.* des Darmes) A 287,4.7 (Fieber) 159,36.38 192,2 250,40 (Geschwür) 192,26 (Haut) 181,7 C 363, 3 (Hitze) 313,1 (Holz) A 401,19 (Husten) C 428,29 429,5.43 430,7.14 (Jahreszeit) A 250,37 251,27 267,33 C 382,23 407,31 (Knochen) 394,2 (Körner) A 339,22 (Krätze) C 351,18 (Land) 364,26 (Lebensweise) A 297,18 (Lippen) 192, 22 (Luft) 159,1 250,43 252,32 254,29 265,41 C 445,15ff. (Lunge) 313,10 314, 24 (Mischung *sc.* des Körpers, eines Körperteils *u. ä.*) A 184,13 192,15f. 340, 11 346,37 347,23.25.27.38 348,7.10 349, 42 356,19.24 357,10.37 384,30 391,14 392,26 403,33 404,11.15 C 362,28 371,25 394,15 (Mittel) A 404,15 (Muskeln, Glieder) 298,26 C 507,16 (Nahrungsmittel) A 366,32 (Riemen) 192,20 (Vögel) C 356,16f. (Zunge) 288,33f. t. machen *ξηραίνειν* A 218,20 219,34.43 270, 15.17 C 309,6 313,20 359,22 456,40.42

Trockenheit *ξηρότης* A 4,26 180,38 181, 10 183,20 184,6 191,43 192,7.24 218,12 219,32 255,24 267,38 287,12.14 297,15 346,20ff. 351,9 356,15.22 357,27 375,32 385,5.9.19 391,16 404,11 408,19 C 243, 12 244,31ff. 371,17 372,8.12.30 373,16 376,25 393,17 394,1 400,25 409,3 428,32 432,16 455,31 456,28.34 458,6 468,35 472,35

trocknen *ξηραίνειν* A 197,40 199,3 219, 31 265,38ff. 267,2.5 297,12 380,3.8 C 419,14 Beischlaf, Schlaf -et 306,8 313, 3.12 eintrocknen *intr.* A 192,11 247, 32 270,18 C 360,34 407,34f. 419,7

tröpfeln (träufeln) *στάζειν* (Blut aus der Nase) A 283,20.23 C 434,29

Tropfen *στάγδην* Abgang des Harnes in T. A 226,1

trübe *⁺θολερός* (Exkremente) A 287,42. 45 288,2.6 (Luft) 356,35 (Urin) 287,17

Trübsinn *λύπη* C 494,11

⁺Trübung *θολερότης* (des Urins) A 287, 18

Trunkenbold C 426,35

Tuch *ὀθόνη* A 207,7

⁺tückisch *κίβδηλος* A 307,6.30

Tür *θύρα* A 233,7ff. C 461,45 462,1f.

übelriechend *κάκοδμος* A 171,28 199, 40.43 223,16.19

üben *ἀσκεῖν* sich ü. (in der Praxis der Heilkunde) C 335,12 (in den Waffen) 484,28

übereinstimmen* *ὁμολογεῖν* (Erklärer) A 163,20 298,2 346,21 C 244,27 288, 25 289,5 (Lesart, Handschrift) A 167,20 168,29 179,29 222,36 C 291,30 500,39 in Übereinstimmung stehen, Übereinstimmung herrscht, besteht *u. ä.* A 212,29 243,14 254,7 298,3 C 324,12 370, 25 407,5 → Einklang

überfließen A 159,8

Überfluß (-fülle) *ἀφθονία* (an Säften) A 228,1 389,3 C 337,6

überflüssig (unnötig)* *περιττός* (das Lesen, Untersuchen, Worte, Erwähnung) A 205,23 225,23 290,34 343,29 C 290,4 329,42 355,3 362,20 377,30

Überfüllung (des Körpers, Kopfes) A 227,44 251,32 373,36

übergießen *καταχεῖν* (mit heißem Wasser) A 374,20 375,12 406,17

überhandnehmen *ἐπικρατεῖν* (Kälte, Feuchtigkeit) A 4,26 226,26 (Phlegma, feuchte Krankheit) C 421,24 457,11.21

überlegen *σκέπτεσθαι* A 194,19 207,24 281,12 C 363,37 429,34 485,24

Überlegung A 190,36 207,37 209,29 C 337,44 472,2 485,12

übermäßig* πλεονάζειν, ὑπερβάλλειν (Anstrengung) A 4,24 C 456,25 (Ausscheidung) A 199,41.43 350,33 (Durchfall) C 313,19 (Fettleibigkeit) A 172,11 (Feuchtigkeit) C 363,4 (Hitze) A 158, 18 193,7.15.31 195,1 C 250,3 313,26 384, 38 (Kälte) A 219,8 C 409,2 (Trockenheit) A 180,38 183,20 184,5 191,42 C 362,23 400,24 409,2 +der Übermäßige ὑπέρινος 313,3ff.

Überschrift ἐπιγράφειν A 156,1 243,9 369,28 C 355,10 403,17 426,6.19.22 441, 20 442,15 446,35 463,24

Überschuß περίττωμα A 171,32 177,33. 37.41 179,4 191,21.39 193,1 195,13 196, 24 199,6 203,2.4 222,26f. 223,37.40 224, 18ff. 226,29 227,2ff. 244,12 248,19 251, 28 252,33 254,34 255,4 259,14ff. 261,9 262,1 266,20 269,9 280,5.16.38 281,14. 21.23.40 282,6ff. 298,32f. 307,37 352, 2.24 373,28.38 377,7 387,17 391,1.15.23 399,38 405,27ff. 406,38 C 297,21ff. 306, 17 364,1f. 369,9 371,24 375,40 384,43 387,1.8 388,1.10 390,4 393,43 396,39 397,17 398,19.22 405,40 417,17.28 427, 25f. 433,40 438,11.18 457,4.7.22 467, 15.16.22 503,44 504,30

überschüssig περιττός A 171,34 253,32 (Blut) 386,17 (Feuchtigkeit) C 456,42 (Galle) A 217,29.32 (Saft) 195,17 270,19

übertragen μεταφορά (Bedeutung, Sinn *u. ä.*) A 164,16 188,43 232,2.16 280,32 405,4 C 359,8.11 488,25.43 → Metapher

übertreffen περιγίγνεσθαι, ὑπερβάλλειν A 190,41 321,7 331,19 359,11 403,42 C 394,4

übervoll C 337,4

überwältigen κρατεῖν A 357,6 Krankheit überwältigt den Magen *u. ä.* 234, 39 C 250,6 432,6 452,7.9 453,25

überwiegen (Übergewicht)* πλεονάζειν (Galle) A 193,1 251,4 355,5.27.29 C 355,34 356,16 384,15.18.21.28 501,4 (Kälte, Erstarrung) A 259,29 260,26 278,44 279,20 (Phlegma) C 368,28 (Säfte) A 5,10 253,5 342,19 C 287,9 481,19 (Trockenheit) A 267,39 346,24.35

überwinden (Natur die Krankheit) A 171,34 B 56,2 C 452,1.15 (Kälte den Quell des Lebens) C 425,12 (Trockenheit die Kopfhaut) A 351,10

Übung γυμνάσιον (körperliche) A 260,36 C 279,13 318,23 330,20 331,15 357,30 456,25.41

umändern (-gestalten, -wandeln) ἀλλοιοῦν, μεταγράφειν (Blut zu Milch) A 304,23 (Text) 158,5 C 291,4 384,27 400,34 459,37

umbiegen *intr.* (Venen) +ἀποκάμπτειν A 314,23 317,20 318,13 320,6.9 323,15. 21 326,37

Umfang μέγεθος A 254,32 360,45 C 288, 28 393,20

umfassen* περιέχειν, -λαμβάνειν Muskeln, die diese Teile u. A 186,27 die Behandlung umfaßt C 334,16 (Gesichtspunkt) A 389,16 Bezeichnung, die . . . umfaßt *u. ä.* 221,12 242,1 306,29 C 484,12.19.21

umgeben περιέχειν die uns -de Luft *u. ä.* A 4,19.25.30 5,17 155,17 162,8 220,24 258,4 260,29 356,35 374,18 C 313,10 382,22.31.41 383,41 395,13 415,7 457,28 (Haut den Körper, das Gehirn *usw.*, Hülle die Milz, Feuchtigkeit die Gelenke, Wirbel das Rückenmark *u. ä.*) A 156,12 174,11 186,22 238,11 311,29 316,8 322,12.22.30.31 327,2.42 328,3 342,31 360,11 C 379,37 438,33 483,10 497,16

Umgebung (des Gesichts) C 474,23

umgekehrt ἐναντίος A 4,11 184,36 185, 19 186,6 213,7 244,35 302,13 322,27 327, 18 364,38.41 369,20 384,42 C 491,32

Umkehrung ἐναντίωσις A 397,14

Umlauf περίοδος (der Krankheiten) C 469,21ff. 470,9f. fressende Geschwüre, bekannt als U. 73,9

Umriß ὑπογραφή in der Art eines Umrisses niederschreiben C 290,30

Umschlag κατάπλασμα (aus Schöllkraut, Weizenmehl *u. ä.*) C 417,12ff.

+umschlagen ἐπιπτύσσεσθαι sich u. (Leberlappen) C 502,21ff. 503,25.29

umschlingen περισφίγγειν (Faden die Ader) C 403,15

umsetzen ἀλλοιοῦν, μεταβάλλειν (Nahrung, Urin *u. ä.*) A 179,19 214,37 216,14 217,18 218,1 C 291,12 292,23 293,4 296,3

umstellen μετατιθέναι (Satz, Worte) A 163,9 C 480,14

unangenehm ἀηδής C 379,2 490,4 491, 33

unartikuliert (Stimme) A 368,30
unbedeckt (Kopf) C 386,20
unbekannt* ἄδηλος Schluß aus den Erscheinungen auf das -e C 391,29
unbekömmlich A 209,37 C 492,9
unbestimmt A 292,6f. bestimmte oder -e Empfindung C 455,1
undeutlich ἀσαφής, +ἄσημος (Nerven) A 333,14 335,6.10 336,30 (Schrift) 299,29 (+Wind = Puls *oder* Atem) C 431,16ff.; *vgl.* 429,12
Unebenheit A 395,14
unecht νόθος (Aussprüche, Schriften) A 310,42 C 318,8
unentbehrlich für das Leben -es Organ A 360,17
ungebildet ἀπαίδευτος C 394,39
ungefährlich +ἀσφαλής (Geschwülste) A 271,2 (Mittel) 257,20
ungekocht ἄπεπτος (Luft) A 302,29 C 445,24 (Rest) A 170,18 253,33 (Säfte, Speise, Trank) B 56,20 C 295,24
ungemischt → unvermischt
ungerade περισσός (Tag, Monat, Jahr) A 283,42 304,8 382,15ff.
unglaublich ἄπιστος A 236,40
ungleich ἀνόμοιος (Lebensweise bei den verschiedenen Menschen) C 466,39 (Teile der feuchten Luft) 445,30
ungleichmäßig +ἀνώμαλος, ἄνισος C 379,36 450,23.31.32 451,7.10.20.25 (Mischung des Herbstes) A 267,37 → unproportional
Unkenntnis ἄγνοια C 293,12 464,34
unklar → dunkel
unmöglich* ἀδύνατος A 4,31 207,22 229, 23.26 339,35 349,38 C 380,1.10 495,33
unnatürlich → naturwidrig
unordentlich ἄτακτος A 271,34
unproportional (Bau des Körpers) C 379,35
unregelmäßig +ἀκατάστατος, ἀνώμαλος A 365,12 C 364,32.34 383,11
Unregelmäßigkeit ἀνωμαλία A 224,15 252,9
unreif (Frucht) A 265,36
Unruhe +δυσφορίη, ταραχή A 304,7 361, 18 392,33 393,5 C 410,29 479,39ff. 480, 3ff. 505,12
unruhig δυσφορεῖν, ταραχώδης A 210,25 C 486,15
unteilbar ἄτομος (Elemente, Substanz) A 369,30 C 417,44
unten* κάτω A 192,8 223,39 239,7 240, 36f. 260,15 266,18 286,28 287,23 390, 35.40 396,34 C 377,24.28 381,25.31 444, 39 von oben nach u. A 248,30 318,18 323,36.38 324,3 von u. nach oben 324,4 328,4 die von u. sich anlegende Hülle 248,14 untere (Leib) C 311,14ff. (Stellen, Teile des Körpers *u. ä.*) A 173,15 175,40 180,10 185,44 387,37 396,8.14.16 der untere Punkt (*sc.* als Satzzeichen) C 415,24
Unterarm χείρ C 380,14
Unterarmknochen C 380,14
+unterbinden ἀπόδεσις (*sc.* beim Aderlaß) A 291,11
unterbrechen (Ausscheidung, Blut im Fluß, Entleerung) A 256,1 289,20.24 C 400,42 (Zusammenhang) 336,7
Unterbrechung C 481,33 (der Schwangerschaft) A 221,12.14.20
Unterernährung ἀτροφεῖν A 357,17
Untergang ἀπόλλυσθαι, +ὄλεθρος (des Kranken) A 168,38 243,27 C 396,5.7 – δύσις (der Pleiaden *u. ä.*) A 250,4ff. 255,12 C 382,35ff.
unterirdisch ὑπόγειος (Gang) C 445,19
Unterkiefer κάτω γνάθος C 459,2
unterlassen* παραλείπειν (Darlegung, Untersuchung) A 198,34 229,29 250,3 317,23 321,35 C 288,36 324,6 351,2 412,17 423,24
Unterleib κοιλία, +ἦτρον A 189,21.26. 29.33 286,16ff. 287,21 323,28 324,7 372, 29 387,32 394,11
Unterricht διδασκαλία C 356,23 (in medizinischen Dingen) A 400,7
unterscheiden διακρίνειν A 206,11ff. 212,4 229,22 297,43 310,42 324,7 354,9 – sich u. διαφέρειν A 187,35.38 193,9 211,28 215,39 265,42 266,2.37 267,18 284,39 C 290,17 417,18 437,15 442,9 451,23 455,7 463,42 466,28
Unterscheidung διάκρισις A 310,43 C 413,26
Unterschenkel σκέλος C 379,45 380,3
Unterschied* διαφορά, διαφέρειν A 3,12 174,41 178,13 187,33 193,5 359,2 360,4.8 361,26 C 288,3 361,1 391,30 398,36.38 463,33.35.40 464,7.10.12 465,3.12.18 (in der Lesart, dem Sinn) A 159,28 167,32 233,30 B 55,15 C 295,14 382,17 408,1.26 414,27

unterschiedlich (Behandlung) A 205,14
untersuchen* ζητεῖν, σκέπτεσθαι A 187,16.37 196,13 197,42 214,3 216,21 358,2 C 292,1 329,1.8.30.40 410,36.39 482,7 486,39 (*neben* erforschen, prüfen, sehen) A 213,17.20 225,42 378,25 381,26 386,3 C 311,31 443,32 446,4.31.36 450,3
Untersuchung* ζήτησις A 187,28.30 189,37 222,20 237,3 262,21 300,13 338,23 C 250,16f. 406,9 418,13 430,24 435,36 501,13 502,2
unvermischt (ungemischt) ἄκρατος, ἄμικτος A 199,40 384,11.14 (Ausscheidung, Saft) 199,44 200,8ff. (Blut, Farbe *u. ä.*) 342,27 C 367,20 368,34ff. 369,1ff. (Galle) 429,36 (Wein, Trank) A 404,41 405,1.25.31 407,21.25 C 334,19 369,40.44 370,2ff.
unvernünftig ἄλογος C 447,25 (Tiere) 466,25
unverzweigt (Vene) A 314,5; *vgl.* 317,5 319,16
unvollständig ἀτελής, ἐλλιπής, ἐνδεής (Absonderung der Galle, Bildung des Blutes) A 217,26ff. (Lesart) 297,5 C 502,10
unwillkürlich ἀπροαίρετος, αὐτόματος (Bewegung) C 330,17 → Wille
unwissend ἀγνοεῖν A 328,19
Unwissenheit ἄγνοια C 418,19
+Unwohlsein (der Frau) τὰ γυναικεῖα A 296,19.42 → monatlich
üppig (*neben* gesund, fett) C 245,6
Urin (Harn) οὖρον A 174,38 176,15ff. 219,18 223,39 225,45 226,4.21.29 240,21.23 280,9.19.21 281,16 287,16.28.34.39 377,34 403,43f. B 55,26.32 56,33 C 287,8 289,20 290, 18ff. 291,6ff. 292,6ff. 293,3ff. 295,8ff. 374,6ff. 429,37 449,9.37 452,33 496,30.41 497,11.14 505,11 (Anzeichen) A 169,26 172,6 B 57,10 C 288,19ff. (dick, trüb) A 287,17.20 (heiß und schlecht) 226,35 (nicht gekocht) 240,25; *vgl.* 252,16f. B 55,13.22 56,18.19.21 (scharf) A 406,33.35
urinieren οὐρεῖν A 232,7.17 239,8 280,34 C 480,10
Ursache (Grund)* αἰτία (*neben* Symptom, Anzeichen) A 169,2 195,7ff. 196,1 261,10 Arten aller -en, die Krankheiten erzeugen 4,13ff. (ererbte) C 468,16f. (mithelfende) 433,34 436,37 (natürliche, äußere) A 270,39 271,1 352,21 C 498,17 (schädigende) 357,36 359,37 (starke, stärkste) A 198,33.36 (*vgl.* 42) 283,25 ursächliches Verhältnis 349,28
Urschrift ἔδαφος, πρῶτον ἀντίγραφον A 230,21.28 274,28.30 293,35
Ursprung ἀρχή, ἄρχεσθαι U. haben (Arterie, Vene) A 173,37 314,21 318,11 321,39 325,29 386,15 C 379,21
Urteil (urteilen)* κρίσις, +λόγος, +θεωρεῖν, κρίνειν A 171,39f. 205,11.24 346,39 371,1 406,15 C 290,20 293,34f. 295,4.6 409,8 446,10 447,1ff. 448,3.10 (allgemeines, absolutes) A 390,13 C 312,3 408,3.4.23 (klares, sicheres) 289,31 442,18 (kein rechtes) 261,29 (widersprechendste) A 396,43 ohne Urteil und Nachdenken C 447,14 Fehler in ihrem Denken und Urteilen 461,18
Urteilskraft C 382,6
Urteilsschwäche A 385,12.14

Variante (*sc.* im Text) διαφωνεῖν C 414,26
Vater πατήρ A 381,34.36 400,18 → Namenindex Galen, Thessalos
Vaterstadt πατρίς C 413,45
Vene ἀρτηρία, φλέψ A 173,30ff. 174,1ff. 179,8.14 180,24.28 185,30 224,17f. 236,45 271,14 310,23 311,15.17.19 312,16ff. 313,2ff. 314,4ff. 315,1ff. 316,13ff. 317,5ff. 318,3ff. 319,2ff. 320,3ff. 321,26ff. 323,6ff. 324,2ff. 325,3 326,37.41 327,1ff. 328,3 329,16.22.23 332,20.31 333,21.31 334,17 335,20.44 336,1ff. 341,39 352,31 386,14ff. 387,12.29ff. 388,17.19.27 C 300,24 403,2 die Leber ist die Wurzel der -n A 313,33; *vgl.* 321,38f. (die große, sog. hohle) 173,29 236,23 237,1 314,17.19.31 315,34 316,21.30.41 318,10.15 321,3.10.41 323,27 C 405,3.6; *vgl.* 8 (die beiden hohlen) A 174,3.13 Mündungen der -n am After 217,11 344,29 350,30 C 385,1 -n, die unten aufgeschwollen sind A 223,39 C 366,28 (Aufgedunsenheit, Anfüllung, Verdickung *u. ä.*) A 172,13 175,21 179,7.14.18 183,18ff. 244,13 351,29
veranlagt (Veranlagung) πεφυκέναι A 191,13 207,43 287,1 361,20 363,11ff. C 371,30 426,41 427,9 465,36 472,31
verästeln σχίζειν, +πολυσχιδής (Nerv, Vene) A 326,1 327,1.42 336,8 337,34

Verband ἐπίδεσις, ἐπίδεσμος A 289,39 375,8.10 C 403,34.37
verbessern ἐπανορθοῦν (Text) A 321,14 354,31 379,13 C 212,14 213,23 415,16.20 440,32
verbieten ἀπαγορεύειν A 198,38 366,2 C 490,16.22 ⁺verbotene Dinge ἀνάτασις 398,43 399,5.7
verbinden* συνάπτειν (Worte miteinander u. ä.) A 189,31 235,27 239,34 264,21 265,25 266,15 379,4.42 380,2.22. 33 381,4 382,38 C 103,4 268,12 269,36 374,27 381,17 382,2 sich v. (Organe miteinander) προσπεφυκέναι A 173,30. 35.39 174,4.11.12 314,8 315,23.28 316, 18.29.37 C 379,40f. 416,1 438,22
Verbindung* κοινωνία (zwischen Keimdrüsen und Gebärmutter) A 172,38 (zwischen Zeugungsorganen und Brust) 173,5.28 174,16 387,38.40 388,6 (zwischen Hoden und Adern hinter den Ohren) C 300,19f. (zwischen Ellenbogen und Zwerchfell, Milz) A 235,38f. 236,2.7 (zwischen Ellenbogen und Schlüsselbein) 236,12 (von Worten *oder* Sätzen) C 268,16 369,16.18 382,25 403,39 406,4 427,38
Verbindungspartikel σύνδεσμος C 289,9 427,38
verborgen ἀφανής, κρύπτειν A 200,26 401,40 406,32 C 329,36 431,35 475,6 493,40 (Venen) A 183,25 314,42 320,31 Schluß vom Sichtbaren auf das -ne C 392,13
verbrennen καίειν, κατακαίειν A 341,13 C 486,21 495,3.4.5.10 (Blut, Galle *u. ä.*) A 291,40 390,24.26 B 56,34 C 374,21
Verbrennung (durch Feuer) A 158,25; *vgl.* 157,30 (der Haut durch Vitriolwasser) 406,25 (der gelben Galle) 251, 10f. 355,6
Verbum ῥῆμα C 479,26
verdauen πέττειν, ἀναδίδοσθαι A 214,39 215,28.42.43 217,43 218,32 339,22 C 295,12 467,6
verdaulich ἄ-, δύσ-, εὔπεπτος (leicht, schwer-, schnell-, langsam) A 214,35f. 218,31 377,16 405,29 407,17
Verdauung πέψις A 191,25.27 261,7 291,32 292,29 366,40 393,24 405,30
Verdauungsstörung A 377,18.25.34 C 410,25
verderben διαφθείρειν A 4,26 163,3 186, 7 192,32 C 243,18 (Blut) A 191,33 (Magen) 207,23 390,1 (Phlegma, Saft) C 505,35ff. (Speisen) A 160,4 214,33 217,8 292,23.25 294,12 (Stimme) C 390, 6 (Text, Sinn) A 230,31 273,40 C 261, 16 262,8 291,29 384,25
Verderben ὄλεθρος C 362,32
verderblich ὀλέθριος A 177,40 275,18 C 383,14
Verderbnis (Verderbtheit, Verdorbenheit) A 191,28 C 414,19 (des Blutes) A 226,44 (der Nahrung) 261,7 (der Säfte) C 411,26 488,35 (des Textes) 402,2
⁺verdichten πιλέειν C 418,27.32.33.37 419,1.3
verdicken ⁺βουβωνοῦσθαι C 403,37ff. 404,34ff. 405,1ff. 406,12 407,9ff. -des Heilmittel παχύνειν A 194,42
Verdickung A 183,18.22 305,28 306,34 396,28 C 404,43
verdoppeln C 471,29 (Atem) ⁺ἐνδιπλασιάζεσθαι A 237,45 238,15 275,3
Verdoppelung ἀναδίπλωσις (im Text) C 431,11
verdrehen (die Augen) διαστρέφειν A 381,14 384,40 385,4
verdreifachen C 471,29
verdünnen λεπτύνειν A 216,29 C 503,26 -de Medikamente 370, 32 (Luft) A 276, 26 (Nerven) 337,34
Verdünnung λέπτυνσις, ⁺λεπτυσμός A 183,23 C 411,16
verdunsten ἀναθυμίασις (Feuchtigkeit im Körper) A 159,1.3.40
Vereiterung ἐμπύημα, διαπυΐσκειν A 306,17.20 C 422,1
Verengung στενοῦν (des Schlundes) A 241,41 242,10 277,42 278,8.40 (der Venen) 183,23
Verfall μαρασμός C 466,10ff. Fieber des -s 482,39
verfärben sich v. A 216,30
verfassen (ab-) ἀναγράφειν (Bücher *u. ä.*) A 178,10 202,39 213,22 274,8 292, 20 300,12 310,30 314,39 402,24 C 318,11 377,38 378,7 483,31 500,39
Verfasser → Namenindex
Verfassung διάθεσις, φύσις (*sc.* des Körpers) A 215,31 360,37 C 426,44 427, 2f. 447,21

verfeinern λεπτύνειν (Natur die Nahrung) A 313,14
verflüchtigen (Säfte, Feuchtes) A 184, 12 196,4 C 418,44 430,11; *vgl.* A 180,27 (Überschüsse) C 398,21 (Schwellungen) A 273,27 (Wein) 404,42
verflüssigen A 259,37 399,31 C 457,3.9. 16 (das Frühjahr die Säfte) 432,29
Verflüssigung A 233,35 259,38
Vergangenheit* *gramm.* παρατατικὸς χρόνος C 375,21 408,9 479,27
vergehen φθίνειν (in Liebe, vor Gram) A 208,19 C 486,16 (Körper) 421,37 (Pusteln) A 224,10 (Zeit) 294,12 300,39 C 486,36
Vergeßlichkeit λήθαργος (*neben* Betäubung) A 263,16 (*neben* Schlafsucht) 251,23
Vergleich μεταφορά, παραβολή A 164,15 167,44 232,3.15 280,32 388,39 389,1 C 383,37 458,24 488,27
vergleichen παραβάλλειν A 167,37.43 168,21f. 185,45 205,11 264,15 356,31 (eine Farbe mit der des Bleis, Honigs) 217,13 C 500,22 (Hülle am Auge mit weichem Horn) 392,20 (Knorpel mit dem Schwerte) A 323,34 (Wirbelfortsatz mit dem Kern der Olive) 243,21
Vergnügen ἡδονή C 423,25 494,20.33
verhalten* sich v. ἔχειν A 185,39 186,7 202,11 214,38 298,21 313,34 355,33 364, 38 C 329,9 491,1
Verhaltung κατέχειν (des Blutes) A 345,2
verhärten σκληρύνειν A 287,7 288,26 377,15
Verhärtung A 246,2 375,1
verheiraten A 204,20.32 234,7
Verheiratung γάμος A 204,17
Verhinderung A 280,23.26 ἐπίσχεσις (der Ausscheidung) 230,42 (des Gebärens) 220,39 221,3.11.19 222,11.15
verkürzt (Sinn *sc.* des Textes) C 290,12
Verkürzung (der Venen) A 183,23
verlangen* ἀξιοῦν, κελεύειν A 202,35 206,11 258,35 267,30 281,6 295,4 407,14 C 288,21 317,15 337,22 356,7 413,23 426,4 430,31 486,33 ὄρεξις (nach Genesung) A 215,14 (nach einem Kind) 401,33 (nach Sieg) 342,42.45 343,13 C 494,28 (zu essen und zu trinken) 329,38
⁺verlängern sich v. (Nabel, *neben* sich wölben) ἑλκύεσθαι C 414,7 415,43
verlassen* (Krankheit, Fieber *sc.* den Körper) παύεσθαι A 209,11 255,10 284, 25 C 359,14.38 ἐκτρέπεσθαι (die Natur das Gleichmaß) A 219,26 (Urin seine Natur) C 295,8.36
verlegen -gt sein (Nasengang) A 244,44
⁺vermännlichen *intr.* ἀνδροῦσθαι C 506,32
vermehren αὐξάνειν, σφοδρότερος A 210, 12 242,17 378,8 391,42 (Atem) 286,31 (Hitze) 397,14 (Überschuß, Flüssigkeit) 203,3 C 394,17
Vermehrung αὔξησις (der Säfte, des Blutes) A 342,30 345,2
vermindern μειοῦν A 399,31 C 389,31 394,18 417,2.10 503,11
Verminderung (der Krankheit) A 165, 16 167,7 240,10 (der Nahrung) C 457,34
vermischen* κεραννύναι, μειγνύναι (Arzneien) A 374,41 (Farben) 190,24 216,32 217,15 C 290,26 (mit Öl) A 197,38 (mit Wasser) 215,14 (mit Zwiebeln) 400,38
Vermischung C 392,24 501,31
Vermögenslage οὐσία A 211,2
vermuten νομίζειν A 166,22 216,26 284, 23 324,10 374,6 396,18 406,31 C 305,21 318,8 390,12 497,12.26
vernachlässigen ἀμελεῖν A 357,8 C 368,16
Verneinung ἀπόφασις C 430,1
Vernunft λόγος A 194,31 Kraft der V. 361,27ff. Sitz der V. 408,29f.
vernünftig εὔλογος A 251,38 392,11 C 323,32 337,17 447,26 472,18
Vernunftschluß ἀναλογία A 215,21
veröffentlichen A 202,39 213,22 293, 37 311,35 C 360,16 412,32; *vgl.* 30
verordnen κελεύειν A 366,1 377,31 386, 28 389,15 394,23 397,1.7.15 400,26 407, 26 C 334,19 454,35 494,18
Verordnung παράγγελμα A 398,39 399, 37 400,30 C 494,13
verpestet λοιμώδης (Luft) C 244,2
verriegeln (Tür) C 462,1
verrutschen (Organe) C 502,43
Vers στίχος C 378,27ff.
verschieden* διάφορος (Arten des Badens) A 260,35 (Arten des Kochens) 266,5 (Arten von Würmern) 160,4 auf -e Art erklären 178,20 230,18 238,41 369,22 C 377,26 395,41 419,35 (Farben) 392,28 393,14 (Körper, Natur des Körpers *u. ä.*) A 5,30 217,21 267,15f. C

381,14 verschiedenartig (Krankheiten) A 4,7 (Mischung) C 336,39
verschlucken (Schlange) A 208,2 C 487,14
+Verschnürung *διασφίγξιες v. l. für διασφύξιες* A 187,17.20
verschreiben (Heilmittel) A 194,40
+verschwären *ἑλκώδης* -de Ausschläge C 383,28
Verschwärung *ἕλκωσις* (in den Eingeweiden) A 223,19.22 C 438,23 (in der Lunge) 364,21 421,36.40 424,5ff. 425, 7.25 432,20.24
verschwommen (Bild) C 392,8
Versehen *ἁμάρτημα* A 250,5 274,28.31 C 431,12 448,7
versetzen *ἀποσκήπτειν* sich v. (Überschuß, Husten) C 396,39 430,7 (Wind) A 394,15
Versetzung *ἀπόσκηψις* (von Krankheiten) A 269,3.42.43 306,14.18.25 397, 27 C 359,25.27.37 396,38 419,41 427,25 428,33 439,5 505,41f. – (des Wortes) *μετάθεσις* C 429,10
Verstand +*γνώμη, διάνοια, λόγος* A 210, 15 238,37 251,39 255,37 271,35 385, 7.9.10 402,25 B 55,11 57,8.18.19 C 328, 26 329,1.17.22 330,2.25 338,4 381,42 382,5ff. 447,16.19.22.23 Kraft, die man den gemeinen Verstand nennt A 207, 41 208,26f. (Verwirrung) 238,34 239,2 251,21.37 252,7 C 460,29
verständig *συνετός* A 385,1
Verständnis* *νοεῖν* A 187,23 257,24 339,30 C 430,31 440,2 490,10 498,26
verständlich (Sinn) *σαφής* A 230,23 C 368,37 406,18
verstehen* etwas unter etwas v. (Hippokrates) A 174,29 181,26 187,27 216, 22 241,42 243,11 370,7 371,43 372,35 C 73,4.12 324,18 326,8 336,27 359,20 (Galen, die Erklärer *u. ä.*) A 161,28 173,12 184,33 214,19.23 221,25 301,8 302,28 303,8 C 73,2 288,21 295,19 311, 20ff. 362,41 372,37 (in übertragenem Sinn) 359,8 (in doppeltem Sinn) 359,24 463,32 (in der wirklichen Bedeutung) 477,17 489,1 (aus dem Zusammenhang) A 184,26 (für sich allein) 261,23 C 405,12 409,32 (schlechthin) 358,19 die griechische Sprache nicht v. *ἀμαθής* 293,29 nichts v. von der Medizin *u. ä.* A 256,2 328,17.21 330,1 C 374,38 470,23
versteinern A 202,7
verstopfen +*πρόσθεσις* C 401,39 402, 15.39.43 403,20.26.33 404,1ff. 407,2 (Stelle im Zahn mit Pfeffer) +*ἐνερείδειν* 375,40 376,3.7 (zähe Säfte die Venen in der Lunge *u. ä.*) *ἐμφράττειν* A 352,31 400,40 C 357,40 verstopft sein (Leib, Bauch) A 268,37 286,37 C 496,38 505,9 → hineinstopfen
Verstopfung *ἔμφραξις* (des Blasenganges) C 497,16f. (des Leibes) A 286, 10ff. C 496,35.43
versuchen* *πειρᾶσθαι* A 180,21 276,9 333,33 C 496,7
verteilen *διανέμειν* (Blut) A 342,6.8 (Nahrung) 313,31 (Gefäße, Nerven) 319,43 321,42 325,37.40 334,28 335,2. 9.12.26 336,18ff.
Verteilung (der Nerven) A 334,42 335, 10
vertieft (Schläfen) A 346,27
vertragen (Organ, Kranker das Mittel *u. ä.*) A 199,18 226,24 289,42.44 351,34 383,14 391,3 392,27
vertrauen *πιστεύειν* C 362,40 486,5 491,31
vertreiben C 453,27.29 (Augenschmerzen, Harnzwang) A 388,32 (Blut, Saft, Überschüsse) C 337,5 376,8 398,21 417, 28 (Fieber) A 406,14 (Katzenjammer) 405,8
Vertreibung (des Krankheitsstoffes) A 397,23
verursachen* *ἐργάζεσθαι* (Epilepsie) C 506,19 (Erbrechen) 399,36 (Fieber) 477,21 (Geschwulst, Schwellung) A 306,5 389,11 (Jucken) 157,15 (Rippenfell- und Lungenentzündung) C 430,10 (Schweiß) 448,33ff. 449,2.4 450,1.18.19
verwandt *οἰκεῖος* (Erkrankungen dem Körper) C 472,25 (Saft mit der eingenommenen Arznei) A 199,33
Verwandtschaft A 192,38 C 500,24
Verwechslung (des grammatischen Geschlechtes) C 388,43
verwirren sich v. (Geist, Verstand) +*παρακρούειν, ταράττεσθαι* A 238,34.36 C 359,3 360,2ff. 440,15.28.36 460,29 461,9 479,41 486,9.16
Verwirrung *ταραχή* C 373,1 (des Geistes, Verstandes) A 239,1 251,21.36

252,7.9 B 58,11 C 360,3 447,17.29 461,13 → Geistesstörung
verwischen ἀμυδρός, ἐξίτηλος (sc. Buchstaben im Text) A 233,35 299,28
verwunden τιτρώσκειν A 384,7
Verwundung (Verletzung) τραῦμα, +ἕλκος A 189,10 217,12 248,29 270,41 286,18 340,4 383,41 384,2.7 386,22 C 476,15.22.38
Verziehung (*neben* Dehnung) A 247,42
verzweigen sich v. (Nerven, Venen, Arterien) A 242,40 248,35.39 312,30.32.38 313,2 314,9 315,15 316,42 317,2.18 318,27 321,5ff. 323,13 326,27.31 327,6.10.38 329,1 335,19.20.31 337,36.38 C 380,32
Verzweigung (von Adern, Nerven) A 318,5 321,35 325,17 329,3 331,26
viel* πολύς der Unterschied im „Viel" oder „Wenig" *u. ä.* A 193,5 267,19 C 417,39 wie viel? wie wenig? πόσος 367,27 vielerlei (Anzeichen) A 158,40 (Lesarten) C 290,8 (Ursachen) A 389,32
+vielblinzelnd (Vielzwinkerer) *v. l. für* ἀσκαρδαμύκτης A 354,20.24 355,1
+Vierfinger (*als* Maß) τετραδάκτυλος A 229,11.13
vierfüßig τετράπους (Tiere) A 358,12 C 244,9
viertägig τεταρταῖος (Fieber) C 374,23ff. 469,23
Vitriolwasser στυπτηριῶδες ὕδωρ A 406,25
Vogel ὄρνις A 232,25 358,9ff. C 243,11.26ff. 244,3ff. 355,20ff. 356,4.10.16.20 358,23.27.34 485,32.44 486,2
Volk* δῆμος A 378,41 C 287,13 433,6 (eines Landes, einer Stadt) A 3,16ff. 4,1.9.20
Volksversammlung ἐκκλησία A 206,35 207,1ff. 208,41 209,8.10
voll μεστός, πλήρης A 188,43 C 395,15 504,33
vollenden* τελειοῦν, +τελέειν A 179,12 296,2 369,41 371,7 C 72,32
Vollendung (*neben* Wachsen) C 489,4 (des Buches) 495,3
vollkommen* τέλειος (Blut) A 216,14 217,19.43 218,3 (Geborenes) 294,2 295,23 (Genesung) 308,9 365,10 B 56,21.24 (Krisis) A 163,31 170,18.32 270,12 B 55,14.21 (Schwangerschaft) A 294,22 (Schwitzen) 270,11 (Vereiterung) C 422,2
Volumen C 418,34 (der Eingeweide) A 189,15
vorangehen (voraus-, vorher-)* (im Text) A 161,12ff. 162,31.39 164,11 166,42 167,13 168,10 209,30 C 415,25 (Anzeichen, Erscheinung, Ursache *u. ä.*) A 155,26 157,35 158,22 167,23 198,33 260,17 344,39 393,5 408,5 C 481,36 +Anstrengung muß dem Essen vorangehen ἡγέεσθαι 252,3.5
+Vorankündigung ohne V. ἀσήμως C 431,2
voransetzen (-stellen) προγράφειν (im Text) A 178,21 220,38 266,28 C 355,10 384,11 404,33 409,43 430,41 463,24 499,3 501,36
Voraussage (Vorher-) πρόρρησις C 244,21.29 250,15 367,19 478,7
voraussagen (vorher-) A 380,24.35.39
Vorderarm χείρ A 293,5.9.11 C 416,43
vorderer πρόσθιος, πρόσω (Teil des Körpers *u. ä.*) A 185,36.40.42 293,2.11 332,16 358,29 C 435,28
Vorderfuß (-pfote) A 358,32.34.41 359,5.39
Vordergehirn A 259,17
Vorderseite (des Brustbeins) A 323,28 (der Hohlvene) 323,27 325,34
vorgehen* +ἐπὶ πρωϊαίτερον (Fieberanfälle) A 164,27ff. 165,11 166,31.43 167,11ff. 168,1ff. (Krankheit) C 462,43 468,25
Vorhererkenntnis πρόγνωσις A 163,34.40 347,32 C 348,3 367,15 369,23.35 446,39 449,10.15 470,28.30
vorherrschen* ἐπικρατεῖν (Saft, Überschuß, Galle) A 342,19 390,42 C 297,29.31 303,10 351,17 368,24f. 369,13 498,21 (Wärme, Hitze, Kälte) A 346,36 C 384,33 432,16 (das Schwarze) 384,16 -d rot 370,11 (von Natur Sand) A 192,10 Tiere, bei denen Zorn, Wildheit vorherrscht 185,39
Vorlesung V. halten A 403,6
vorne πρόσω A 243,7.37 293,7.22 306,15 320,35.41 326,11 331,35 332,22.28.30.32 340,4
vornehm (Familie, Geschlecht) A 400,19.21 401,11

vorschreiben (Hippokrates) προστάττειν A 265,4 267,16 391,31 C 449,36 450, 4.25 468,33 473,23
Vorschrift παράγγελμα A 343,32 C 468,32
vorübergehend (Dicke, *neben* eigentümlich) A 372,38.40 (Seelenzustand, *neben* dauernd) 361,15
Vorursache die sogenannte V. A 158,15
Vorzeichen (*neben* seltsame Erscheinung) C 485,28
vorzeitig A 170,37 +nichts v. οὐδὲν ἔσω τοῦ τεταγμένου χρόνου 293,40 295,22.24
vorziehen A 358,4 (Lesart, Ausspruch, Bücher) 330,4 C 212,13 287,23 288, 17 453,33 497,4 (Speisen, Getränke) 490,3
vorzüglich (vortrefflich)* εὔχρηστος (Ausscheidung) A 175,15 (Blut) 218,3 366,24 (Gesundheitsverhältnisse) 162, 32 163,8 (Krisis) 170,6 (Lesart) 299,8 (Säfte) 200,15

Wabe κηρίον A 287,26
wach ἐγρηγορώς A 311,39 C 427,34 486,16
wachsen φύεσθαι, αὐξάνεσθαι (Bäume, Pflanzen) A 166,27 313,5 C 72,24 (menschlicher Körper, Embryo, Fleisch, Knochen, Haare *u. ä.*) A 184, 29.38 185,7.22.24.33 186,4.37 192,32 200,16 298,7.24 303,22ff. 304,21 307,43 363,2 367,23 395,45 399,14ff. C 72,29 381,1 464,17.30 465,41.45 466,1f. 489,4 (Krankheiten) 305,19.25 (natürliche Wärme) A 278,26
Wachstum A 166,29f. 186,38 297,32ff. 298,6ff. 303,21.24 366,25
Wachtel ὄρτυξ A 343,10 C 494,34.40
wagen τολμᾶν (zu sagen, zu ändern *u. ä.*) C 213,13 295,3 400,8
wählen αἱρεῖσθαι A 291,5.7 407,18 C 289,17 430,28 433,17 491,19
Wahnsinn (wahnsinnig werden) μαίνεσθαι A 385,14 408,4ff. 409,3ff. C 486,17
wahr* ἀληθής (Bildung) C 413,27 (Ausspruch, Sinn, Sachverhalt *u. ä.*) A 211,21 213,6 218,21 221,32 235,41 236, 42 C 244,21 293,37.39 309,1 356,27 360, 9 die Scheidung des -en vom Falschen erfolgt durch die Sinne A 311,22
Wahrheit* ἀλήθεια der W. nahe *u. ä.* A 17 7,12 292,20 347,20 361,31.39 C 243,32 279,12 die W. sagen ἀληθεύειν A 207,26 C 486,6
wahrnehmbar αἰσθητός A 157,13 174, 33f. 311,23 C 381,32 391,38 461,9.12.15 462,9
wahrnehmen αἰσθάνεσθαι A 193,28 276, 28 C 368,6 408,39 428,31.34 431,21 450, 15 462,12
Wahrnehmung αἴσθησις A 198,43 315, 5 337,26 406,32 C 330,6 462,9 498,31
Wahrnehmungsorgan αἰσθητήριον C 460,10
Wahrsager A 282,13 381,38
wahrscheinlich* εἰκός, πιθανός A 177, 39 178,36 269,40 296,17 384,16 C 312,1 401,39 405,7 478,29
Walker γναφεύς A 406,28
Wand τοῖχος (der Häuser) A 311,29
warm θερμός A 162,5 194,4 218,19 219, 23.29 220,31 257,17.22.33 258,12.26.28 260,21ff. 275,10.14 278,29 291,28 348,3 374,19 375,43 376,4 394,2 404,11 405,25 407,28 C 333,11f. 356,17 364,26 382,22 383,3 439,30 440,27 443,20 445,12 450, 34ff. 451,26.29 454,10 459,14 463,9 (Blut) A 228,12 (Mischung des Körpers *oder* der Luft) 184,5 254,29f. 298, 12.16 347,22.24.37 348,7.10.11.12 349, 42.45 351,4 357,36 384,30 C 358,29 (Säfte) A 393,26 gelbe Galle ist der wärmste der Säfte 5,3; *vgl.* 291,40 C 384,42 Männer sind wärmer als die Frauen A 293,21; *vgl.* 298,12 Sommer ist die wärmste der Jahreszeiten 5,4; *vgl.* 267,32
Wärme θερμότης A 4,25 5,20 194,20 219,8 267,38 C 455,27 468,35 (der Milch) A 394,4 (des Natron) 404,4 (im Körper) 183,29 199,44 200,15 217,40 218,5ff. 275,11 278,26ff. 279,23 291,32.34 292, 23f. 293,21 298,20.32.35 303,27f. 341, 12.15.20.24 343,19.21 344,34 346,17ff. 347,15 348,15f. 351,1 355,35 357,41 360, 24.28.34.35 374,10 385,4.8 C 318,18.20 333,15 357,20.23.26 358,3.4.35 373,15f. 401,36 409,3 418,44 419,9 425,3 432,6 439,27 449,20.25 456,28 475,13ff. das Herz ist der Ausgangspunkt der physischen W. A 408,43 (der Gebärmutter) 404,11 (des Schweißes) C 449,32 450, 2.28 (der Tränen) 454,7
wärmen θερμαίνειν -de Speisen A 405,28

Warze κοτυληδών (an den Füßen der Polypen) A 403,10
warzenähnlich (Geschwülste) C 366,27
Wasser ὕδωρ A 193,6.8.9 197,35 210,40 214,19ff. 215,1ff. 219,12.15 288,21 356,33 366,10 374,2ff. 375,12.42.43 376,3.4.25.28 392,9.17 393,12 401,18 405,1ff. 406,17.18.39 C 269,32 287,4.6 288,16 370,17 392,29ff. 418,35 421,9 445,21 486,33.35 489,39ff. 490,19.24 (in den Augen) 335,4 Abzapfung des -s sc. der Wassersüchtigen A 399,41 mit W. behaftet = wassersüchtig C 421,6.30 423,5
Wasserbehälter C 392,39
wässerig ὑδατώδης A 251,15 266,20 286,3.6 288,31 391,1 399,38 C 365,41 369,9 370,16.18 392,21 394,4 417,23 (Blut) A 287,29 386,16.18 (Absonderung, Stuhlgang) 231,23 255,34 288,5 (Urin) C 290,22
Wassersucht ὕδερος, ὕδρωψ A 344,25 347,43 348,8f. 349,44 350,19.24.40.41 351,16 389,26 C 368,20 408,26 411,22f. 421,19 427,3 490,15 Wesen der W. A 400,13 (kommt von der Milz, von schwarzen Säften, von der Leber *u. ä.*) 190,38 216,19 350,11ff. 389,30.35.41 390,4.7 C 421,14 (schlechte) 409,29 (fleischige) 423,13 483,15 (schlauchartige) 421,25f. 423,6.10
wassersüchtig ὑδρώδης, ὑδερικός A 190,33 302,31 345,33ff. 347,42 348,40 350,14 399,39 400,9ff. C 409,7 411,25 421,7.20 423,1.8 427,2 483,14
Wechsel* μεταβολή, τροπή (der Jahreszeiten) C 436,22 437,4.14 (der Luft) 383,2.13.17.41 392,29 432,22 (der Winde) 386,18 (von einer Krankheit in die andere) 351,13f. 451,42.44 452,9ff. 453,5ff. 456,1ff.
Wechselbeziehung ἀναλογία (zwischen Jahr und Tag) A 161,28
+Wechselfieber διαλείποντες πυρετοί A 165,27.29.35
wechseln* μεταβάλλειν (Augen die Farbe) C 393,10 (Klima) 432,15 (Mischung) 393,15 (Pulsschlag, Ausstoßen der Luft) A 212,9 275,8
Weg* πορεύεσθαι C 486,32 (im Körper) πόρος A 276,27.29 316,9 331,3.13 332,5
wegfressen ἀναβιβρώσκειν (Geschwüre) C 366,20
+weggehen ἀφανίζεσθαι (Geschwulst) A 305,40 306,1ff. 308,17
weglassen παραλείπειν (im Text, in der Erklärung) A 167,35 202,38 220,40 265,27 268,1 321,13 323,9 326,40 330,21 355,16 364,21 381,17 385,1 C 212,19 289,15.21 290,38 295,16f. 331,18 358,23 378,36 409,26 419,16 424,8.12 474,18 476,17 484,42 485,3
wegnehmen ἀφαιρεῖν (im Text) A 230,23 C 269,23 318,8
wehen πνεῖν (Winde) A 156,31.34 250,28.35 251,31 255,13ff. C 386,25.30 395,16.19 468,36
Weib γυνή A 186,2 209,20 229,34 340,13 403,29
Weibchen θῆλυ A 185,9ff. 232,4.8.21.22
weiblich θήλειος (Kind, Embryo) A 221,23 231,3 297,43 298,4ff. 301,35 302,1 344,8 387,1.4 (Wesen) 174,11
weich μαλακός C 459,13 (Körper, Haut, Fleisch, Knochen, Geschwulst *u. ä.*) A 201,31 206,14 287,20 288,5 298,28 303,17 305,31.37 306,5 394,5 396,26 398,32 C 73,1ff. 362,15.26ff. 363,1 392,20 472,1.36 507,19
Weiche λαπάρη A 201,2 389,42
Weichheit μαλακότης, μαλακία A 181,13 216,38 217,4 394,5 395,35
Wein οἶνος A 215,31 262,6 287,36f. 291,29 375,16.21.34 376,16f. 384,5f. 393,10ff. 397,7ff. 404,29ff. 405,1ff. C 290,15.33 291,7.10 334,19.24 335,5 369,41 370,4ff. 401,35 426,35 443,20 494,19
weinen κλαίειν A 381,14 C 487,6
Weinstock ἀμπέλη C 481,1.8.15
Weise* τρόπος A 240,38 284,34 328,16 380,17 C 295,21 311,12 408,16 419,35 434,11 471,23
Weisheit σοφία A 347,30 C 430,33
weiß λευκός A 189,35 190,21.25.43 191,6ff. 192,28 216,16.19 217,16.23.31.33 306,42 399,11 C 392,37 471,34.41 472,11ff. das -e des Auges 392,26 458,42 das -e, das oben auf dem Wein schwimmt A 287,37 (Flecken) +ἀλφός C 383,28 472,9 (Nieswurz) A 234,35 (Phlegma) C 483,15 (Urin) 290,22 374,10
weit* εὐρύς (*neben* eng) A 184,3.7 (Brust) 360,27.34 (Gänge) 385,21 (öffnen) 291,21 zu weit abstehen C 459,2

Weite εὐρύτης (der Brust) A 360,40 361,6 (der Pupille) C 393,26 (der Venen) A 183,28
weiten εὐρύνειν A 179,9 238,20 298,36 386,9
Weizen πυρός A 339,8f. 340,19ff.
Weizenmehl ἄλευρον A 407,9 Umschlag aus W. C 417,36
welken C 366,26
wenden* τρέπειν, ὁρμᾶν sich w. (Säfte u. ä.) A 173,1 177,37.41 196,5 199,38 205,6 239,28 C 338,1 359,5 364,1 (Venen) +ἀποκλίνειν A 173,33 317,21 320, 19 323,16.41 (zur Genesung) C 478,8 (zum Tode) 362,25
Wendung* μεταβολή (der Krankheit) A 168,35 171,11.12.17 τροπή (der Herzgrube nach links) 385,42 (des Gliedes nach oben) 290,11.14 +τροπαί = Veränderungen der Luft C 382,21ff.
werden γίγνεσθαι das -de Ding A 298,21
Werkzeug ὄργανον (der Bewegung, Wahrnehmung u. ä.) A 220,2 369,13. 14.34 C 296,3 329,9ff. 330,4ff. 378,10 394,6.7.11 461,1 473,35ff.
Wesen[1] οὐσία, φύσις A 155,19 186,40 213,2 347,26 349,7 400,13 C 387,10 442, 17 454,1 456,28.36 457,38f. 458,10 485, 23 492,19.22.42 495,30 498,7 499,27 506,8
Wesen[2] ζῷον A 174,9 232,7f. 327,40 C 465,16 466,37
wesentlich A 366,29 C 418,21 480,32
Westwind C 382,24
Wetter (schönes) C 245,3
Wettkampf ἀγών A 342,41.44 343,10 (vgl. 9) C 494,28.30.36
wichtig (bedeutend)* ἀξιόλογος A 163,21 238,22 264,2 350,25 361,9 B 57, 10 C 313,22 334,36 336,3 362,20 384,9 405,36 472,4
Wicke A 339,15.17.21.40 340,24
widerlegen ἐλέγχειν A 328,20 350,4 C 213,9 391,33
widerlich ἀηδής, δυσ- (Gerüche) C 443, 15 (Speise, Trank) A 227,9
Widerlichkeit ἀηδία A 391,42
widernatürlich → naturwidrig
widersprechen(d)* ἀντιλέγειν (einander, sich) A 229,10 391,35 408,27 C 213,1 269,20 -ndste Urteile A 396,43 im Widerspruch stehen 167,2 335,34 Lust zum Widerspruch C 338,2
Widerstand ἀντέχειν A 5,33 189,16
+Widrigkeit ξυμφορά C 492,23 493,5.11. 24.41 494,3 495,25.36
wie* οἷον w. wenn A 156,2 157,24 172,14 176,12 178,39 295,24 315,40 321,29 wie z. B. 162,27 163,1.10 166,23 170,2 172,6 217,11 236,34 C 290,14 293,13 376,26 387,27
Wiedergewinnung (von Kräften) C 372,38
wiederherstellen (Kräfte) C 370,26; vgl. 36 (natürlichen Zustand) A 398,4; vgl. C 507,13
wiederholen (-kehren, -kommen)* ὑποστρέφειν (Krankheit, Krisis, Schmerzen u. ä.) A 164,17 170,29 196, 34.40 197,1.2.5 227,39 240,24 270,31 307,31ff. 365,12.20 C 348,6 363,29 386, 32 389,21 437,18 469,25 475,4.11 481, 43 482,34.37
Wiederholung (-kehr, Rückkehr)* ὑποστροφή (der Krankheit, des Fiebers) A 171,17 280,10.12 285,2 B 55,15 C 363, 32.36 365,2 475,26.38 476,6
wieviel πόσον das W. C 485,11 495,27
wild ἄγριος (Tier) A 160,17 – (Fleisch) A 395,44 399,14.16.26
Wildheit (der Tiere) A 185,38
Wille (ohne) A 381,14 C 330,17 496,41 (→ unwillkürlich) es gibt bei den Schlagadern und dem Herzen einen Gebrauch mit W. κατὰ προαίρεσιν C 330,19 → willkürlich
Willenskraft βούλησις C 487,30
willkürlich προαιρετικός (Bewegungen) C 330,12
Wind ἄνεμος, πνεῦμα A 156,30ff. 250, 26.28 251,26.29 C 245,4 383,4 386,18.30 395,15.19 446,4.6 468,35f. – πνεῦμα, φῦσα (im Bauch, bei der Atmung, allgemein im Körper) A 194,44 239,7 259, 9.18.19 260,11.12.13.33 271,37.41 272, 7ff. 273,29 276,30.33 302,28.36 303,5 383,31.35 394,15 395,22 C 292,26 336, 41 401,22 408,33 429,6ff. 430,11ff. 431, 8ff. 445,9.40 446,28 487,17
windlos (-still) ἄπνους A 157,7 250, 32.38 C 382,23
windreich A 250,32
Windstille ἄπνοια A 156,23 255,16 C 245,4
Winter χειμών A 4,36 5,2 156,29 161,11 218,43 250,26.35 251,26 267,34 291,29

356,36 C 375,9 383,22 389,19 436,8 463, 1.7 464,32 479,8.12 490,23
winterlich χειμερινός (Husten) C 433,34 436,37
Wintersonnenwende→ Sonnenwende
Wirbel σπόνδυλος A 196,26 242,34.42 247,10.41 248,1f. 314,25.32 315,16.18 317,22.38 318,19 319,7 320,7.18.23.28 323,17 330,37 332,13.43 333,8ff. 334, 8ff. 335,20.32.37 336,6ff. 337,6 338,4.29 359,27ff. 360,7ff. C 380,6ff. 399,32 (die das Rückenmark umgebenden, deren Name Kreuz ist) 379,38 Brustwirbel A 317,37 318,35 319,29.32 320,22 325, 5.15 333,1.4 Halswirbel 186,14 242,39 243,2ff. 330,2ff. 331,9ff. 332,1ff. 359, 12.32 C 399,30 411,30.38 412,3 Lendenwirbel A 312,35f. 314,7 315,17.21.27.31 319,45 320,22 338,22f.
Wirbelknochen A 175,2 185,24
Wirbelsäule ῥάχις A 173,15 314,2 315, 25 316,1 317,36 318,19 319,28 320,9 323, 37 336,10f. C 412,3
wirken (Wirkung haben *u. ä.*)*δύναμις, δύνασθαι, ἐργάζεσθαι A 158,18 194,7f. 214,24 219,7.9 255,16 257,31 342,41 345,8f. 349,33 391,23 399,25 C 370,26 393,4 403,25 463,5 490,2f. 504, 34
wirklich* ὀρθῶς, ἀληθής (darunter verstehen *u. ä.*) A 202,3 217,6 C 412,6 (Bedeutung, Sinn) A 372,31 C 333,9 402, 29 477,18 489,1 Wasser, das wirklich Wasser ist ὄντως A 215,10
Wirklichkeit* ἀλήθεια in W. A 213,8 359,17 der W. am nächsten kommen C 495,32 (der Worte) A 368,2.6.13 C 484,9 wirklichkeitsgetreu 454,36
wissen* εἰδέναι, ἐπίστασθαι A 6,1 195,11 197,11 223,16 242,35 324,8.15 328,7 336, 27 381,29.35 C 243,15.21 244,15.19 288,7 362,12 499,4
Wissen ἐπιστήμη A 221,11 349,5.9 369, 26 C 437,29 438,1 452,25 470,16
Wissenschaft τέχνη A 239,31 300,18.20 301,13 327,15 347,33f. 350,20 C 287,14 294,5 331,29 356,25 389,12 464,42 474,7
wissenschaftlich (Grundsätze) C 390, 41
Wissenschaftlichkeit weit ab von W. C 379,25
Witterung κατάστασις A 291,28 C 386, 29 401,1
Woche C 365,5
Wohlbefinden εὐφορία A 210,20.21.31 C 437,24
+wohlgebildet εὐπαίδευτος (Natur) C 261,17.29ff. 262,9.12
wohlgenährt (Pferde) C 466,30
wohlgeordnet +εὐάρμοστος A 363,10. 25.30 (Lebensweise) C 467,1
wohlschmeckend C 490,3
wohnen οἰκεῖν A 233,14ff. C 287,12 293, 31 484,21 490,29
Wohnung οἰκία A 233,11.23 C 461,21ff. 484,5 487,23
+wölben sich w. (Nabel) πρόμακρος C 415,42
Wölbung κυρτόν (der Leber) A 313,30.41
Wolke νεφέλη C 475,8
wolkenreich νεφελώδης (Frühling) A 250,32
Wolle ἔριον C 459,26 461,23.32
wollüstig λαγνεία C 426,37
Wort* λέξις, ῥῆσις (des Hippokrates) A 159,31ff. 170,13 199,19 204,29 205,18 C 103,6.17 250,2ff. 442,11.25.31 460,1.8 476,12 (des Platon, Rufus *u. a.*) A 193, 21.37 194,14 213,42 216,27.33 232,1 364,2 374,27 408,11 C 287,10 292,27 293,17ff. das W. Krampfader A 179,23 (Krisis) 168,32.35 170,1.7 171,7.10.12 (Natron) 193,12 (Verschnürung) 187,20 (welches Findigkeit bedeutet) 210,16; *vgl.* 19.31ff. (welches Trank bedeutet) C 289,1.3 Wortbild 408,26 wörtlich κατὰ λέξιν A 162,24 216,27 232,1.19 C 287,5 293,18f. 308,28
wund w. machen, werden, sein ἑφελκοῦν (Lippen) C 481,28.31 482,14.22 (Mund) 436,6
Wunde ἕλκος, τραῦμα A 165,42 166,1 302,4ff. 383,31.37 C 404,4.9.15.16
wundern sich w. θαυμάζειν A 339,27 409,3 C 213,12 243,14.22 390,12.26 391, 16 489,22
wünschen (Wunsch) βούλεσθαι A 343,4 401,25 C 305,15 329,37 441,14f. 461,27
Wurm +ἀσκαρίς, ἕλμις (im Bauch, in den Gedärmen) A 160,5ff. 161,11ff. C 383, 39 410,15ff. 411,2.18 414,15ff. 415,31
Wurzel ῥίζα (des Baumes, der Pflanze) A 313,8ff. (der Mandragora) C 376,27 drei Kräfte oder drei -n (*sc.* im Körper) B 58,19 (der Haare) C 374,20 (der

Krankheit) A 190,34; *vgl.* 268,23 C 366,38 (der Muskeln) A 248,4 (der Nerven, Venen) 247,12 248,1.32 313, 33.37 321,38 C 330,16 380,21.28.36 (des Oberschenkels) 405,17.30 (der Zähne) 414,32

zäh γλίσχρος (Abgang, Exkremente) A 287,33ff. 288,2.5 (Saft) 243,41 288, 29.32 352,31 C 497,18

Zahl* ἀριθμός (der Stunden, Tage, Monate, Jahre) A 164,23 378,35 379,23 C 373,25 (der Pulsschläge) A 212,12f. (der Wirbel) 336,13 359,30 360,6

zählen ἀριθμεῖν (Tage) A 365,26

Zahn ὀδούς A 176,38 185,33.35 186,14 195,10.20 359,14 367,13 C 375,33 376, 2.10.16 414,9ff. 416,1 459,6 464,17.29 465,41 500,4 +„Zahn", *d. i.* Fortsatz am zweiten Halswirbel A 243, 17.23.30. 32 C 411,29ff. 412,1ff.

Zahnfleisch τὰ οὖλα A 206,26 C 375,18 411,35 414,7ff. 415,39.43 416,4

Zahnfortsatz C 414,34

Zahnschmerz A 195,11 C 375,37

Zahnwurz (*Heilmittel*) C 376,17

Zäpfchen +κίων, +γαργαρεών A 247,32 248,11f.

zart ἁπαλός C 500,29.37.40 (Fleisch) 472, 36 507,18 (Haut) A 260,28 (Hülle des Gehirns) C 422,12

Zartheit λεπτότης (des Körpers) C 410, 33 432,23

Zehe δάκτυλος A 177,36.43 229,14 C 380,2 405,15.18

Zehnmonatskind A 371,10

Zeichen σημεῖον, σημαίνειν (der Krankheit, Gesundheit, Konstitution, des Todes, Zornes *u. ä.*) A 163,37 165,15f. 166, 43 167,39.41 168,17.19 171,16 177,26 195, 37 201,4 210,22.29 221,22.39.42 234, 21f. 252,16 259,28.31 260,5ff. 261,4.10 271,26.29.39 277,39 278,5.11 279,22 283, 24 286,35 294,28 305,11.13 346,17ff. 347,23 350,6f. 351,15 357,19 360,28.35 362,5 372,3 373,8 381,9 385,7 390,1.3 397,23.25 408,6.12.35 B 55,12.14.23.26 56,12 C 73,1.6.7.11 250,11f. 268,12ff. 288,19.35 355,22 358,29.35 362,11.15 371,15 389,33 406,3ff. 410,3 425,34 426,1ff. 438,4.7 440,8f. 476,24.40 477, 5.11.41 478,3.15.16 482,40 501,17 502,20 (für leichtes, vorzügliches Wasser) A 214,19.22 Z. auf Buchstaben, die andeuten, daß Zahlen gemeint sind 299, 16 Z. = Vorzeichen C 485,42 486,1

zeigen* δεικνύναι ich zeige, wir haben gezeigt *u. ä.* A 186,8 191,19 214,11 218, 10 299,35 C 268,5 300,26 457,6 Hippokrates zeigt A 319,3 322,39 C 440,12 455,16 492,18 – sich z. φαίνεσθαι A 194, 38 294,7 340,7.40 344,25 B 58,6 C 270,7 288,1 291,17f. 292,16.23 359,21 393,26

Zeile στίχος C 399,5

Zeit* χρόνος A 3,22 155,22 156,33.40 161, 18.20 191,28 293,40 298,19 364,39 376, 2f. C 366,26 384,34.36 468,41 481,33 485, 11 488,33 aus Veranlagung oder als Produkt der Z. A 191,13 (der Ernte) C 478, 30.36.40 479,6 (der Früchte) A 160,3 (der Geschlechtsreife) 298,24 (des Herbstes) 250,13 (der Verheiratung) 204,17.30 zur richtigen Z. *u. ä.* ἐν καιρῷ 177,39 184,25 229,7 400,35 C 484,31 *gramm.* Z. A 158,4.6; *vgl.* 157,36ff. → Tempus

Zeitbestimmung C 432,39 479,23.28

Zeitenwechsel C 451,37

zerbrechen (Gefäße) C 461,29

zergliedern (-schneiden) ἀνατέμνειν A 186,41 304,18 332,12

Zergliederung (-schneidung) ἀνατομή A 315,3 329,24 385,37 C 503,3 → Anatomie

zerlegen διαιρεῖν (in Teile *sc.* das Lemma) C 415,10 463,12.22

zermahlen θραύειν (Heilkräuter) A 265, 42f.

zerschmelzen συντήκειν C 293,23f.

Zersetzung (*sc.* des Urins) A 287,19

zerspringen ῥήγνυσθαι (Vene) A 180,25

Zerstörung (der Lunge) C 433,12ff.

zeugen[1] γεννᾶν A 382,41 C 466,33

zeugen[2] μαρτυρεῖν (für) A 310,23 397,10 C 420,42

Zeugnis μαρτύριον, τεκμήριον A 162,26. 38 203,25 228,10 350,12

Zeugung γεννᾶν C 467,4

Zeugungsorgan γεννητικὸν μόριον A 173,2ff. 174,17 231,13.21 232,26 315,29 335,25 387,39 388,7.13 C 503,44 504,1

Ziege αἴξ A 356,32

Ziegel πλίνθος C 381,5

ziehen* Arznei, die ... das Phlegma nach außen zieht ἀγωγός C 398,31 +Ziehen = Einziehen des Atems ἐπι-

σπασμός 313,1.5.17 Ziehen (im Unterleib, in den Hypochondrien) +ἔντασις A 279,33 280,7 286,16.24.25 287,21 396, 28.32
Ziel* σκοπός (der Ärzte) A 400,40 (der Behandlung) 399,21 (des Kommentators) 329,35 (der Sophisten) C 474,3
Zierglied (des Hahnes, *d. i.* Kamm und Läppchen) A 184,32.42 185,4
Zimmer οἴκημα A 260,21.24 401,20 C 461,41
+zischen φλοῖσβοι *v. l.* für φλεβῶν C 401,19.21 407,11.15
zittern τρόμος A 289,11 344,18ff. 345,1
Zorn ὀργή A 185,38 262,6 341,3.15.22 342,34 343,11 f. 355,37 361,13 ff. C 420,39 425,35 426,1.24 494,27 Sitz der Kraft des -es ist das Herz A 361,42
zornig ὀργιζόμενος A 341,12.18.20 357, 42 361,11.25.38 C 426,30 485,19
Zubereitung A 197,31 (von Heilmitteln) +διαχειρισμός 265,36 267,3
Zucht männliche Tiere, welche zur Z. verwandt werden C 466,41.43
Zuchttier C 467,1
zudecken σκεπάζειν A 258,38 C 486,41
Zufall (zufällig) συμφορά, τύχη A 3,15 224,8 f. 385,20 C 372,18 434,23 469,9. 11.13.16
zufrieden z. sein, sich z. geben ἀρκεῖν A 379,7 f. 383,6.33 C 288,23 317,15 394, 22 411,11 427,37 460,41 473,1 476,35 477,23 480,17 493,20
zugleich ἅμα C 424,6.10.18 448,33
zugrundegehen ἀπόλλυσθαι A 358, 27 373,34 C 102,18 243,33 244,11 395,43 396,2 408,25 409,34.37 487,30
Zugvorrichtung A 225,21
zukommen προσήκειν A 185,26 361,33 372,12 C 436,14 495,40
Zukunft ὁ μέλλων χρόνος C 360,11 408, 10 zukünftig 447,25 451,11 489,32
Zunahme +πρόσθεσις A 214,14.16 αὔξησις 155,27 165,8 169,28 185,36 187,9 298,37 356,22 382,15 399,26 C 466,3 (der Krankheit, der Fieberperioden) ἀνάβασις, +ἐπίδοσις A 165,15 166,43 167, 8 ff. 168,1 ff. 240,10 C 440,26 452,8 453, 24 469,30.36 470,9.12.14.28 488,18
zunehmen αὐξάνεσθαι, ἐπιδιδόναι (Krankheit, Größe von Körperteilen, Atmung, Bösartigkeit, Säfte *u. ä.*) A 5,16 162,30 163,2.11 164,34 165,13 166,43 167,15 184,24 185,23 ff. 216,29 237,40 240,29 255,18 270,31 276,31 278,27 279,21 342,13.15 344,40 356,22 377,30 C 102,19 368,25 418,30 440,14.25.36.42 447,17 488,35.38
Zuneigung A 343,6
Zunge γλῶττα A 181,5.12.27 186,16.20. 25 192,5 194,7.9 206,27 242,29 244,8.12 248,18 277,1 286,8.15 288,22 322,17 354, 24.35 355,3 368,25 C 268,35 269,9.31 287,4 ff. 288,15 ff. 297,31 330,14 375,18 399,25 400,23 473,28.38.41
zurückbleiben* (*zeitlich*) ὑστερεῖν A 165,6 — κατα-, ὑπολείπεσθαι (schlechtes Blut, schlechter Überschuß *u. ä.*) A 224,19.21 225,9 247,31 253,32 C 366, 21.37.43 417,26 429,3 ff. 430,6
zurückdrängen (-halten, verhalten) κατέχειν (Stuhlgang *u. ä.*) A 197, 30 C 363,41 496,39.42.44
zurückgewinnen ἀναλαμβάνειν A 219, 19 341,25.27.31.35
zurückkehren* (Krankheit) A 253,30 (Verstand) 251,39 (zum Gleichmaß, in den natürlichen Zustand) 219,29 278,8 C 303,11 (Säfte zur Zeit des Schlafes in die Tiefe des Körpers) A 251,40 (Wirbel nach ihrem ursprünglichen Ort) C 399,33
zusammendrücken A 194,21 (Nase mit den Fingern) 244,39
zusammenfallen συμπίπτειν (Schlund) A 243,33
zusammenfassen (-fassung) σύντομος (Ausführungen *u. ä.*) A 155,35 158,8 163,30 212,1 338,12 342,39 347,1 C 295,33 377,11 436,33
Zusammenhang (zusammenhängen) κοινωνία A 163,9 166,23 173,27 184,26 201,15 226,21 262,40 266,37 273, 12 287,43 317,14 387,29 C 336,1.6 372, 6.8 381,41 387,22 406,4 458,4 496,35 501,19
zusammenpressen (-schnüren) σφίγγειν (Ader, Glied, Nasengang *u. ä.*) A 187,22 214,30 244,44 291,12.19 316, 33 331,39 C 403,15
zusammenschmelzen συντήκεσθαι (Körper, Gesicht) A 372,17.22
zusammenschrumpfen ῥικνοῦσθαι, ῥυτιδοῦσθαι, συντήκεσθαι A 372,35 (Blasen) 157,27 (Brüste) 294,21 (Haut) C 409,16 (Keimdrüsen) A 172,37

zusammensetzen συντιθέναι A 274,12.21 342,17.26 350,5 C 329,33 378,10 468,10f. 501,9 (Arzneien, Mittel) A 194,39 265,32f. 266,16 267,14 404,9 C 376,28

Zusammensetzung σύνθεσις A 223,41 266,32 274,21.33 288,4 342,17 359,33 C 379,35 501,9

zusammentreffen συμπίπτειν, +ξυγκληρίαι (der Monate, Symptome) A 263,10 371,25 C 397,36f.

zusammenziehen συστέλλειν, συστολή (Körper, Muskeln, Herz *u. ä.*) A 172,19 192,17 218,27 238,3.28 260,26 273,26 288,27 302,5.10.17 C 386,23 418,34.40 (Arzneien, Mittel) στύφειν A 193,42f. 194,1.15.21 374,38ff. 375,3 399,11.19.22.30 C 398,23 417,21

Zusatz → hinzufügen

Zuschauer A 343,5.9

zuspitzen sich z. +ἀποκορυφοῦν A 289,2ff. 325,23

Zustand* κατάστασις, σύστασις A 3,20 4,19 164,32 191,2 196,10 199,22 201,8 215,34 228,25 350,17 357,18.23 372,11ff. 385,42 B 57,7.13.24.28 C 329,42 360,6 363,20 369,24.36.37 451,10 457,7.35 496,28f.

zustoßen* συμβαίνειν A 3,15 4,5.8.11 202,33

zuverlässig βέβαιος (Kenntnis, Prognose) A 292,14 C 250,19 (Krisis) A 240,24 (Wort) 402,35

Zuverlässigkeit βεβαιότης (der Krisis) A 240,26 (*sc.* als Lebenshaltung) C 501,24

zuwenden* sich z. A 294,34 298,9 307,11 315,36 C 298,1 306,18 317,21 365,17 369,38 (einer Lebensweise) 364,8

Zweifel ἀμφισβήτησις, ἀπορία A 333,15 334,32 335,7.15 350,10 354,12 398,38 C 311,31 318,11 492,31 495,17 496,21.25 497,6.30.31 499,21

zweifelhaft* (Worte, Sinn *u. ä.*) A 296,11 354,8 367,3 C 289,30 317,26 318,2 442,11 ,,Vermischte" oder ,,Zweifelhafte Aussprüche" (*Titelvorschlag Galens für Epid. II und VI*) A 311,5 → bezweifelbar

zweifellos (ohne Zweifel) A 326,24 386,8 C 311,29 429,20

zweifeln A 205,11

Zweig κλάδος, κλῆμα A 313,7.11.16 C 380,42 433,2 (von Arterien, Venen, Nerven) A 314,26ff. 315,20 317,39 318,7f. 319,15.39 320,10.14 323,42 325,12f. 334,16ff. 335,7f. 336,5.6.12 C 405,35

Zwerchfell διάφραγμα, φρένες A 169,16 172,10.18 236,8f. 238,7ff. 252,6 312,2.4.39 315,39.41 316,9ff. 317,38 318,38 319,2 320,2 322,1ff. 323,1.4 325,5ff. 326,30.41.43 327,3ff. 328,2 331,4 332,44 333,6.9.11 334,19 335,4ff. 336,5 337,2ff. 338,4ff. 383,42 384,3 C 421,30 422,40 502,36

Zwiebel κρόμμυον A 400,25ff. C 481,8

Zwillinge (-stöchter) +δίδυμοι A 226,11 230,32.39 231,1.6 233,22

zwingen* ἀναγκάζειν A 276,27 339,17.32.42 340,24 401,35 C 212,17 289,28.32 357,17 366,35 379,1 486,38

+**zwinkern** σκαρδαμύσσειν C 268,35 269,8

zwischen μεταξύ C 450,36 451,17.27

Zwischenraum διάστημα (der Krisistage) A 370,36 (zwischen den Rippen) μεσοπλεύριον 334,9.17 336,2 (zwischen den Wirbeln) 337,5

III. GRIECHISCHE WÖRTER

(Dieser Index faßt alphabetisch zusammen, was als griechisches Korrelat zu den deutschen Wörtern jeweils ermittelt oder vermutet wurde, und verweist für die Fundstellen auf diese.)

ἀγαθός	gut
ἄγαλμα	Standbild
ἀγγεῖον	Gefäß[2]
ἄγγος	Topf
ἀγκών	Ellenbeuge
ἀγνοεῖν	unwissend
ἄγνοια	Unkenntnis, Unwissenheit
ἄγριος	wild
ἀγρυπνία	Schlaflosigkeit
ἄγρυπνος	schlaflos
ἀγωγός	ziehen
ἀγών	Wettkampf
ᾄδειν	singen, Sänger
ἄδηλος	unbekannt
ἀδήν	Drüse
ἀδύνατος	unmöglich
ἀετός	Adler
ἀηδής	unangenehm, widerlich
ἀηδία	Widerlichkeit
ἀήρ	Luft
ἀθροίζειν	ansammeln, sammeln
ἀθυμία	Mutlosigkeit
αἰδοῖον	Geschlechtsteile, Scham
αἷμα	Blut
αἱματώδης	blutartig
αἱμοπτυϊκός	Blutspucken
αἱμορραγία	Bluterguß
αἱμορροΐδες	Hämorrhoiden
αἴνιγμα	Rätsel
αἰνιγματώδης	rätselhaft
αἴξ	Ziege
αἴρειν	erheben, heben
αἱρεῖσθαι	wählen
αἰσθάνεσθαι	fühlen, wahrnehmen
αἴσθησις	Gefühl, Sinn[2], Sinneswahrnehmung, Wahrnehmung
αἰσθητήριον	Wahrnehmungsorgan
αἰσθητός	wahrnehmbar
αἰσχύνεσθαι	schämen
αἰτία	Ursache
ἀκατάστατος	Begrenzung, unregelmäßig
ἀκμή	Höhepunkt
ἀκοή	Gehörsempfindung
ἀκούειν	hören
ἄκρα	Extremitäten
ἀκρατής	beherrscht
ἄκρατος	unvermischt
ἀκρησία	Ausschweifung
ἀκρίβεια	Gründlichkeit
ἀκριβής	gründlich
ἀλεκτρυών	Hahn
ἀλές	stoßweise
ἄλευρον	Weizenmehl
ἀλήθεια	Wahrheit, Wirklichkeit
ἀληθεύειν	Wahrheit
ἀληθής	wahr, wirklich
ἄλλοι	*Namenindex* andere
ἀλλοιοῦν	ändern, umändern, umsetzen
ἀλλοίωσις	Änderung
ἁλμυρός	salzig
ἁλμυρώδης	salzig
ἁλμώδης	salzreich
ἄλογος	unvernünftig
ἅλς	Salz
ἀλύκη	Beängstigung
ἄλφιτον	Gerstenmehl, Mehl
ἀλφός	weiß
ἅμα	zugleich
ἀμαθής	verstehen
ἁμαρτάνειν	fehlen[2], irren
ἁμάρτημα	Fehler, Versehen
ἄμβλωσις	Abort
ἀμελεῖν	vernachlässigen
ἀμητός	Ernte
ἄμικτος	unvermischt
ἀμπέλη	Weinstock

ἀμυδρός	schwach, verwischen
v. l. ἀμφὶ ἀμητόν	Seite
v. l. ἀμφιμήτριον	Seite
ἀμφισβήτησις	Zweifel
ἀμφιτέμνειν	ringsumschneiden
v. l. ἀμφίτμητον	Seite
ἀνάβασις	Anstieg, Steigerung, Zunahme
ἀναβιβρώσκειν	an-, auf-, wegfressen
ἀναγιγνώσκειν	lesen
ἀναγκάζειν	zwingen
ἀναγκαῖος	nötig
ἀνάγκη	Not, Notwendigkeit
ἀναγράφειν	verfassen
ἀναδίδοσθαι	verdauen
ἀναδίπλωσις	Verdoppelung
ἀναθυμίασις	verdunsten
ἀναίσχυντος	schamlos
ἀνακογχυλίζεσθαι	gurgeln
ἀναλαμβάνειν	zurückgewinnen
ἀναλογία	Vernunftschluß, Wechselbeziehung
ἀναλογισμός	Schluß[2]
ἀνάλογος	analog
ἀνάμνησις	Erinnerung
ἀναπηδᾶν	springen
ἀναπνεῖν	atmen
ἀναπνευστικός	Atmungsorgan
ἀναπνοή	Atem, Atmung
ἀναπρίειν	aufsägen
ἀναπτύειν	spucken
ἀναστομοῦν	öffnen
ἀνάτασις	verbieten
ἀνατέμνειν	sezieren, zergliedern
ἀνατομή	Anatomie, Zergliederung
ἀνδριάς	Standbild
ἀνδροῦσθαι	vermännlichen
ἀνεμεῖν	ausspucken
ἄνεμος	Wind
ἀνευρύνειν	erweitern
ἀνέχεσθαι	nehmen
ἀνήρ	Mann
ἄνθος	Blüte
ἄνθραξ	Karbunkel
ἄνθρωπος	Mensch
ἀνιᾶν	belästigen
ἄνισος	ungleichmäßig
ἀνοιγνύναι	offen, öffnen
ἀνόμοιος	ungleich
ἀνορεξία	Appetitlosigkeit
ἀντέχειν	Widerstand
ἀντίγραφον	Handschrift, Urschrift
ἀντιλέγειν	widersprechen
ἀντιλογία	Spitzfindigkeit
ἀντισπᾶν	ablenken
ἀνυδρία	regenarm
ἄνω	hoch, oben
ἄνωθεν	oben
ἀνωμαλία	Unregelmäßigkeit
ἀνώμαλος	ungleichmäßig, unregelmäßig
ἀνωφελής	nutzlos
ἀξιόλογος	wichtig
ἀξιοῦν	verlangen
ἀπαγορεύειν	verbieten
ἀπαθής	Gleichgültigkeit
ἀπαίδευτος	ungebildet
ἀπαλλάττειν	befreien
ἁπαλός	zart
ἅπαξ	einmal
ἀπαρτίζεσθαι	aufgehen
ἄπαυστος	dauernd
ἄπεπτος	ungekocht, verdaulich
ἀπέρχεσθαι	herauskommen
ἀπευθύνειν	Rectum
ἀπέχεσθαι	Abstinenz, Enthaltung
ἀπεψία	Magen
ἀπηλιώτης	Ostwind
ἄπιστος	unglaublich
ἁπλοῦς	absolut, einfach, schlechthin
ἄπνοια	Windstille
ἄπνους	windlos
ἀποδεικνύναι	beweisen
ἀπόδειξις	Beweis
ἀπόδεσις	unterbinden
ἀποθνῄσκειν	sterben, tot
ἀποκάμπτειν	umbiegen
ἀποκορυφοῦν	zuspitzen
ἀποκρίνεσθαι	herauskommen; stottern
ἀπόλλυσθαι	Untergang, zugrundegehen
ἀπομύσσειν	schneuzen
ἀπόπατος	Absatz
ἀπόπληκτος	lähmen
ἀποπληξία	Lähmung, Schlagfluß
ἀποπρίειν	aufsägen
ἀπορία	Zweifel
ἀποσιτία	Appetitlosigkeit
ἀποσκήπτειν	versetzen
ἀπόσκηψις	Versetzung
ἀπόστημα	Abszeß

ἀποσχάζειν	Schröpfkopf
ἀποτρέπειν	ablenken
ἀπόφασις	Verneinung
ἀποχωρεῖν	abgehen
ἀπροαίρετος	unwillkürlich
ἅπτεσθαι	anzünden; berühren
ἀπωθεῖν	abstoßen
ἀραιός	locker
ἀράχνιον	Spinngewebe
ἀρέσκειν	befriedigen, gefallen
ἀρθρῖτις	Gelenkerkrankung
ἄρθρον	Artikel; Gelenk
ἀρθροῦσθαι	Absetzung
ἀριθμεῖν	berechnen, rechnen, zählen
ἀριθμός	Zahl
ἀριστερός	links
ἀρκεῖν	genügen, zufrieden
ἄρκτος	Bär
ἀροτήρ	Pflüger
ἄρρην	Männchen, männlich
ἀρτηρία	Arterie, Luftröhre, Schlagader, Vene
ἄρτιος	gerade
ἄρτος	Brot
ἄρχεσθαι	Ursprung
ἀρχή	Anfangsursache, Prinzipien, Ursprung
ἀρχός	Mastdarm
ἀσαφής	dunkel, undeutlich
ἄση	Ekel
ἄσημος	undeutlich; Vorankündigung
ἀσθένεια	Schwachheit
ἀσθενής	schwach
ἆσθμα	Asthma
ἀσιτεῖν	fasten
ἀσκαρδαμύκτης	vielblinzelnd
ἀσκαρίς	Essigwürmer, Wurm
ἀσκεῖν	geübt, üben
ἀσκίτης	schlauchartig
ἀστήρ	Stern
ἄστρον	Stern
ἀσφαλής	ungefährlich
ἄτακτος	schlechtgeordnet, unordentlich
ἀτελής	mangelhaft, unvollständig
ἀτμός	Dampf
ἀτμώδης	dampfig
ἄτοκος	gebären
ἄτομος	unteilbar
ἄτοπος	absurd
ἀτροφεῖν	Unterernährung
ἄτροφος	abgezehrt
αὐγή	Glanz
αὐλεῖν	Flötenspiel
αὐξάνειν	vermehren, wachsen, zunehmen
αὔξησις	Vermehrung, Zunahme
αὐτόματος	selbst, unwillkürlich
αὐτός	selbst
αὐτοψία	Augenschein
αὐχήν	Nacken
αὐχμός	regenarm
ἀφαιρεῖν	ablassen, abzapfen, wegnehmen
ἀφανής	verborgen
ἀφανίζεσθαι	weggehen
ἀφθονία	Überfluß
ἀφίστασθαι	abstehen
ἄφορος	empfangen
ἀφροδίσια	Beischlaf, Geschlechtsgenuß, -verkehr
ἀφρός	Schaum
ἀφρώδης	schäumig
ἀψίνθιον	Absinth
β	Beta
βαδίζειν	gehen
βάθος	Tiefe
βαθύς	tief
βάλανος	Suppositorium
βάπτειν	tauchen
βάρος	Last, Schwere
βαρυήκοος	Schwerhörigkeit
βαρύνειν	beschweren, lasten
βαρύς	schwer
βαστάζειν	tragen
βέβαιος	bestimmt, sicher, zuverlässig
βεβαιότης	Zuverlässigkeit
βεβαίωσις	Sicherung
βελόνη	Nadel
βέλος	Pfeil
βήξ	Husten
βήσσειν	husten
βίαιος	heftig
βιβλιογράφος	Abschreiber
βιβρώσκειν	fressen
βιοτή	Lebenszeit
βλαβερός	schaden
βλάβη	Schaden
βλάπτειν	schaden, schwächen
βλάστημα	Gebilde, Sproß
βλέφαρον	Augenlid

βοᾶν	schreien
βόρειος	nördlich
βοτάνη	Pflanze
βουβών	Drüse
βουβωνοῦσθαι	verdicken
βούλεσθαι	wünschen
βουλή	Rat
βούλησις	Willenskraft
βράγχος	Heiserkeit
βραδύς	langsam
βραχίων	Arm
βραχύπνους	kurzatmig
βραχύς	allmählich; kurz
βραχύτης	Kürze
βρέφος	Säugling
βρέχειν	tränken
βρόγχος	Luftröhre
βρύχειν	knirschen
βύσσος	Baumwolle
γάγγραινα	Krebs
γάλα	Milch
γάμος	Verheiratung
γαργαρεών	Zäpfchen
γαστήρ	Bauch
γένειον	Bart
γένεσις	Entstehung
γενικός	Genetivverhältnis
γεννᾶν	erzeugen, zeugen[1], Zeugung
γεννητικός	Zeugungsorgan
γένος	Abstammung, Art, Gattung, Geschlecht, Klasse
γέρων	Greis
γεύεσθαι	schmecken
γεῦσις	Geschmack
γευστικός	Geschmacksorgan
γεώδης	erdig
γεωργός	Bauer
γῆ	Erde, Land
γηρᾶν	altern
γίγνεσθαι	entstehen, werden
γιγνώσκειν	erkennen
γλαυκός	blauäugig
γλίσχρος	klebrig, zäh
γλυκύς	süß
γλῶττα	Sprache, Zunge
γνάθος	Kiefer, Ober-, Unterkiefer
γναφεύς	Walker
γνήσιος	echt
γνώμη	Ansicht, Verstand
γνῶσις	Erkenntnis

γονή	Samen
γονοειδής	samenähnlich
γονόρροια	Samenfluß
γόνυ	Knie
γράμμα	Buchstabe
γραμματικός	*Namenindex* Grammatiker
γραμμή	Linie
γράφειν	schreiben
γραφή	Lesart, Schreibung
γυμνασία	Sport
γυμνάσιον	Übung
γυμναστής	Gymnastiker
γυναικεῖος	Unwohlsein
γυνή	Frau, Weib
δάκνειν	beißen
δακνώδης	beißen
δάκρυον	Träne
δάκτυλος	Finger, Zehe
δεικνύναι	hinweisen, zeigen
δείλη	Frühabend
δειλία	Feigheit
δειλός	feig
δεῖν[1]	binden
δεῖν[2]	bedürfen, erforderlich
δένδρον	Baum
δεξιός	rechts
δέρμα	Haut
δεσμός	Band
δέχεσθαι	aufnehmen
δῆλος	klar, offenbar
δημιουργός	Schöpfer
δῆμος	Volk
διάγνωσις	Diagnose
διάδεξις	Nachfolge
διαζευκτικός	disjunktiv
διάθεσις	Disposition, Lage, Verfassung
διαιρεῖν	spalten, teilen, trennen, zerlegen
δίαιτα	Diät, Lebensweise
διακρίνειν	scheiden, unterscheiden
διάκρισις	Unterscheidung
διαλείπειν	aussetzen, intermittieren, Wechselfieber
διάλεκτος	Mundart
διαλύειν	auflösen
διάλυσις	Auflösung
διανέμειν	verteilen
διανοεῖσθαι	nachdenken
διάνοια	Sinn[1], Verstand
διαπυΐσκειν	Vereiterung

διαρθροῦν	abteilen, artikulieren
διάρθρωσις	Artikulation
διάρροια	Durchfall
διασείειν	rütteln
διάστημα	Abstand, Pause, Zwischenraum
διαστρέφειν	verdrehen
διάσφιγξις	Verschnürung
διάσφυξις	Puls, schlagen
διατίθεσθαι	disponiert
διαφέρειν	unterscheiden, Unterschied
διαφθείρειν	verderben
διαφορά	Unterschied
διάφορος	verschieden
διάφραγμα	Brustfell, Scheidewand, Zwerchfell
διαφωνεῖν	abweichen, Meinungsverschiedenheit, Variante
διαχειρισμός	Zubereitung
διαχώρημα	Stuhlgang
διδασκαλία	Unterricht
διδάσκαλος	Lehrer
διδάσκειν	belehren, lehren
δίδυμοι	Zwillinge
διήγησις	Geschichte
διμερής	doppelteilig
διορθωτής	*Namenindex* Korrektor
διορίζειν	abgrenzen, definieren
διορισμός	Definition
διπλοῦς	doppelt
διττός	doppelt
διφθέρα	Pergamentblatt
δίψος	Durst
διψοῦν	Durst
δοθιήν	Furunkel
δοτικός	Dativ
δούλη	Sklavin
δοῦλος	Sklave
δριμύς	scharf
δριμύτης	Schärfe
δρόσος	Tau
δύναμις	Kraft, wirken
δύνασθαι	wirken
δυνατός	möglich
δυσ-	schwer, widerlich
δυσίατος	heilbar
δύσις	Untergang
δύσπεπτος	verdaulich
δύσπνοια	Atemnot
δυσφορεῖν	unruhig
δυσφορίη	Unruhe
ἔαρ	Frühling
ἑαυτός	selbst
ἐγγύς	nahe
ἐγείρειν	aufwecken, wach
ἐγκέφαλος	Gehirn
ἐγκράτεια	Abstinenz
ἐγκρατής	Selbstbeherrschung
ἔδαφος	Urschrift
ἕδρα	After, Gesäß
ἐδώδιμος	eßbar
ἐθίζεσθαι	gewöhnen, pflegen
ἔθος	Gewohnheit, Sitte
εἰδέναι	wissen
εἶδος	Art, Gestalt
εἰκῇ	Belieben, Geratewohl
εἰκός	wahrscheinlich
εἶναι	wirklich
εἰσβολή	Anfall
εἰσπνεῖν	einatmen
εἰσπνοή	einatmen
εἰωθέναι	gewöhnlich, gewohnt
ἔκδοσις	Ausgabe, Herausgabe
ἐκκλησία	Volksversammlung
ἐκκρίνειν	abgehen, ausscheiden
ἔκκρισις	Abgang, Ausscheidung
ἐκλείπειν	abnehmen
ἐκλύειν	auflösen
ἐκπνεῖν	ausatmen
ἐκπνοή	ausatmen
ἐκρεῖν	ausfließen
ἔκρους	Fluß
ἐκτείνειν	ausstrecken
ἐκτιτρώσκειν	abortieren
ἐκτρέπεσθαι	verlassen
ἐκτροπή	Leitung
ἔκτρωσις	Abort
ἐκφύεσθαι	herauswachsen
ἔκφυμα	Auswuchs, Pustel
ἐλαία	Olive
ἔλαιον	Öl
ἐλατήριον	Abführmittel
ἐλέγχειν	widerlegen
ἐλευθεροῦν	befreien
ἐλεφαντίασις	Elephantiasis
ἐλέφας	Aussatz; Elefant
ἕλκειν	einziehen
ἕλκος	Geschwulst, Geschwür; Verwundung, Wunde
ἑλκύεσθαι	verlängern
ἑλκώδης	verschwären
ἕλκωσις	Geschwürbildung, Verschwärung
ἑλλέβορος	Nieswurz

ἐλλιπής	unvollständig
ἕλμις	Wurm
ἕλος	Morast
ἐλπίζειν	hoffen
ἐλπίς	Hoffnung
ἔμβρυον	Embryo, Foetus, Leibesfrucht
ἐμεῖν	erbrechen
ἐμετήριον	Brechmittel
ἐμπειρία	Erfahrung
ἐμπήδησις	Sprung
ἐμπίπλασθαι	satt
ἐμπύημα	Vereiterung
ἔμφραξις	Verstopfung
ἐμφράττειν	verstopfen
ἔναιμος	blutreich
ἐναιώρημα	schwimmen
ἐναντίος	Gegensatz, -teil, umgekehrt
ἐναντίωσις	Umkehrung
ἐνδεής	mangelhaft, unvollständig
ἐνδιπλασιάζεσθαι	verdoppeln
ἐνδοιαστός	bezweifelbar
ἔνδον	innen
ἐνέργεια	Funktion
ἐνερείδειν	verstopfen
ἔνθεν καὶ ἔνθεν	beiderseitig
ἐνιαυτός	Jahr
ἑνικός	Singular
ἔνιοι	*Namenindex* einige
ἐνίστασθαι	Gegenwart
ἐννεάμηνον	Neunmonatskind
ἐνστάζειν	einträufeln
ἔντασις	ziehen
ἔντερον	Darm, Dünndarm, Eingeweide
ἐντομή	Einschnitt
ἐνύπνιον	Traum
ἐξαιθριάζειν	Abkühlung
ἐξαιρεῖν	streichen
ἐξαίφνης	plötzlich
ἐξάνθημα	Ausschlag
ἐξετάζειν	prüfen
ἐξηγεῖσθαι	erklären
ἐξήγησις	Erklärung
ἐξηγητής	*Namenindex* Erklärer
ἐξίστασθαι	heraus-, hervortreten
ἐξίτηλος	verwischen
ἐξογκοῦν	aufgedunsen
ἔξω	außen

ἔξωθεν	außen
ἐπαινεῖν	loben
ἔπαινος	Lob
ἐπανορθοῦν	berichtigen, verbessern
ἐπέχειν	anhalten, anstauen
ἐπιγονατίς	Kniescheibe
ἐπιγράφειν	Titel, Überschrift
ἐπιδερμίς	Oberhaut
ἐπίδεσις	Verband
ἐπίδεσμος	Verband
ἐπιδημεῖν	ankommen
ἐπιδημία	Epidemie
ἐπιδήμιος	epidemisch
ἐπιδιδόναι	steigen, steigern, zunehmen
ἐπίδοσις	Zunahme
ἐπίθετον	Eigenschaftswort
ἐπιθυμία	Begierde
ἐπικεῖσθαι	aufliegen
ἐπικρατεῖν	überhand nehmen, vorherrschen
ἐπικύπτειν	bücken
ἐπίληπτος	epileptisch
ἐπιληψία	Epilepsie
ἐπιμελής	sorgfältig
ἐπιμήνιος	monatlich
ἐπιπολή	Oberfläche
ἐπιπτύσσεσθαι	umschlagen
ἐπισπασμός	ziehen
ἐπίστασθαι	wissen
ἐπιστήμη	Kenntnis, Wissen
ἐπίσχεσις	Anhaltung, Anstauung, Verhinderung
ἐπιτήδειος	angebracht, angemessen, geeignet, passen, richtig
ἐπιτιθέναι	auflegen
ἐπιτολή	Aufgang
ἑπτάμηνον	Siebenmonatskind
ἐπωνυμία	Bei-, Spitzname
ἐργάζεσθαι	verursachen, wirken
ἔργον	Handlung, Tätigkeit
ἐρεθίζειν	anregen, anreizen, Reiz, reizen
ἐρείδειν	stützen
ἐρευγμός	aufstoßen
ἐρίζειν	streiten
ἔριον	Wolle
ἑρμηνεία	Ausdrucksweise
ἐρυθρός	rot
ἐρυθρότης	Röte
ἔρυμα	Festung
ἐρυσίπελας	Karbunkel, Rose
ἔρως	Liebe

ἐσθίειν	essen
ἐσθλός	edel, gutmütig
ἑσπέρα	Abend
ἐσχάρη	Kruste
ἐσχαρώδης	schorfähnlich
ἐτησίαι	Passatwind
ἔτος	Jahr
εὐ-	leicht
εὐάρμοστος	festzornig; wohlgeordnet
εὔδιος	mild
εὐήθης	gutartig
εὐθύς	gerade; Nominativ; Richtung
εὔλογος	vernünftig
εὐνοῦχος	kastrieren
εὐπαίδευτος	wohlgebildet
εὔπεπτος	verdaulich
εὐπορία	Findigkeit
εὑρίσκειν	finden
εὐρύνειν	weiten
εὐρύς	weit
εὐρύτης	Weite
εὐφορία	Leichtigkeit, Wohlbefinden
εὔχρηστος	vorzüglich
ἑφελκοῦν	wund
ἐφήμερος	eintägig
ἑφθός	gesotten
ἔχειν	anfügen; verhalten
ἔχιδνα	Schlange
ἕψειν	kochen
ἕως	Morgen
ζέα	Spelt
ζεῖν	sieden
ζῆν	leben
ζητεῖν	forschen, suchen, untersuchen
ζήτησις	Untersuchung
ζωή	Leben
ζῷον	Lebewesen, Wesen[2]
ζωτικός	animalisch, Lebenskraft
η	E, Eta
ἡβᾶν	mannbar
ἡβάσκειν	mannbar
ἥβη	Scham
ἡγέεσθαι	vorangehen
ἡδονή	Freude, Lust, Vergnügen
ἦθος	Charakter
ἡλικία	Alter, Jugendzeit, Lebensalter
ἥλιος	Sonne
ἡμέρα	Tag
ἡμικρανία	Hemikranie
ἥμισυς	Hälfte
ἡμιτριταῖος	dritthalbtägig
ἧπαρ	Leber
ἡπατῖτις	Lebrige
ἡσυχάζειν	ruhen
ἡσυχία	Ruhe
ἦτρον	Unterleib
θανάσιμος	tödlich
θάνατος	Tod
θανατώδης	Sterblichkeit, tödlich
θαυμάζειν	wundern
θαυμαστός	merkwürdig
θεῖον	Schwefel
θειώδης	Schwefelwasser
θεμέλιον	Fundament
θεράπαινα	Magd
θεραπεία	Behandlung, Kur
θεραπεύειν	behandeln
θεράπων	Diener
θερινός	sommerlich
θερμαίνειν	erhitzen, erwärmen, wärmen
θέρμανσις	Erhitzung
θερμός	heiß, warm
θερμότης	Hitze, Wärme
θέρος	Sommer
θέσις	Lage
θεωρεῖν	Urteil
θεωρία	Theorie
θηλάζειν	stillen
θήλειος	weiblich
θῆλυ	Weibchen
θηλυκός	feminin
θηρίον	Bestie, Tier
θηριώδης	bestienartig
θολερός	trübe
θολερότης	Trübung
θραύειν	zermahlen
θρίξ	Haar
θύρα	Tor[1], Tür
ι	i
ἰᾶσθαι	heilen
ἴασις	Heilung
ἰατρική	Heilkunde, Medizin[2]
ἰατρός	Arzt, Fachkundiger
ἴδιος	eigen, speziell
ἰδιώτης	Laie
ἱδροῦν	schwitzen

ἱδρώς	Schweiß
ἱέραξ	Habicht
ἴημα	Heilmittel
ἰθύκυφος	gekrümmt
ἰθύλορδος	gekrümmt
ἰθυσκόλιος	Krümmung
ἱκανός	befriedigen, genügen, hinreichend
ἰκτερικός	gelbsüchtig
ἴκτερος	Gelbsucht
ἴλιγγος	Schwindel
ἱμάς	Riemen
ἱμάτιον	Kleid
ἴξις	Richtung
ἵππος	Pferd
ἴς	Band, Nerv; Strich
ἰσατώδης	Färberwaid
ἰσημερία	Tag- und Nachtgleiche
ἴσος	gleich
ἰσχίον	Hüfte
ἰσχνός	dünn, hager, mager, schlank
ἰσχνότης	Magerkeit
ἰσχνοῦσθαι	abmagern
ἰσχυρός	heftig, kräftig, stark
ἰχθύς	Fisch
ἰώδης	rostfarben
κ	K
καθαίρειν	reinigen
καθαρός	rein, sauber
κάθαρσις	Reinigung
καθημερινός	Tagefieber
καθίστασθαι	eingesunken
καθόλου	allgemein
καίειν	brennen, verbrennen
καιρός	rechtzeitig, Zeit
κακία	Bösartigkeit, Schlechtigkeit
κάκοδμος	übelriechend
κακός	bös, schlecht, schlimm
κακοῦν	schaden
κακώδης	bösartig
κάκωσις	Beschädigung, Schaden
καλεῖν	einladen, nennen, sogenannt
κάμηλος	Kamel
κάμνειν	krank
κάμπτειν	beugen
καπνός	Rauch
κάππαρις	Kaper
καρδία	Herz; Magenmund
καρδιωγμός	Angstzustand

καρκίνος	Krebs
κάρος	Betäubung, Schlafsucht
καρπός	Frucht
καρτεραύχην	starkhalsig
καρτερία	Standhaftigkeit
καρφαλέος	spröde
καταγελᾶν	Spott
κατακαίειν	verbrennen
καταλείπεσθαι	zurückbleiben
κατάληψις	Festsetzung
καταμήνιος	monatlich
καταπίνειν	herunterschlucken, schlucken
καταπίπτειν	niedergehen
κατάπλασμα	Salbe, Umschlag
κατάρρους	Katarrh
κατάστασις	Luftzustand, Witterung, Zustand
κατασχίζεσθαι	abbiegen
καταχεῖν	übergießen
κατέχειν	Verhaltung, zurückhalten
κάτω	abwärts, unten
καυστήρ	Brenneisen
καυστικός	ätzen
κέγχρος	Hirse
κεγχρώδης	hirsekornähnlich
κελεύειν	anordnen, verlangen, verordnen
κενός	leer
κενοῦν	auslaufen, entleeren
κέντρον	Sporn
κένωσις	abführen, Entleerung
κέραμος	Ton[1]
κεραννύναι	mischen, vermischen
κέρας	Horn
κεραυνός	Blitzstrahl
κεφαλαλγία	Kopfschmerz
κεφαλή	Kopf
κηκίς	Gallapfel
κηρίον	Wabe
κίβδηλος	tückisch
κίνδυνος	Gefahr
κινδυνώδης	gefährlich
κινεῖν	bewegen
κίνησις	Bewegung
κιρρός	hellgelb
κιρσός	Aderknoten, Kirsos, Krampfader, Trauben
κίσσηρις	Bimsstein
κίων	Zäpfchen
κλάδος	Zweig
κλαίειν	weinen

κλείειν	schließen[1]
κλείς	Schlüsselbein
κλῆμα	Zweig
κλίνειν	anlehnen
κλίνη	Bett, Lager
κλυστήρ	Klystier
κνησμός	Jucken
κνίδη	Nessel
κόγχη	Muschel
κοιλία	Bauch, Bauchhöhle, Bluthohlraum, Höhle, Hohlraum, Leib, Magen, Unterleib
κοῖλος	hohl, tiefliegend
κοιλότης	Hohlraum
κοινός	allgemein, gemeinsam, gewöhnlich
κοινωνία	Gemeinschaft, Verbindung, Zusammenhang
κοίτη	Lager
κόλπος	Scheide[1]
κόνις	Staub
κοπιώδης	entkräftend
κόπρος	Kot
κοπρώδης	kotartig
κόπτειν	mahlen
κόρη	Mädchen; Pupille
κορίανον	Koriander
κόρος	sättigen
κόρυζα	Schnupfen
κορώνη	Krähe
κοτύλη	Hüftpfanne; Kotyle
κοτυληδών	Saugwarze, Warze
κράζειν	stöhnen
κραιπάλη	Katzenjammer
κράμβη	Kohl
κρανίον	Schädel
κρᾶσις	Mischung
κρατεῖν	überwältigen
κρεμαστήρ	Aufhänger
κριθή	Gerste, Gerstenkorn
κρίμνον	Gerstenschrot
κρίνειν	beurteilen, entscheiden, Urteil
κρίσιμος	Entscheidung, Krisistag
κρίσις	Entscheidung, Krisis, Urteil
κρόμμυον	Zwiebel
κροταφίτης	Schläfenmuskel
κρόταφος	Schläfe
κρύπτειν	verborgen
κρυσταλλώδης	eisähnlich
κυαθίσκος	Muschel

κύαμος	Bohne
κυάνεος	schwarzblau
κυβερνήτης	Kapitän
κυδώνιον	Quitte
κυεῖν	empfangen, schwanger, tragen
κύησις	Empfängnis, Schwangerschaft
κύκλος	Kreis
κύμινον	Kümmel
κυνάγχη	Bräune
κυνόδους	Eckzahn
κυπάρισσος	Cypresse
κύριος	edel
κυρτός	gewölbt, Wölbung
κύστις	Blase
κύων	Hund
κωλικός	Kolik
κῶλον	Darm, Eingeweide, Kolon
κωλύειν	abhalten, hemmen, hindern
κῶμα	Schlafsucht
κωματώδης	Müdigkeit
λαβδοειδής	L
λαγνεία	wollüstig
λαγώς	Hase
λαιμός	Kehle
λαιός	links
λά(μ)πη	Blume
λαπάρη	Weiche
λάρυγξ	Kehle, Kehlkopf, Speiseröhre
λάχανον	Gemüse, Grünkraut
λεαίνειν	glätten
λειεντερία	Leienterie
λεῖος	glatt
λείπειν	fehlen[1], Rest
λειποθυμία	Ohnmacht
λεκάνη	Becken
λέκιθος	Eigelb
λέξις	Ausdruck, Redeweise, Stil, Wort
λέπος	Schale
λέπρα	Aussatz, Lepra
λεπρώδης	abschuppend
λεπτός	dünn, fein
λεπτότης	Feinheit, Zartheit
λεπτύνειν	verdünnen, verfeinern
λέπτυνσις	Verdünnung
λεπτυσμός	Verdünnung
λευκός	weiß

λευκοφλεγματία	Phlegma
λέων	Löwe
λήγειν	abbrechen, aufhören
λήθαργος	Lethargie, Vergeßlichkeit
ληρεῖν	faseln, schwatzen
λῆρος	Faselei
ληστής	Räuber
λιθιᾶν	Steinbildung
λίθος	Stein
λίμνη	Teich
λιμός	Hunger
λόγος	Text; Urteil, Vernunft, Verstand
λοιμός	Pest, Seuche
λοιμώδης	seuchenerregend, verpestet
λοιπός	Rest
λούειν	baden
λουτρόν	Bad
λόφος	Kamm
λοχεῖα	Nachgeburt
λόχιος	Entbindungsreinigung
λυγμός	Schlucken
λύγξ	Lynx
λύειν	lösen
λυπεῖν	belästigen
λύπη	Gram, Kummer, Niedergeschlagenheit, Traurigkeit, Trübsinn
λύσις	Lösung
μ	M
μάδησις	Abschälung, Ausfall, Haarausfall
μαζοί	Brüste
μαθητής	Schüler
μαιεύτρια	Hebamme
μαίνεσθαι	Wahnsinn
μακρόπνους	langatmig
μακρός	lang
μακρότης	Länge
μαλακία	luxuriös, Weichheit
μαλακός	weich
μαλακότης	Weichheit
μαλάχη	Malve
μανδραγόρας	Alraune
μανθάνειν	lernen, Student
μανιώδης	aufbrausend
μαρασμός	Marasmus, Verfall
μαρτυρεῖν	bezeugen, zeugen[2]
μαρτύριον	Zeugnis
μασχάλη	Achselhöhle
μέγας	groß, stark
μέγεθος	Genie; Größe, Umfang
μέθοδος	Methode
μεθύσκειν	betrunken
μειγνύναι	mischen, vermischen
μειοῦν	abnehmen, vermindern
μειράκιον	Knabe
μείωσις	Abnahme
μελαγχολία	Melancholie
μελαγχολικός	melancholisch
μέλαν	Tinte
μέλας	schwarz
μελέτη	Sorge
μέλι	Honig
μελίκρατον	Honigwasser
μέλλειν	Zukunft
μέμφεσθαι	tadeln
μένειν	bleiben
μέρος	Glied, Körperteil, Organ, Teil
μεσημβρία	Süden
μεσοπλεύριον	Zwischenraum
μέσος	Mitte
μεστός	voll
μεταβάλλειν	ändern, umsetzen, wechseln
μεταβολή	Änderung, Tausch, Wechsel, Wendung
μεταγράφειν	ändern, umändern; *Namenindex* Korrektor
μεταγραφή	Änderung
μετάθεσις	Versetzung
μετακάρπιον	Handwurzel
μεταξύ	zwischen
μετατιθέναι	umstellen
μεταφορά	Bild, Metapher, übertragen, Vergleich
μετέχειν	teilhaben
μετέωρος	hängen, hoch
μετόπωρον	Herbst
μέτριος	mäßig
μέτωπον	Stirne
μήκων	Mohnmilch, Opium
μήλη	Sonde
μῆλον	Apfel
μήν	Monat
μῆνιγξ	Gehirnhaut, Mater
μηρός	Hüftknochen, Oberschenkel, Schenkel
μήτηρ	Mutter
μήτρα	Gebärmutter
μικρός	klein
μιμνήσκειν	erinnern

μνήμη	Gedächtnis
μόλυβδος	Blei
μόνος	allein
μόριον	Glied, Körperteil, Organ, Teil
μοτόν	Charpie
μυελός	Rückenmark
μυζᾶν	saugen
μῦς	Bauchmuskel, Muskel
μυττωτός	Suppe
μῶρος	Tor[2]
ν	N
νάρκισσος	Narzissenzwiebel
νάρκωσις	Betäubung
ναρκωτικός	Betäubungsmittel
ναῦς	Schiff
νεανίας	Jüngling
νεκρός	tot
νέος	jung, neu
νεῦρον	Nerv
νεφέλη	Wolke
νεφελώδης	wolkenreich
νεφρός	Niere
νίτρον	Natron, Salpeter
νοεῖν	denken, Verständnis
νόθος	fälschen, unecht
νομίζειν	meinen, vermuten
νόμος	gesetzlich
νοσεῖν	krank
νόσημα	Krankheit
νόσος	Krankheit
νότος	Südwind
νουμηνία	Neumond
νοῦς	Geist, Intellekt
νυγματώδης	stechen
νυκταλωπικός	nachtblind
νύξ	Nacht
νυσταγμός	Schläfrigkeit
νύττειν	stechen
νῶτον	Rücken
ξανθός	gelb
ξένος	seltsam
ξηραίνειν	austrocknen, trocken, trocknen
ξηρός	trocken
ξηρότης	Trockenheit
ξιφοειδής	schwertähnlich
ξίφος	Schwert
ξυγκληρίαι	Zusammentreffen
ξύλον	Holz
ξυμφορά	Widrigkeit
ξυναίτιος	mithelfen
ξύντασις	Spannung
ξυστήρ	Schäler
ο	O
ὀβελός	Bratspieß
ὄγκος	aufgedunsen, Aufgedunsenheit, Beule, Geschwulst, Last
ὀδμή	Geruch
ὁδός	Straße
ὀδούς	Zahn
ὀδυνᾶσθαι	schmerzen
ὀδύνη	Schmerz
ὀδυνηρός	schmerzhaft
ὀδυνώδης	schmerzhaft
ὀθόνη	Tuch
ὀθόνιον	Binde
οἰδεῖν	schwellen
οἴδημα	Schwellung
οἰκεῖν	wohnen
οἰκεῖος	angemessen, verwandt
οἴκημα	Zimmer
οἰκία	Haus, Wohnung
οἰκοδομία	Bau
οἶνος	Wein
οἷον	wie
ὀκτάμηνον	Achtmonatskind
ὀλέθριος	verderblich
ὄλεθρος	Untergang, Verderben
ὀλίγος	allmählich, gering
ὄμβρος	Regen
ὀμίχλη	Tau
ὁμοιομερής	gleich, Teil
ὅμοιος	ähnlich, gleich
ὁμοιότης	Ähnlichkeit
ὁμολογεῖν	anerkannt, Einklang, übereinstimmen
ὀμφαλός	Nabel
ὄνομα	Name
ὀνομάζειν	nennen
ὄνυξ	Nagel
ὄξος	Essig
ὀξύθυμος	jähzornig
ὀξύμελι	süßsauer
ὀξυρεγμία	aufstoßen, sauer
ὀξύρριν	spitznasig
ὀξύς	akut, sauer, scharf, spitz
ὄπισθεν	hinten
ὀπίσθιος	hinterer, Hinterteil
ὁπλή	Huf
ὁπλομαχία	fechten

ὀπτᾶν	rösten
ὀπώρα	Obst
ὁρᾶν	sehen
ὄργανον	Organ, Werkzeug
ὀργή	Zorn
ὀργίζεσθαι	zornig
ὀρεκτικός	Begehrungskraft
ὄρεξις	Appetit
ὄρθιος	aufrecht
ὀρθός	Recht, richtig, wirklich
ὄρθρος	Anbruch
ὁρίζειν	abgrenzen
ὁρμᾶν	drängen, wenden
ὁρμή	Drang
ὄρνις	Vogel
ὅρος	Grenze
ὄρτυξ	Wachtel
ὄρχις	Hode, Keimdrüse
ὄσπριον	Erbse, Korn
ὀστοῦν	Knochen
ὀσφραίνεσθαι	riechen
ὄσφρησις	Geruchssinn
ὀσφύς	Becken, Lende
οὖθαρ	Euter
οὖλα	Zahnfleisch
οὖλος	kraus
οὐρά	Schwanz
οὐρεῖν	urinieren
οὖρον	Urin
οὖς	Ohr
οὐσία	Vermögenslage; Wesen[1]
ὀφθαλμία	Augenentzündung, Triefauge
ὀφθαλμός	Auge
ὀφιοειδής	Schlange
ὄφις	Schlange
ὀχεῖσθαι	reiten
ὀχετός	Kanal
ὄχος	Stütze
ὄψις	Bild, Sehkraft
π	Pi
πάθος	Affektion, Krankheit, Leiden
παιδεία	Bildung
παιδίον	Knabe
παῖς	Knabe
παλαίειν	ringen
παλαιός	alt
παλαίστρα	Ringplatz
παραβάλλειν	vergleichen
παραβολή	Vergleich
παράγγελμα	Verordnung, Vorschrift
παράδειγμα	Beispiel
παρακμεῖν	nachlassen
παρακρούειν	verwirren
παραλείπειν	unterlassen, weglassen
παραληρεῖν	irre
παράλληλος	parallel
παραλύεσθαι	Schlaganfall
παράλυσις	Paralyse
παραμένειν	anstauen
παραπληγία	Seitenlähmung
παρατατικός	Vergangenheit
παραχωρεῖν	abweichen
παρεῖναι	Gegenwart, gegenwärtig
παρθένος	Jungfrau, Mädchen
παροιμία	sprichwörtlich
παρονομάζειν	ableiten
παρωνυχία	Neitnagel
πάσχειν	krank, Leiden, Patient
πατήρ	Vater
πατρίς	Vaterstadt
παύειν	abbrechen, aufhören, nachlassen, stillen, verlassen
πάχος	Dicke
παχύνειν	verdicken
παχύς	dick
πείθεσθαι	passen
πεῖνα	Hunger
πειρᾶσθαι	ausprobieren, versuchen
πέλαγος	Meer
πελιδνός	blau
πελίωμα	Fleck
πένης	arm
πέπειρος	reif
πέπερι	Pfeffer
v. l. πέπλιον	Trieb
πέρδιξ	Rebhuhn
περιγίγνεσθαι	übertreffen
περιέχειν	umfassen, umgeben
περιισχναίνειν	einschrumpfen
περιλαμβάνειν	umfassen
περίοδος	Periode, Umlauf
περιπνευμονία	Lungenentzündung
περισφίγγειν	umschlingen
περιτόναιον	Bauchfell, Fell, Hülle, Schutzdecke
περιττός	überflüssig, überschüssig; ungerade
περίττωμα	Überschuß
περιφερείη	Rundung
πετροσέλινον	Petersilie
πέττειν	gar, kochen, verdauen
πέψις	Kochung, Verdauung

πηγνύναι	fest, gerinnen
πιέζειν	drücken, kneten, pressen
πίεσις	Druck
πιθανός	wahrscheinlich
πίθηκος	Affe
πικρός	bitter, herb, scharf
πικρότης	Bitterkeit, Schärfe
πιλέειν	verdichten
πιμελή	Fett
πιμελώδης	fettig
πινακίδιον	Tafel
πίνειν	trinken
πινώδης	schmutzig
πιστεύειν	vertrauen
πίτυς	Pinienbaum
πλάγιος	quer, schräg
πλαδαρός	durchtränken
πλάνη	Täuschung
πλάτος	Breite
πλάττεσθαι	List
πλατύς	breit
πλεονάζειν	übermäßig, überwiegen
πλευρά	Rippe
πληγή	Schlag
πλῆθος	Fülle, Menge
πληθυντικός	Plural
πληθώρα	Anfüllung
πλήρης	voll
πληροῦν	anfüllen, füllen, stopfen
πλήρωσις	Anfüllung, einfüllen
πλησίον	benachbart, Nähe
πλήττειν	stoßen
πλίνθος	Ziegel
πλοῦτος	Reichtum
πνεῖν	hauchen, wehen
πνεῦμα	Luft, Pneuma, Wind
πνευματίας	luftreich
πνεύμων	Lunge
πνιγμός	Atembeklemmung
πνίξ	Erstickung
πόα	Kraut
ποδάγρα	Gicht
ποηφάγος	Gras
ποιητής	*Namenindex* Dichter
ποιμήν	Hirt
ποιότης	Beschaffenheit, Qualität
πόλις	Stadt
πολύπους	Polyp
πολύς	lange, reichlich, viel
πολυσχιδής	verästeln
πόνος	Anstrengung
πορεία	Reise
πορεύεσθαι	Reise, Weg
πόρος	Gang, Loch, Pore, Weg
πόσον	wieviel
πόσος	viel
ποσότης	Quantität
ποτίζειν	tränken
ποτόν	Getränk, Trank
πούς	Bein, Fuß
πραγματεία	Abhandlung
πρασοειδής	dunkelgrün
πρίειν	absägen
πρίων	Säge
προαίρεσις	Wille
προαιρετικός	willkürlich
προβολή	Rüssel
πρόγνωσις	Prognose, Vorhererkenntnis
προγράφειν	voransetzen
πρόθεσις	Präposition
προθεσμία	bestimmt
πρόμακρος	wölben
πρόρρησις	Voraussage
προσαγωγή	einnehmen; stufenweise
προσβάλλειν	ansetzen
προσήκειν	richtig, zukommen
πρόσθεσις	verstopfen; Zunahme
πρόσθιος	vorderer
προσπεφυκέναι	verbinden
προσποιεῖσθαι	angeblich, falsch
πρόσταγμα	Anordnung
προστάττειν	verschreiben
προστιθέναι	an-, hinzufügen
προσφέρεσθαι	nehmen
πρόσω	vorne
πρόσωπον	Gesicht
πρότερος	früh
πρωϊαίτερος	vorgehen
πταρμός	Niesen
πτερύγιον	Nasenflügel
πτέρυξ	Flügel
πτισάνη	Gerstenwasser
πτύαλον	Speichel
πτύειν	ausspucken
πτύελον	Auswurf
πτύσμα	Auswurf
πυκνός	dicht, dick, fest
πῦον	Eiter
πῦρ	Feuer
πυρετός	Fieber
πυρός	Weizen
πυρρός	gelbrot, rot
πώγων	Bart

ρ	R
ῥαγώδης	beerenähnlich
ῥᾴδιος	leicht
ῥάπτειν	nähen
ῥαφή	Naht
ῥάχις	Rückgrat, Wirbelsäule
ῥεῖν	ab-, ausfließen, fließen, laufen, strömen
ῥέπειν	neigen
ῥεῦμα	Fluß
ῥηγνύναι	brechen[1], zerspringen
ῥῆμα	Prädikat, Satzaussage, Verbum
ῥῆξις	aufbrechen, Bruch, Riß
ῥῆσις	Absatz, Lemma, Rede, Satz, Wort
ῥήτωρ	*Namenindex* Rhetor
ῥῖγος	Schüttelfrost
ῥίζα	Wurzel
ῥικνοῦσθαι	zusammenschrumpfen
ῥινός	Fell, Haut
ῥίς	Nase
ῥοιά	Granatäpfelwasser
ῥοπή	steigen
ῥοφεῖν	schlürfen
ῥύπος	Schmutz
ῥυτιδοῦσθαι	zusammenschrumpfen
σ	S
σαρκώδης	fleischig
σάρξ	Fleisch
σάτυρος	Satyros
σαφής	deutlich, klar, Verständnis
σελήνη	Mond
σημαίνειν	anzeigen, bedeuten, Zeichen
σημεῖον	Anzeichen, Kennzeichen, Merkmal, Zeichen
σηπεδών	Fäulnis
σήπεσθαι	faulen
σηραγγώδης	porös
σίαλον	Speichel
σιγᾶν	schweigen
σιγή	Schweigen
σίδηρος	Eisen
σίδιον	Granatäpfelwasser
σικύη	Schröpfkopf
σιμός	stumpfnasig
σιναρός	schwächen
σιτίον	Speise
σῖτος	Getreide, Korn
σιωπηλός	schweigsam
σκαρδαμύσσειν	zwinkern
σκέλος	Unterschenkel
σκεπάζειν	zudecken
σκέπασμα	Kleid
σκέπειν	bedecken
σκέπτεσθαι	beobachten, überlegen, untersuchen
σκληρός	dürr, hart
σκληρότης	Härte
σκληρύνειν	hart, verhärten
σκοπός	Ziel
σκορδίνημα	recken
σκόροδον	Knoblauch
σκότος	Finsternis
σκυτινόν	Scheide[1]
σκώπτειν	Spott
σοφία	Weisheit
σοφιστής	*Namenindex* Sophist
σπάνιος	selten, seltsam
σπασμός	Krampf, Spannung
σπείρειν	säen
σπέρμα	Samen
σπεύδειν	beeilen
σπήλαιον	Höhle
σπλήν	Milz
σπογγοειδής	schwammig
σπόγγος	Schwamm
σπόνδυλος	Wirbel
σπουδή	Eifer
στάγδην	Tropfen
στάζειν	tröpfeln
στάσις	stillen
στέλεχος	Stamm
στενός	eng
στενότης	Enge
στενοῦν	Verengung
στερεοῦν	gerinnen
στέρνον	Brust
στῆθος	Brustbein
στίχος	Vers, Zeile
στοιχεῖον	Element, Grundstoff
στόμα	Mund, Öffnung
στόμαχος	Magen; Speiseröhre
στόμιον	Mündung
στραγγουρία	Harnzwang
στρεβλός	schielen
στρογγύλος	rund
στρογγυλοῦσθαι	runden
στρουθός	Strauß
στρόφοι	Kolik
στυπτηριώδης	Alaunwasser, Vitriolwasser

στυπτικός	stopfen
στύφων	adstringierend
συγγενής	ererbt, mitgeboren
συγγενικός	ererbt
συγγράφειν	schriftlich
συζυγία	Paar
σῦκον	Feige
συλλαβή	Silbe
σύλληψις	Empfängnis
συλλογισμός	Schluß[2], Syllogismus
συμβαίνειν	zustoßen
συμβουλεύειν	raten
συμμετρία	Gleichmaß
σύμμετρος	gleichmäßig
συμπίπτειν	eingesunken; zusammenfallen, -treffen
σύμπτωμα	Symptom
συμφορά	Zufall
συνάπτειν	verbinden
σύνδεσμος	copulativ, Verbindungspartikel
συνετός	verständig
συνεχής	Dauerfieber, dauernd
σύνθεσις	Zusammensetzung
σύνοδος	Konjunktion
συντήκειν	zer-, zusammenschmelzen, zusammenschrumpfen
συντιθέναι	zusammensetzen
σύντομος	abgerissen; zusammenfassen
σῦριγξ	Fistel
σῦς	Schwein
σύστασις	Zustand
συστέλλειν	zusammenziehen
συστολή	zusammenziehen
συχνός	lange
σφάκελος	Brand
σφάλλεσθαι	irren
σφάττειν	Schlächter
σφίγγειν	binden, schnüren, zusammenpressen
σφοδρός	heftig, vermehren
σφυγμός	Puls
σφυγμώδης	schlagen
σφύζειν	schlagen
σχῆμα	Haltung, Stellung
σχηματίζειν	Stellung
σχηματισμός	Stellung
σχίζειν	spalten, verästeln
σῴζειν	genesen, retten
σῶμα	Körper
σωτηρία	Genesung, Rettung

τ	T
τάξις	Anordnung, Ordnung
ταράττειν	stören, verwirren
ταραχή	Durchfall, Störung, Unruhe, Verwirrung
ταραχώδης	unruhig
τάσις	Spannung
ταῦρος	Stier
ταχύς	schnell
ταχυτής	Schnelligkeit
τέγγειν	tränken
τείνειν	Anspannung, spannen
τεῖχος	Mauer
τεκμαίρεσθαι	schließen[2]
τεκμήριον	Zeugnis
τέκνον	Kind
τελέειν	vollenden
τέλειος	vollkommen
τελειοῦν	vollenden
τελευτή	Abschluß, Ende, Schluß[1]
τέμνειν	schneiden, sezieren
τένων	Band, Sehne
τέρμινθος	Terebinthe
τέτανος	spannen
τεταρταῖος	Quartanfieber, viertägig
τετραδάκτυλος	Vierfinger
τετράπους	vierfüßig
τεφρώδης	aschfarben
τέχνη	Kunst, Wissenschaft
τήκεσθαι	schmelzen
τῆλις	Bockshorn
τίγρις	Tiger
τίκτειν	gebären
τιτθός	Brustdrüse
τιτρᾶν	durchbohren
τιτρώσκειν	verwunden
τοῖχος	Wand
τόκος	Entbindung, gebären, Geburt
τολμᾶν	wagen
τόπος	Ort, Stelle
τραυλίζειν	lispeln
τραυλός	lispeln
τραῦμα	Verwundung, Wunde
τράχηλος	Hals, Nacken
τραχύς	rauh
τραχύτης	Rauheit
τρέπειν	drängen, wenden
τρέφειν	ernähren, Ernährung, nähren
τρέχειν	laufen
τρίβειν	reiben
τριγωνοειδής	Dreieck

τριταῖος	dreitägig
τρόμος	zittern
τροπή	Sonnenwende; Wechsel, Wendung
τρόπος	Art, gleich, Weise
τροφή	Ernährung, Nahrung
τρόφιμος	nahrhaft
τρυγώδης	Hefe
τρώγειν	kauen
τυφλός	blind
τύχη	Zufall
ὑακίνθινος	hyazinthenfarbig
ὑαλώδης	glasähnlich
ὑγεία	Gesundheit
ὑγιαίνειν	gesund
ὑγιεινός	Gesundheitsverhältnisse
ὑγιής	gesund
ὑγραίνειν	Anfeuchtung, feucht
ὑγρός	feucht
ὑγρότης	Feuchtigkeit, Flüssigkeit
ὑδαρώδης	wassersüchtig
ὑδατώδης	wässerig
ὑδερικός	wassersüchtig
ὕδερος	Wassersucht
ὑδρωπικός	hydropisch
ὕδρωψ	Hydropsie, Wassersucht
ὕδωρ	Wasser
ὕειν	Regen
ὕλη	Materie, Stoff, Substanz
ὑμήν	Haut, Hülle
ὑοσκύαμος	Bilsenkraut
ὑπαίθριος	Himmel
ὑπερβάλλειν	übermäßig, übertreffen
ὑπέρινος	übermäßig
ὑπέρυθρος	gerötet, hellrot
ὑπερῴα	Gaumen
ὑπήλατος	treiben
ὑπηρέτης	Gehilfe
ὕπνος	Schlaf
ὑπνοῦν	schlafen
ὑπόγειος	unterirdisch
ὑπογραφή	Notiz, Umriß
ὑπόδημα	Schuh
ὑπόθεσις	Hypothese
ὑπολείπεσθαι	zurückbleiben
ὑπόμελας	schwärzlich
ὑπομένειν	aushalten
ὑπόμνημα	Erinnerungsaufzeichnung, Notiz
ὑπόστασις	Bodensatz, Rückstand
ὑποστρέφειν	wiederholen
ὑποστροφή	Rückfall, Wiederholung

ὑπουργεῖν	mithelfen
ὑποχόνδριον	Eingeweide, Hypochondrion
ὑστέρα	Mutterleib
ὑστερεῖν	zurückbleiben
ὕστερον	nachbleiben
ὑφίστασθαι	absetzen
ὑψηλός	hoch
φ	Phi
φαίνεσθαι	zeigen
φαιός	bräunlich
φακῆ	Linse
φαλακρός	kahlköpfig
φαλακρότης	Kahlköpfigkeit
φανερός	sichtbar
φάρμακον	Arznei, Gift, Heilmittel, Medizin[1], Mittel
φαρμακοποσία	Arznei
φάρυγξ	Rachen, Schlund
φθέγγεσθαι	sprechen
φθίνειν	schwinden, vergehen
φθινώδης	abgezehrt, auszehrend, schwindsüchtig
φθίσις	Schwindsucht
φθόγγος	Laut, Ton[2]
φιλία	Liebe
φιλο-	Liebe
φιλονεικία	Lust
φιλοσοφία	Philosophie
φιλόσοφος	*Namenindex* Philosoph
φλεβοτομεῖν	Aderlaß, phlebotomisieren
φλεβοτομία	Aderlaß
φλέγμα	Phlegma
φλεγματικός	phlegmatisch
φλεγματώδης	schleimig
φλεγμονή	Entzündung, Geschwulst, Phlegmone, Schwellung
φλέψ	Ader, Vene
φλοῖσβος	zischen
φλυαρία	Faselei
φλύκταινα	Bläschen, Blase
φοβερός	Feigling
φόβος	Angst, Furcht, Schrecken
φοξός	spitzköpfig
φρέαρ	Brunnen
φρένες	Zwerchfell
φύεσθαι	veranlagt, wachsen
φυλάττεσθαι	hüten
φύλλον	Blatt
φῦσα	blähen, Wind

φυσᾶν	blähen
φυσικός	natürlich, physisch
φυσιογνω-μονικός	physiognomisch
φύσις	Beschaffenheit, Natur, natürlich, Verfassung, Wesen[1]
φυσώδης	blähen
φυτόν	Pflanze
φωνεῖν	sprechen
φωνή	Sprache, Stimme
φωνητικός	Stimmorgan
φῶς	Licht
χαίρειν	Freude
χάλαζα	Hagelkorn
χαλᾶν	Erschlaffung, lockern, schlaff
χαλαρός	locker, schlaff
χάλασις	Lockerung
χαλεπός	schwer
χαλεπότης	Schwierigkeit
χαλκάνθη	Kupferblüte
χαρά	Freude
χαρίεις	liebenswürdig
χαροπός	graublau
χάρτης	Papier
χάσκειν	Gähnen
χάσμα	Gähnen
χεῖλος	Lippe
χειμερινός	winterlich
χειμών	Sturm, Winter
χεῖν	ergießen, gießen
χείρ	Hand, Unterarm, Vorderarm
χειρουργικός	chirurgisch
χήλη	Klaue
χιτών	Hülle
χλοώδης	grün
χλωρός	gelb, grün
χολή	Galle
χολώδης	gallenartig, gallig
χόνδρος	Gerstenabkochung; Knorpel
χρῆσθαι	anwenden
χρήσιμος	trefflich
χρηστός	trefflich
χροιά	Farbe
χρόνιος	chronisch, langwierig
χρόνος	Tempus, vorzeitig, Zeit
χρῶμα	Farbe
χυμός	Saft
χώρα	Land
ψάμμος	Sand
ψέγειν	tadeln
ψεύδεσθαι	lügen
ψεῦδος	Lüge
ψῦξις	Erkältung
ψύχειν	abkühlen, erkalten
ψυχή	Seele
ψυχικός	seelisch
ψυχρός	kalt
ψυχρότης	Kälte
ψώρα	Krätze
ψωρώδης	abschuppend
ᾠδή	Gesang
ὠμοπλάτη	Schulterblatt
ὦμος	Schulter
ὠμός	roh
ὥρα	Jahreszeit; Stunde
ὠφέλεια	Nutzen
ὠφελεῖν	Nutzen, nützen
ὠφέλιμος	nützlich
ὠχρός	fahl

GALENS 'SIMULANTENSCHRIFT'

Bei wiederholtem Lesen der aus der arabischen Übersetzung des Ḥunain wiedergewonnenen Kommentare Galens zu Hippokrates Epid. II stellte sich überraschenderweise heraus[1], daß ein Stück des 2. Kommentars (CMG V 10,1 = A 206,8 —212,26) zum Teil im griechischen Originalwortlaut erhalten ist, und zwar in einer Schrift mit dem Titel *Γαληνοῦ Πῶς χρὴ ἐξελέγχειν τοὺς προσποιουμένους νοσεῖν*, welche zuletzt C. G. Kühn im XIX. Bande seiner Galenausgabe S. 1—7 abgedruckt hat. Ein Vergleich des griechischen Textes der 'Simulantenschrift', wie wir sie kurz nennen wollen, mit der genannten Partie des Epidemienkommentars zeigt deutlich, daß hier jemand aus dem großen Kommentarwerk ein Stück, welches durch seinen Inhalt offenbar besonderes Interesse erregte, herausgenommen und mit einem eigenen, diesem Inhalt entsprechenden Titel versehen hat. Dabei wurde nicht nur der spezielle Bezug, den dieses Stück im Kommentar zum Hippokrateslemma hat, durch geringfügige Änderungen in eine allgemeine Aussage zum Thema „Vortäuschung von Krankheiten" umgewandelt[2], sondern der Exzerptor hat auch Abschnitte aus dem Kommentar, die ihm ohne allgemeines Interesse zu sein oder zu weit ab zu führen schienen, einfach weggelassen.[3]

Sein Verfahren entspricht der Art, in der z. B. Oribasius in seiner großen medizinischen Enzyklopädie bei der Exzerpierung aus Galen und anderen Ärzten verfuhr. Der uns unbekannte Exzerptor mag in relativ früher, aber doch schon byzantinischer Zeit, als noch eine griechische Handschrift des Galenkommentars zu Epidemien II vorhanden war, am Werke gewesen sein. Jedenfalls hat, wie nicht anders zu erwarten, Galen selbst nirgends die 'Simulantenschrift' erwähnt. Auch in der Galenbibliographie des Ḥunain fehlt sie und scheint auch sonst in mittelalterlicher medizinischer Literatur trotz des in der Tat in mehrfacher Hinsicht inter-

[1] Vgl. Schriften der Sektion für Altertumswissenschaft, Heft 8, Berlin 1957, 112.

[2] Im Kommentar (A 206,9) steht „tun so, als ob sie heftige Schmerzen hätten", entsprechend dem Lemma in Z. 4; der griechische Text hat stattdessen *πλάττονται νοσεῖν*. Ebenso hat 114,10 der griechische Text *τὰ παθήματα* (bzw. *τὸ πάθημα*, vgl. unten S.110), während im Kommentar (A 207,35) „der Schmerz, über den er klagte" steht.

[3] So z. B. den Exkurs A 207,45—208,30 oder die nur für den Philologen wichtigen Ausführungen A 210,16—21 und 210,28—211,13.

essanten Gegenstandes nicht benutzt worden zu sein. Die erste Spur einer Beschäftigung mit ihr ist die – vielleicht im 14. Jahrhundert entstandene — lateinische Übersetzung (s. unten S. 110). In die erste Gesamtausgabe Galens, die Aldina von 1525, wurde sie mit aufgenommen[1] und gelangte schließlich über Chartier (1679) in die Ausgabe von Kühn (1830). Im 19. Jahrhundert wurde sie mehrfach ins Deutsche übersetzt.[2]

Der Vergleich mit dem griechischen Text ermöglicht es nun auch, die
H Arbeitsweise des arabischen Übersetzers Ḥunain besser zu erfassen, als es sonst im Epidemienkommentar möglich ist. Deutlich lassen sich eigenmächtige Änderungen des Arabers feststellen, vor allem A 207,7 f., wo das sicher ursprüngliche griechische *πυριάματα* (113,21) mit „heiße Tücher ... Baumwolle ... Säcke mit heißer Hirse" wiedergegeben ist.[3] Die davon zu unterscheidende, auch sonst beobachtete Weitschweifigkeit des arabischen Übersetzers[4] zeigt sich beispielsweise A 206,27 („wollten sie also Blut spucken, so saugten sie an diesem Gefäß").

Der griechische Text der 'Simulantenschrift' ist in folgenden Handschriften überliefert[5]: Vaticanus gr. 1063 s. XIII f. 114ᵛ—115ᵛ, beschrieben von J. Heeg, CMG V 9,2 p. XIXsq. Vaticanus gr. 283 s. XIV f. 1ᵛ—2ᵛ, beschrieben von H. Polack, Textkritische Untersuchungen zur hipp. Schrift Prorrhetikos I, Diss. Hamburg 1955, S. 2ff. (maschinenschr.). Vossianus 4⁰ 45 s. XIV f. 48—49. Marcianus gr. App. cl. V, 5 s. XV f. 333ᵛ—334ᵛ, beschrieben z. B. von H. Diels, Die hds. Überlieferung des Galenkommentars zum Prorrheticum des Hipp., Abh. Akad. Berlin 1912, 21f. Mutinensis 213 s. XV f. 155—157, beschrieben von W. De Boer, Galens Traktat über die schwarze Galle und seine Überlieferung, Wiener St. 51 (1935), 59. Parisinus gr. 2269 s. XV f. 175—178, beschrieben von W. De Boer a. a. O. Parisinus gr. 2165 s. XVI f. 195—197, beschrieben u. a. von J. Mewaldt, Die Editio princeps von Galen In Hipp. de nat. hom., SB Berl. Akad. phil.-hist. Kl. 39 (1912), 902f.

[1] Vgl. Ackermann bei Kühn Bd. I S. CXLIV mit weiteren Angaben.

[2] Zu der bei Kühn Bd. I S. CXLIV genannten Übersetzung sei noch ergänzend nachgetragen H. Fröhlich, Galen über Krankheitsvortäuschungen, in: Friedrichs Bl. f. ger. Med. Heft 1 (1889), 21—26. Vgl. auch J. Pagel, Zum Kapitel „Simulation", in: Dtsch. med. Wochenschr. 14 (1888), Nr. 48, 989—990.

[3] Jeder Herausgeber, der mit arabischen Übersetzungen als zusätzlicher Textquelle zu arbeiten hat, muß bei einem Plus der Übersetzung grundsätzlich prüfen, ob nicht eine solche Amplifikation oder sonst eine stilbedingte Ausweitung vorliegt. Daß E. Wenkebach bei seiner Ausgabe der Epid.-Kommentare der Gefahr der kritiklosen Bevorzugung des Arabers nicht immer entgangen ist, ist bekannt; z. B. hätte CMG V 10,2,1 S. 24,34 der griechische Text nicht bedenkenlos nach Ḥunain ergänzt werden dürfen, nur weil dieser den vorher genannten Beispielen für körperlich anstrengende Arbeit noch einige weitere, darunter ein so spezifisch orientalisches wie den Lastenträger, hinzufügt.

[4] Vgl. E. Wenkebach, Untersuchungen über Galens Kommentare zu den Epidemien des Hipp., Abh. Akad. Berlin 1925, phil.-hist. Kl. 1 S. 7.

[5] Vgl. Diels, Handschriftenkatalog I, 109.

Die älteste Handschrift, der Vaticanus gr. 1063 (V), ist am Anfang V
und am Ende unvollständig und auch sonst an vielen Stellen offenbar durch Wassereinfluß beschädigt, so daß die Schrift teilweise kaum zu entziffern ist. Überdies sind die oberen und unteren Ränder beschnitten, wodurch jeweils einige Textzeilen weggefallen sind. Die 'Simulantenschrift' bildet den Abschluß der Handschrift, der Schluß (von 115,10 *ἑτοίμως* an) fehlt. Der Vaticanus gr. 283 (R) bietet die 'Simulantenschrift' voll- R
ständig, die Blätter sind aber durch Löcher versehrt, so daß einige Worte zerstört sind. Für das Verhältnis der beiden Vaticani zueinander genügt es darauf hinzuweisen, daß V die für den Text unbedingt nötigen Worte *ἐπαύσατο — μέντοι* (114,5 f.), welche R in Übereinstimmung mit H bietet, ausgelassen hat. Beide Handschriften sind also voneinander unabhängige Textzeugen und müssen nebeneinander zur Textkonstitution herangezogen werden. Was die Bewertung des von beiden gebotenen Textes betrifft, so hat V an folgenden Stellen gegen R den eindeutig richtigen Text:

113,5 *φλεγμονὴν* (*φλεγμοναὶ* R); 113,15 *ἕτερα δὲ τοιαῦτα* (*ἑτέρους. ταῦτα* R); 113,16 *οἵ* (*ἃ* R); 114,1 *ἐδεῖτό μου* (*αἰτεῖ τόμον* R); 114,13 *τέλεον* (*τὸ πλέον* R).

Demgegenüber bietet R gegen V an folgenden Stellen die richtige Lesart:

113,4 *οἵ* (om. V); 113,9 *πτύσιν . . . γινομένην* (*πτύσις . . . γιγνομένη* V); *τὸ στόμα* (*τὸν στόμαχον* V); 113,11 *ἀναβήττοντες* (*ἀναπλήττοντες* V); 113,12 *αὐτοῖς* (*αὐτῆς* V); 114,1 *καίτοι* (*καὶ* V); 114,7 *αὐτῇ* (*αὐτοῖς* V); 114,17 *ἑτέρου* (*ἑκατέρου* V); 114,21 *τοῦ ἤθους* (*τὸ ἦθος* V); 115,9 *ἡμῖν* (*ἡμᾶς* V).

V hat also, wie man aus dieser Aufstellung ersieht, im Vergleich zu R den flüchtigeren Text (Auslassungen, Verschreibungen, Endungsfehler), während sich im Text von R bemerkenswerte Beispiele willkürlicher Veränderung (*αἰτεῖ τόμον*!) finden; zu beachten ist auch, daß an der korrupten Stelle 113,17[1] R die sinnlose, aber offensichtlich auf Konjektur beruhende Lesung *δυσέκκαυστον* bietet. Dazu tritt schließlich eine Reihe von Varianten, die für den Sinn ohne Belang sind, sondern nur den Ausdruck betreffen:

113,18 *παρὰ* V: *πρὸς* R; 113,19 *οὕτως* V: om. R; 114,15/16 *εὑρίσκει* (*μὲν*) V: *εὑρίσκομεν* R; 114,18 – V: *δ'* R; 114,21 *ψεύσασθαι* V: *ψεύδεσθαι* R; 115,4 – V: *δὲ* R; 115,8 *οὐδὲν* V: *μηδὲ* R.

An solchen Stellen wird man am besten die Lesung der älteren Handschrift, also V, in den Text nehmen. — Der Parisinus gr. 2269 hat sich als eine Abschrift von R — das in R infolge der Löcher Ausgefallene ist in ihm durch Lücken markiert — mit wenigen bedeutungslosen Ab-

[1] Die Korruptel ist, wie die Lesung von H zeigt, alt. Keine der zur Verfügung stehenden Varianten befriedigt, denn *δυσέκδεκτος* als „unerträglich" zu übersetzen, ist durch nichts gerechtfertigt (der Araber dagegen hat *δυσέκδεκτος* jedenfalls mit einer korrekten Bedeutung von *ἐκδέχεσθαι* in Verbindung gebracht).

weichungen (113,10 *τῶν* für *τῆς*, 115,24 *παρακολουθοῦσι* für *παρακαλοῦσι*) erwiesen und kann daher für die Recensio unberücksichtigt bleiben.

π Die übrigen Handschriften fassen wir mit dem Gruppensigel *π* zusammen. Sie sind offenkundig untereinander verwandt und scheinen insgesamt stärker vom V-Text abzuhängen (z. B. haben sie 113,11 mit V *ἀναπλήττοντες*, ebenso 114,1 mit V *ἐδεῖτο*); andererseits bieten sie mit R die 114,5f. in V fehlenden Worte. Merkwürdigerweise aber gehen sie an folgenden Stellen gegen VR mit H zusammen:

113,17 *δυσέκδεκτον* (*δυσέκδυτος* V, *δυσέκκαυστον* R); 114,10 *τὸ πάθημα* (*τὰ παθήματα* VR); 114,12 *οὐκ ἔστι* (*οὐκέτι* VR); 115,25 *μετρίως ἢ μηδ' ὅλως* (fehlt in V, *μηδ' ὅλως ἢ μετρίως* R); 115,26 *ἀποδιδράσκουσιν* (fehlt in V, *ἀποφάσκουσιν* R); 115,28 *μόνα* (fehlt in V, om. R); 116,5 *ἀλλὰ καὶ πλείους* (fehlt in V, *ἀλλοτρίους* R).

Untereinander weichen diese Handschriften durch belanglose Schreibfehler ab. Der Vossianus hat den schlechtesten Text; beispielsweise wiederholt er 113,19 dittographisch *τέ τινα* nach *πλασάμενον* und läßt 113,20 *ψεύδεσθαι* aus. Aber auch die anderen haben ihre Flüchtigkeiten, z. B. 114,18 *γόνου* Paris. 2165 oder 116,11 *σκοτώδυνον* Mut. 213. Derartiges wird im Apparat grundsätzlich nicht notiert; wir zitieren *π* nur an einigen wichtigeren Stellen. Es ist noch darauf hinzuweisen, daß der Parisinus 2165, der ebenso wie der Marcianus auch den Epidemienkommentar enthält, wie für die anderen in ihm enthaltenen Galenschriften, so auch für die 'Simulantenschrift' Textquelle der Ausgaben gewesen ist[1].

Lat. Für die lateinische Übersetzung (Lat.) stand uns nur der Malatestinus S XXVI, 4 s. XV[2] f. 25—27 zur Verfügung. Der Text der Übersetzung weist Parallelen zum griechischen Text von R auf (z. B. 113,17 *δυσέκκαυστον* ~ *ut videantur exhuri* oder 114,17 *ἑτέρου* ~ *in alio*), fügt aber z. B. auch 113,11 mit *π* gegen VRH *sponte* (*ἑκόντες*) hinzu. Dazu kommen Mißverständnisse, wie 114,12, wo *κοινοῦ λόγου* mit *communis proverbii* wiedergegeben ist. Bemerkenswert ist schließlich die Bildung *decredidi* für *ἠπίστησα* (114,2).

Göttingen — Berlin

K. Deichgräber — Fr. Kudlien

[1] Vgl. Mewaldt a. a. O. (s. oben S. 108) S. 903 und ausführlicher E. Wenkebach, CMG V 10,1 p. XVIsq.

[2] Beschrieben bei A. Minor, De Galeni libris *περὶ δυσπνοίας*, Diss. Marburg 1911, S. 5f. und J. Schmutte, CMG Suppl. III p. XIV. Die Handschrift stammt, wie Minor und Schmutte nachgewiesen haben, nicht aus dem XIII. (so noch im Handschriftenkatalog I S. 109), sondern aus dem ausgehenden XV. Jahrhdt.

VERZEICHNIS DER ABKÜRZUNGEN

V = Vaticanus gr. 1063
R = Vaticanus gr. 283
π { = Vossianus 4° 45
= Marcianus gr. App. cl. V,5
= Mutinensis 213
= Parisinus gr. 2165 }
H = Ḥunain ibn Isḥaq, arabischer Übersetzer der Epidemienkommentare
Lat. = Malatestinus S XXVI,4 (lat. Übersetzung)
A = CMG V 10,1

Am Innenrande sind die Seiten der Kühnschen Ausgabe, am Außenrande die CMG-Seiten angegeben.

ΓΑΛΗΝΟΥ ΠΩΣ ΧΡΗ ΕΞΕΛΕΓΧΕΙΝ ΤΟΥΣ ΠΡΟΣΠΟΙΟΥΜΕΝΟΥΣ ΝΟΣΕΙΝ

XIX 1 K *Διὰ πολλὰς αἰτίας ἄνθρωποι πλάττονται νοσεῖν. δοκεῖ δ᾿ἰατρῷ προσήκειν* A 206,8
ἡ τῆς ἀληθείας εὕρεσις ἐν τοῖς τοιούτοις ἅπασι, καὶ τοῦτον οἱ ἰδιῶται
ἀξιοῦσι διακρίνειν τοὺς ψευδομένους τῶν ἀληθευόντων. καὶ γὰρ φλεγμονὴν
καὶ ἐρυσίπελας καὶ οἰδήματα γεγονότα ἐξεπίτηδες ὑπό τινος τῶν ἔξωθεν
2 K *φαρμάκων ἔνεστι φωρᾶσαι καὶ δια|κρῖναι τοῖς ἰατροῖς ἀπὸ τῶν ἐξ αὐτοῦ*
τοῦ σώματος ὁρμωμένων παθῶν, ⟨A 206,17 Dies — 21 unterscheiden⟩
οὕτως δὲ καὶ πτύσιν αἵματος ἐκ τῶν κατὰ τὸ στόμα χωρίων γιγνομένην
ἀπὸ τῆς ἐκ στομάχου καὶ κοιλίας ἤ τινος τῶν ἀναπνευστικῶν ὀργάνων.
ἐφωράθησαν γοῦν ἤδη τινὲς ἀναβήττοντες ἐπὶ τῇ τελευτῇ τῆς βηχὸς
ἀναπτύοντες αἷμα, φλεβὸς αὐτοῖς ἑτοίμως ἀναστομουμένης κατά τι μέρος
τῶν οὔλων, ἣν ὁπότε βουληθεῖεν μυζήσαντες τῇ γλώττῃ καὶ βήξαντες
δῆθεν ἀπέπτυον ὡς κάτωθεν ἀνηνεγμένον αἷμα. καὶ ⟨*ἄλλοι*⟩ *παραληρεῖν*
προσεποιήσαντο καὶ †μωραίνεσθαι† καὶ μωραίνειν ἕτερα τοιαῦτα. ἅπαντα
δὲ προσήκειν τοῖς ἰατροῖς ἐξευρίσκειν τε καὶ διακρίνειν ἀλλήλων οἱ ἰδιῶται
νομίζουσιν, ἐν δὲ δὴ τούτοις καὶ πόνον ἰσχυρόν, ὃς δὴ δοκεῖ †δυσέκδυτος†
εἶναι. καὶ καλούμενόν γέ τινα παρὰ τῶν πολιτῶν εἰς ἐκκλησίαν οἶδα πλασά- A 207,1
μενον ὀδύνην κωλικήν, ὅπως μὴ παραγένοιτο, δόξαν αὐτῷ συμφέρειν οὕτως.
ἐφ᾿ οὗ κατὰ μὲν αὐτὸν τὸν καιρὸν ὑπενόησα ψεύδεσθαι τὸν ἄνθρωπον,
ὕστερον δὲ καὶ αὐτὸς ὡμολόγησέ μοι. πυριάματα δ᾿ οὖν ἑαυτῷ προσφέρειν

1/2 *om.* R *χρὴ*] *δεῖ π edd.* 3 *νοσεῖν*] als ob sie heftige Schmerzen hätten H 4 *τούτων codd.*: his Lat. *οἱ om.* V 5 *φλεγμοναὶ* R: *φλεγμονὴ π edd.*: flegmones Lat. 6 *ὑπό τινος*] *om. π*: *διὰ edd.* 9 *πτύσις* V *τὸ στόμα*] *τὸν στόμαχον* V: *στόματος π* *γιγνομένη* V 10 *κοιλίης* V 11 *post τινὲς add. ἑκόντες π* Lat. *edd.* *ἀναπλήττοντες* V *π* 12 *αὐτῆς* V 13/14 *βουλ. — δῆθεν in* V *decisa sunt* *τὴν γλῶτταν codd.* Lat. *edd.*: *sec.* H *correximus* 14 *ἄλλοι sec. H addidimus* 15 *μωραίνεσθαι*] kratzen auf dem Boden H *ἕτερα τοιαῦτα*] *ἑτέρους. ταῦτα* R *π* Lat. *edd.* 16 *δὲ om.* R *π* Lat. *edd.*: post *ἕτερα* (*l.* 15) *colloc.* V: *transposuimus* *προσήκει* VR *οἱ*] *ἃ* R 17 *δὲ om.* R *ὃς scripsimus*: *ὡς codd.* H Lat. *edd.* *δοκεῖν* R *π* H Lat. *edd.* *δυσέκκαυστον* R Lat.: *δυσέκδεκτον π* H *edd.* 18 *παρὰ*] *πρὸς* R *π edd.* 19 *οὕτως om.* R 21 *πυρ.* – 114,1 *αὐτῷ*] *ordinem trp.* (er nahm mich dauernd in Anspruch ... und bat mich, ihn ... einzuwickeln) *et add. verba* nie aber sah ich ihn bei der versuchten Behandlung bleiben H *πυριάματα*] bald in heiße Tücher, bald in Baumwolle, bald in Säcke mit heißer Hirse H *ἑαυτῷ*] *αὐτῷ edd.*

ἐκέ|λευσε, πλὴν οὐκ ἐδεῖτό μου λιπαρῶς βοηθεῖν αὐτῷ καίτοι φοβερώτατος 3 K ἔμπροσθεν ὢν ἐπὶ τοῖς μικροτέροις. καὶ ἠπίστατο μὲν πρὸ ἡμερῶν ὀλίγων ὀδυνώμενόν τινα κωλικῶς, εἶτα πιόντα τοῦ Φιλωνείου φαρμάκου γενόμενον ἀνώδυνον, ὅπερ ᾔτησέ με πάντως, εἴπερ ὠδυνᾶτο. τούτῳ δ' ἐμαρτύρησε καὶ τὰ μετὰ ταῦτα· παυσαμένης τῆς ἐκκλησίας ἐπαύσατο κεκραγώς, ὡς οὐκ ἔτι ὀδυνώμενος. ⟨A 207,19 Dann — 20 badete⟩ καὶ μέντοι καὶ ἡ προηγησαμένη δίαιτα τοιαύτη τις ἦν, ὡς μὴ δύνασθαι κωλικὴν ἐν αὐτῇ συστῆναι διάθεσιν. ἐξ ἀπεψιῶν γὰρ καὶ ψύξεων εἴωθε γίνεσθαι τὰ τοιαῦτα παθήματα, τῷ δὲ οὐδὲν τοιοῦτον προηγήσατο. ⟨A 207,24 Als — 34 zugab⟩ τὸ μὲν οὖν γνῶναι τὰ παθήματα μὴ κατὰ λόγον εἶναι τῆς ἔμπροσθεν διαίτης ἰατρικῆς ἐμπειρίας ἔργον ἐστί, τὸ δ' ὑπονοῆσαι διὰ τὴν ἐκκλησίαν αὐτὸν οὕτω πλάσασθαι οὐκέτι τῆς ἰατρικῆς ἴδιον, ἀλλὰ τοῦ καλουμένου κοινοῦ λόγου, ὃν καίτοι κοινὸν ⟨ὄντα⟩ πᾶσιν ὀλίγοι τέλεον ἔχουσιν, ὡς εὐπορεῖν ἐφ' ἑκάστῳ πράγματι| A 208,30 τῶν ποιητέων καὶ λεκτέων. ⟨A 207,45 Auf — 208,30 ging⟩ ἀναμνηστέον δὲ 4 K τῶν εἰρημένων ὡς ἐμπειρία μετὰ τῆς εὐπορίας εὑρίσκει μὲν καὶ τοὺς ἄλλα τινὰ πλαττομένους, εὑρίσκει δὲ καὶ τοὺς ἀλγεῖν προσποιουμένους σφοδρῶς. A 209,11 ⟨A 208,35 Nun — 209,11 hätten⟩ ἐφ' ἑτέρου γοῦν αὖθις φάσκοντος ὀδυνᾶσθαι σφοδρότατα γόνυ — δοῦλος ἦν οὗτος τῶν παρατρεχόντων ἐν ταῖς ὁδοῖς τῷ δεσπότῃ — τὸ προσποιητὸν τῆς ὀδύνης ἐφώρασα, τὴν μὲν ὑπόνοιαν λαβὼν ἔκ τε τοῦ τὸν δεσπότην αὐτοῦ κατ' ἐκείνην τὴν ἡμέραν ἐξορμᾶν καὶ τοῦ ἤθους τοῦ νεανίσκου — τοιοῦτος γὰρ ἦν οἷος καὶ ψεύσασθαι τὰ τοιαῦτα — καὶ μὴν καί τινος τῶν μὴ φιλούντων αὐτὸν ὁμοδούλων ἐρόμενος, εἴ τις ἐρωτικὴ συνήθεια πρός τι γύναιον ἦν τῷ νεανίσκῳ, δι' ἣν εἰκὸς ἦν αὐτὸν εἰς ἀποδημίαν μακροτέραν κατὰ χώραν τοῦ δεσπότου στελλομένου θελῆσαι

3 *cf. Gal. XIII 266,9 sqq. K.* 8 ἐξ ἀπεψιῶν γὰρ κτλ.] *cf. Gal. VIII 85,1 sqq. K.* 12 *sqq.* τοῦ καλουμένου κοινοῦ λόγου κτλ.] *cf. Deichgräber, Empirikerschule p. 89,4 sqq. cum adn.* 15 τῶν εἰρημένων] *cf. lemma Hipp.* A 206,4–7 18 οἱ παρατρέχοντες („Leibwache") *saepius in LXX, e. c. I. Reg. 22,17 vel III. Reg. 14,27; vide etiam RE V* 2 *(1905) col. 1788 (Thalheim)*

1 ἐκέλευσα *codd.* Lat. *edd.*: *sec.* H *correximus* ἐδεῖτό μου] αἰτεῖ τόμον R: ἐδεῖτο π *edd.* βοηθῆσαι *edd.* αὐτῷ *scripsimus*: αὐτῷ *codd. edd.* καίτοι] καὶ V 2 ἠπίστησα VR Lat. 3 τινα] τε R π *edd.*: *om.* V: *corr.* Schubring πίνοντα *edd.* 4 δὲ μαρτυρήσει *codd.* Lat. *edd.*: *corr.* Schoene 5/6 ἐπαύσατο — μέντοι *om.* V 7 αὐτοῖς V 10 τὸ πάθημα π Lat. *edd.*: der Schmerz, über den er klagte H 12 οὐκέτι] οὐκ ἔστι π H *edd.* 12/13 καίτοι κοινὸν ⟨ὄντα⟩ πᾶσιν] καὶ τὸ κοινὸν πᾶσιν VR (*qui habet lacunam et ante et post* κοινὸν): καὶ τῷ κοινὸν εἶναι πᾶσιν π *edd.*: eorum vero quae extrorsum adinvenienda sunt Lat.: *sec.* H *correximus* 13 *post* πᾶσιν *add.* οὐκ R τέλεον] τὸ πλέον R 13/14 εὐπορεῖν — λεκτέων *in* V *decisa sunt* 14 *ante* καὶ *add.* τε π *edd.* δὲ] δὴ R 15 εὑρίσκει μὲν] εὑρίσκομεν R Lat. 16 εὑρίσκει] εὑρίσκομεν R Lat. 17 ἑτέρου] ἑκατέρου V π *edd.* γοῦν] γὰρ π *edd.* αὖθις] αὖ τις *edd.* φάσκων *edd.* 18 γόνου π: γόννος *edd.* δ' *ante* ἦν *add.* R H Lat. *edd.* 19 καὶ *post* ἐφώρασα *add.* V 21 τὸ ἦθος V: τοῦ ἔθους π *edd.* ψεύδεσθαι R 22 μὴν *scripsimus*: μὲν V: μὲν δὴ R π *edd.* μὴ *om.* π *edd.* ἠρόμην *coni.* Schoene 23 ἦν] ᾗ V π *edd.* 24—115,3 μακροτέραν — ἐναργῶς *in* R *fere deleta sunt*

μεῖναι· καὶ ἦν οὕτως ἔχον. ἔξωθεν μὲν οὖν εὐπορεῖτο ταῦτα· κατὰ δὲ αὐτὸ
τὸ γόνυ μέγιστος ἦν ὄγκος ἰδιώτην ἐκπλῆξαι δυνάμενος, ἐμπείρῳ δὲ τοῦ
5 K *πράγματος ἐναργῶς φαινόμενος* | *ὑπὸ θαψίας γεγενημένος. τοῦτο δὴ τῆς*
ἰατρικῆς ἐμπειρίας ἔργον ἐστίν, οὐκ ἐκ τῶν ἔξωθεν εὐπορουμένων. [ἐκ] τῆς
αὐτῆς ἐμπειρίας καὶ τὸ μηδὲν αὐτῷ προηγήσασθαι τῶν τοιοῦτον ὄγκον
ἐξαίφνης ἐργάσασθαι δυναμένων. οὔτε γὰρ ἐδεδραμήκει πλέον τοῦ δέοντος
οὔτ᾽ ἐπλήγη πρός τινος οὐθ᾽ ἀλλόμενος [ἢ ἀναπηδῶν] τάφρον ἐπεπόνθει,
πληθώρας τε σημεῖον οὐδὲν ἦν αὐτῷ πρὸς τῷ οὐδὲν διῃτῆσθαι πρόσθεν
ἀργῶς καὶ πλησμονωδῶς. ἀλλὰ καὶ τὸ τῆς ὀδύνης εἶδος ἐρωτῶσιν ἡμῖν,
ὁποῖόν ἐστιν, οὐκ εὐθέως οὐδ᾽ ἑτοίμως οὐδ᾽ ἑαυτῷ συμφώνως ἀπεκρίνατο.
⟨A 209,41 Einmal — 210,3 Schwäche⟩ *καὶ τοίνυν ἐξελθόντος τοῦ δεσπότου* **A 210,3**
φάρμακον ἐπιθεὶς οὐδὲν μὲν ἀνώδυνον ἔχον, ψῦξαι δὲ τὴν ἀπὸ θαψίας
ποι⟨ουμένην θερμ⟩ότητα δυνάμενον, μετὰ μίαν ὥραν ἔσχον ὁμολογοῦντα
τελέως ἀνώδυνον εἶναι. ὅπερ, εἴπερ ἦν ὄντως ἄλγημα διὰ φλεγμονήν, οὐ
μόνον οὐκ ἂν ἐπαύσατο διὰ φαρμάκου ψύχοντος, ἀλλὰ καὶ σφοδρότερον ἂν
ἐγένετο. εὔδηλον οὖν ἤδη, πῶς τὰ τῆς ἰατρικῆς ἐμπειρίας μιγνύμενα τοῖς |
6 K *εὐπορουμένοις λογικῶς — ὅπερ ταὐτόν ἐστι τῷ «τοῖς ὑπονοουμένοις» — εἰς*
διάγνωσιν ὀδύνης ἰσχυρᾶς ἐστιν ἐπιτήδεια. ⟨A 210,16 Das — 21 daß⟩ *δύναται*
δέ τις καὶ τὴν εὐφορίαν γνώρισμα τίθεσθαι τοῦ μὴ σφοδρῶς ὀδυνᾶσθαι·
γίνεταί γ᾽ ἀμέλει καὶ τοῦτο πολλάκις, οὐκ ἐννοησάντων τῶν προσποιουμένων
ὀδυνᾶσθαι σφοδρῶς μεταρρίπτειν ἑαυτοὺς ἄλλοτε εἰς ἄλλο σχῆμα δυσφο-
ροῦντας δῆθεν ἐπὶ τῷ μεγέθει τῆς ὀδύνης. ⟨A 210,28 Wenn — 211,13 ist⟩
ἔτι δὲ ἐὰν μὲν σφοδρῶς ὀδυνῶνται, πᾶν ὑπομένειν ἕτοιμοι γίνονται βοήθημα, **A 211,13**
καὶ πρότερον αὐτοὶ παρακαλοῦσι τοὺς ἰατρούς, ὅ τί περ ἂν βουληθεῖεν,
πράττειν ἕνεκα τοῦ θεραπευθῆναι τὸ πάθος. ἐὰν δὲ μετρίως ἢ μηδ᾽ ὅλως
ὀδυνῶνται, τὰ τοιαῦτα τῶν βοηθημάτων ἀποδιδράσκουσιν οὔτ᾽ ἀσιτίας μα-
κρὰς ὑπομένοντες οὔτε δριμέων φαρμάκων προσαγωγήν, ἃ χρὴ λέγειν ἡμᾶς
αὐτοῖς ὡς ἰασόμενα μόνα τὰς τοιαύτας διαθέσεις, ἡνίκα φασὶν ὀδυνᾶσθαι
σφοδρῶς, καὶ πρὸς τούτοις ἐκτομὰς καὶ καύσεις καὶ παντὸς ἀποχὴν πόματός
τε καὶ ἐδέσματος, οὗπερ ἂν ἴδωμεν αὐτοὺς ἡττημένους. ⟨A 211,26 Es — 212,2

3 *de thapsia cf. Gal. XI 885,3 sqq. et VII 384,17 K.*

1 *ἔξωθεν — ταῦτα om.* H *εὐπόρει τοσαῦτα edd.* *τὸ ante αὐτὸ add.* V 3 *ἐναργοῦς φαινομένου* V *γεγενημένης* V 4 *ἐκ*^{2} *del.* Schubring *δὲ post ἐκ*^{2} *add.* R *π* Lat. *edd.* 5 *τὸ] τῶν* V: *τοῦ* R *π edd.*: *sec.* H *correximus* *αὐτὸν* V 6 *ἐργάζεσθαι π edd.* 7 *ἐπεπλήγει π edd.* *οὐθ᾽ ἀλλ. — τάφρον*] noch war er gesprungen oder hatte getanzt H *ἢ ἀναπηδῶν del.* Schubring 8 *τῷ] τὸ* V *οὐδὲν] μηδὲ* R *π*: *μὴ edd.* *δεδιῃτῆσθαι edd.* 9 *πλησμωδῶς* V *π*: *πλημμωδῶς* R *ἡμᾶς* V 10 *post ἑτοίμως desinit* V 12 *τῆς ante θαψίας add. π edd.* 13 *ποιότητα codd.* Lat. *edd.*: *sec.* H *supplevimus* 16 *ἐμπειρία* R 17 *τῷ om. π edd.* 19 *γνώρισμά τι θέσθαι* R 20 *γίνεταί γ᾽] τίθεται γὰρ π edd.* 23 *ἂν* R 24 *πρότερον] πρότεροί γ᾽ π edd.* 25 *μηδ᾽ ὅλως ἢ μετρίως* R Lat. 26 *ἀποδιδράσκουσιν] ἀποφάσκουσιν* R Lat. 27 *εἰσαγωγὴν* R 28 *μόνα om.* R 29 *ἔτι τομὰς π edd.*

A 212,2 also⟩ τοὺς τοίνυν σκηπτομένους ὀδυνᾶσθαι σφοδρῶς ⟨. . . . .⟩ †τὸ μέγεθος τοῦ πόνου† | καὶ τοῖς ἀπὸ τῆς ἰατρικῆς ἐμπειρίας γνωρίσμασιν, ἐν οἷς ἐστι 7 K καὶ τὸ δυσφορεῖν καὶ καταψύχεσθαι τὰ ἄκρα καὶ ὠχριᾶν, ἐνίοτε δὲ καὶ ψυχρὸν ἐφιδροῦν καὶ σφυγμοὺς ἔχειν οὐ μόνον ἀνωμάλους, ὅπερ καὶ τοῖς μετρίως ὀδυνωμένοις ὑπάρχει, ἀλλὰ καὶ πλείους τοὺς μικροὺς τῶν μεγάλων καὶ τοὺς ἀμυδροὺς τῶν σφοδρῶν, ἐρωτωμένους τε τὸ τῆς ὀδύνης εἶδος οἰκεῖον ἀποκρίνασθαι τῷ πεπονθότι μορίῳ. τινὰ μὲν γὰρ αὐτῶν εἰς πολὺ διατείνοντας ἔχει τοὺς πόνους, τινὰ δὲ οἷον ἐμπεπαρμένους τε καὶ καθ᾽ ἓν μέρος ἐρηρεισμένους, ἔνια δὲ νυγματωδῶς σφύζει, ἀλλὰ καί τινα διασπᾶσθαι δοκεῖ, τὰ δὲ οἷον ναρκώδη φαίνεται, τὰ δὲ βαρέα, καὶ τὰ μὲν ἐμέτους ἐπιφέρει, τὰ δὲ γαστρὸς ταραχήν, τὰ δὲ σκοτόδινον.

5 *ἀλλὰ καὶ πλείους κτλ.*] *cf. Gal. IX 161,14 sqq. K.* 8 *διατείνοντας*] *cf. Gal. VIII 79,18 sq. K.* *ἐμπεπαρμένους*] *cf. Gal. VIII 112,18 K.* 9 *νυγματωδῶς σφύζει*] *cf. Gal. VIII 86,5 sqq. K.* *διασπᾶσθαι*] *cf. Gal. VIII 110,1 K.* 10 *ναρκώδη*] *cf. Gal. VIII 71,5 sqq. K.* *βαρέα*] *cf. Gal. VIII 112,1 sqq. K.*

1 *lacunam statuimus*: Wir können ... unterscheiden H *τὸ μέγεθος τοῦ πόνου*] durch die Größe seiner von diesen Schmerzen verursachten Furcht H, *sec. quem fort. τῷ μεγέθει τοῦ ⟨ὑπὸ τοῦ⟩ πόνου ⟨ἐργαζομένου φόβου⟩ scribendum est* 2 *γνωρίσματα* R Lat. *ἐστι*] *ἔτι* R 4 *τοὺς ante σφυγμοὺς add. π edd.* *οὐ om.* R 5 *ὑπάρχειν* R *ἀλλὰ καὶ πλείους*] *ἀλλοτρίους* R 6 *καὶ τοὺς*] *τοὺς δ᾽* R *τε*] *γε* R 9 *ἐφερεισμένους* R *νυγματώδει σφύξει* R 10 *βραχέα* R

INDEX VERBORUM

(omisimus particulas *μέν — δέ, τε — καί*, articulos et omnes formas verbi *εἶναι*)

αἷμα 113,9.12.14
αἰτεῖν 114,4
αἰτία pl. 113,3
ἄκρον pl. 116,3
ἀλγεῖν 114,16
ἄλγημα 115,14
ἀλήθεια 113,4
ἀληθεύειν 113,5
ἀλλά 114,12 115,9.15 116,5.9
ἅλλεσθαι 115,7
ἀλλήλων 113,16
ἄλλος 114,15 115,21 *suppl.* 113,14
ἄλλοτε 115,21
ἀμέλει 115,20
ἀμυδρός 116,6
ἄν c. ind. 115,15 *bis c. coni.* 115,30 *c. opt.* 115,24
ἀναβήττειν 113,11
ἀναμιμνήσκειν pass. 114,14
[*ἀναπηδᾶν*] 115,7
ἀναπνευστικός 113,10
ἀναπτύειν 113,12
ἀναστομοῦν pass. 113,12
ἀναφέρειν pass. 113,14
ἄνθρωπος 113,20 *pl.* 113,3
ἀνώδυνος 114,4 115,12.14
ἀνώμαλος 116,4
ἀξιοῦν 113,5
ἅπας 113,4.15
ἀπεψία pl. 114,8
ἀπό 113,7.10 115,12 116,2
ἀποδημία 114,24
ἀποδιδράσκειν 115,26
ἀποκρίνεσθαι 115,10 116,7
ἀποπτύειν 113,14
ἀποχή 115,29
ἀργός adv. 115,9
ἀσιτία pl. 115,26
αὖθις 114,17
αὐτός 113,7.12.19.20.21 114,7.11.20.22.23 115,1.5 (*bis*).8.17.24.28.30 116,7

βαρύς 116,10
βήξ 113,11
βήττειν 113,13
βοηθεῖν 114,1
βοήθημα 115,23 *pl.* 115,26
βούλεσθαι 113,13 115,24

γάρ 113,5 114,8.21 115,6 116,7
γαστήρ 116,11
γε 113,18 115,20
γίγνεσθαι 113,6.9 114,3.8 115,3.16.20.23
γιγνώσκειν 114,9
γλῶττα 113,13
γνώρισμα 115,19 *pl.* 116,2
γόνυ 114,18 115,2
γοῦν 113,11 114,17
γύναιον 114,23

δεῖν 115,6 *med.* 114,1
δεσπότης 114,19.20.24 115,11
δή 113,17 (*bis*) 115,3
δῆθεν 113,14 115,22
διά c. gen. 115,15 *c. acc.* 113,3 114,11.23 115,14
διάγνωσις 115,18
διάθεσις 114,7 *pl.* 115,28
δίαιτα 114,7.10
διαιτᾶν med. 115,8
διακρίνειν 113,5.7.16
διασπᾶν pass. 116,9
διατείνειν 116,8
δοκεῖν 113,3.17.19 116,10
δοῦλος 114,18
δριμύς 115,27
δύνασθαι 114,7 115,2.6.13.18
†δυσέκδυτος† 113,17
δυσφορεῖν 115,21 116,3

ἐάν 115,23.25
ἑαυτοῦ 113,21 114,1 115,10.21
ἐγώ 113,21 114,1.4
ἔδεσμα 115,30
εἰ 114,4.22 115,14
εἰδέναι 113,18
εἶδος 115,9 116,6
εἰκός 114,23
εἰς 113,18 114,24 115,17.21 116,7
εἷς 115,13 116,8
εἶτα 114,3
εἰωθέναι 114,8

ἐκ 113,7.9.10 114,8.20 115,4
ἕκαστος 114,13
ἐκεῖνος 114,20
ἐκκλησία 113,18 114,5.11
ἐκπλήττειν 115,2
ἐκτομή *pl.* 115,29
ἔμετος *pl.* 116,10
ἐμπείρειν *pass.* 116,8
ἐμπειρία 114,10.15 115,4.5.16 116,2
ἔμπειρος 115,2
ἔμπροσθεν 114,2.10
ἐν 113,4.17 114,7.18 116,2
ἐναργής *adv.* 115,3
ἐνεῖναι 113,7
ἕνεκα 115,25
ἔνιοι 116,9
ἐνίοτε 116,3
ἐννοεῖν 115,20
ἐξαίφνης 115,6
ἐξεπίτηδες 113,6
ἐξέρχεσθαι 115,11
ἐξευρίσκειν 113,16
ἐξορμᾶν 114,20
ἔξωθεν 113,6 115,1.4
ἐπί *c. gen.* 113,20 114,17 *c. dat.* 113,11 114,2.13 115,22
ἐπίστασθαι 114,2
ἐπιτήδειος 115,18
ἐπιτιθέναι 115,12
ἐπιφέρειν 116,10
ἐργάζεσθαι 115,6
ἔργον 114,11 115,4
ἐρείδειν *pass.* 116,9
ἐρυσίπελας 113,6
ἐρωτᾶν 114,22 115,9 *pass.* 116,6
ἐρωτικός 114,23
ἕτερος 113,15 114,17
ἔτι 115,23
ἕτοιμος 115,23 *adv.* 113,12 115,10
εὔδηλος 115,16
εὐθύς *adv.* 115,10
εὐπορεῖν 114,13 *pass.* 115,1.4.17
εὐπορία 114,15
εὕρεσις 113,4
εὑρίσκειν 114,15.16
εὐφορία 115,19
ἐφιδροῦν 116,4
ἔχειν 114,13 115,1.12.13 116,4.8

ἤ 113,10 115,[7].25
ἤδη 113,11 115,16
ἦθος 114,21
ἡμεῖς 115,9.27
ἡμέρα 114,20 *pl.* 114,2
ἡνίκα 115,28
ἡττᾶσθαι 115,30

θαψία 115,3.12
θέλειν 114,24
θεραπεύειν *pass.* 115,25
θερμότης *suppl.* 115,13

ἰᾶσθαι 115,28
ἰατρικός 114,10.12 115,4.16 116,2
ἰατρός 113,3 *pl.* 113,7.16 115,24
ἴδιος 114,12
ἰδιώτης 115,2 *pl.* 113,4.16
ἰσχυρός 113,17 115,18

καιρός 113,20
καίτοι 114,1.12
καλεῖν *pass.* 113,18 114,12
κατά *c. acc.* 113,9.12.20 114,10.20.24 115,1 116,8
καταψύχειν *pass.* 116,3
κάτωθεν 113,14
καῦσις *pl.* 115,29
κελεύειν 114,1
κοιλία 113,10
κοινός 114,12.13
κράζειν 114,5
κωλικός 113,19 114,7 *adv.* 114,3

λαμβάνειν 114,20
λέγειν 115,27 *pass.* 114,14.15
λιπαρός *adv.* 114,1
λογικός *adv.* 115,17
λόγος 114,10.12

μακρός 115,26 *comp.* 114,24
μαρτυρεῖν 114,4
μέγας 116,5 *sup.* 115,2
μέγεθος 115,22 116,1
μειγνύναι *pass.* 115,16
μένειν 115,1
μέντοι 114,6
μέρος 113,12 116,9
μετά *c. gen.* 114,15 *c. acc.* 114,5 115,13
μεταρρίπτειν 115,21
μέτριος *adv.* 115,25 116,5
μή 113,19 114,7.10.22 115,19
μηδέ 115,25
μηδείς 115,5
μήν *e corr.* 114,22
μικρός 116,5 *comp.* 114,2
μόνος 115,28 *adv.* 115,15 116,4
μόριον 116,7

μυζᾶν 113,13
μωραίνειν 113,15 *med.* †113,15†

ναρκώδης 116,10
νεανίσκος 114,21.23
νομίζειν 113,17
νοσεῖν 113,3
νυγματώδης *adv.* 116,9

ὄγκος 115,2.5
ὁδός *pl.* 114,19
ὀδυνᾶσθαι 114,3.4.6.17 115,19.21.23.26.28 116,1.5
ὀδύνη 113,19 114,19 115,9.18.22 116,6
οἴδημα *pl.* 113,6
οἰκεῖος 116,7
οἷος 114,21 116,8.10
ὀλίγος 114,2.13
ὅλος *adv.* 115,25
ὁμόδουλος *pl.* 114,22
ὁμολογεῖν 113,21 115,13
ὁποῖος 115,10
ὁπότε 113,13
ὅπως 113,19
ὁρᾶν 115,30
ὄργανον *pl.* 113,10
ὁρμᾶν *med.* 113,8
ὅς 113,17.20 114,4.12 115,14.17.27.30 116,2.4
ὅστις 115,24
οὐ 114,1 115,4.10.14.15.20 116,4
οὐδέ 115,10 (*bis*)
οὐδείς 114,9 115,8 (*bis*).12
οὐκέτι 114,5.12
οὖλον *pl.* 113,13
οὖν 113,21 114,9 115,1.16
οὔτε 115,6.7 (*bis*).26.27
οὗτος 113,4.17 114,4.5.18 115,1.3.20.29
οὕτως 113,9.19 114,11 115,1

πάθημα *pl.* 114,8.10
πάθος 115,25 *pl.* 113,8
παρά *c. gen.* 113,18
παραγίγνεσθαι 113,19
παρακαλεῖν 115,24
παραληρεῖν 113,14
παρατρέχειν 114,18
πᾶς 114,13 115,23.29 *adv.* 114,4
πάσχειν 115,7 116,7
παύειν *med.* 114,5 (*bis*) 115,15
πίνειν 114,3
πλάττειν *med.* 113,3.18 114,11.16
πληθώρα 115,8
πλήν 114,1
πλησμονώδης *adv.* 115,9
πλήττειν *pass.* 115,7
ποιεῖν *pass.* 114,14 *suppl.* 115,13
πολίτης *pl.* 113,18
πολλάκις 115,20
πολύς 113,3 116,7 *comp.* 115,6 116,5
πόμα 115,29
πόνος 113,17 116,2 *pl.* 116,8
πρᾶγμα 114,13 115,3
πράττειν 115,25
πρό 114,2
προηγεῖσθαι 114,6.9 115,5
πρός *c. gen.* 115,7 *c. dat.* 115,8.29 *c. acc.* 114,23
προσαγωγή 115,27
προσήκειν 113,3.16
πρόσθεν 115,8
προσποιεῖσθαι 113,15 114,16 115,20 *pass.* 114,19
προσφέρειν 113,21
πρότερος *adv.* 115,24
πτύσις 113,9
πυρίαμα *pl.* 113,21
πῶς 115,16

σημεῖον 115,8
σκήπτειν *med.* 116,1
σκοτόδινος 116,11
στέλλειν *med.* 114,24
στόμα 113,9
στόμαχος 113,10
συμφέρειν 113,19
σύμφωνος *adv.* 115,10
συνήθεια 114,23
συνιστάναι *med. intr.* 114,7
σφοδρός 116,6 *adv.* 114,16 115,19.21.23.29 116,1 *comp.* 115,15 *sup. adv.* 114,18
σφυγμός *pl.* 116,4
σφύζειν 116,9
σχῆμα 115,21
σῶμα 113,8

ταραχή 116,11
τάφρος 115,7
τέλεος 114,13 *adv.* 115,14
τελευτή 113,11
τιθέναι *med.* 115,19
τις 113,6.10.11.12.18 114,3.7.16.22 (*bis*). 23 115,7.19 116,7.8.9
τοίνυν 115,11 116,1
τοιοῦτος 113,4.15 114,7.8.9.21 (*bis*) 115,5.26.28
τρέχειν 115,6

ὑπάρχειν 116,5
ὑπό c. gen. 113,6 115,3
ὑπομένειν 115,23.27
ὑπονοεῖν 113,20 114,11 *pass.* 115,17
ὑπόνοια 114,19
ὕστερος adv. 113,21

φαίνεσθαι 115,3 116,10
φάναι 115,28
φάρμακον 114,3 115,12.15 *pl.* 113,7 115,27
φάσκειν 114,17
φιλεῖν 114,22
Φιλώνειος 114,3
φλεγμονή 113,5 115,14
φλέψ 113,12
φοβερός sup. 114,1
φωρᾶν 113,7 114,19 *pass.* 113,11

χρῆναι 115,27
χώρα 114,24
χωρίον pl. 113,9

ψεύδειν med. 113,5.20 114,21
ψῦξις pl. 114,8
ψύχειν 115,12.15
ψυχρός 116,4

ὥρα 115,13
ὡς 113,14 114,5.7.13.15 115,28
ὠχριᾶν 116,3

INHALTSVERZEICHNIS

Vorwort V
I. Namen-Index 1
II. Wort-Index 13
III. Griechische Wörter 89
Galens 'Simulantenschrift': 1. Vorwort; 2. Text; 3. Index verborum 107

Kolibri 360 GmbH
Ferdinand-Jühlke-Straße 7
99095 Erfurt, Deutschland
produktsicherheit@kolibri360.de